"十四五"高等教育课程改革新形态教材

皮肤生理学

主 编 刘 岸

副主编 张玉霞 周彬彬

参 编 周 薇 刘 伟

U0250622

特配电子资源

- 配套资料
- 拓展阅读
- 交流互动

南京大学出版社

图书在版编目(CIP)数据

皮肤生理学 / 刘岸主编. — 南京：南京大学出版
社，2022.11(2024.7重印)
ISBN 978-7-305-26070-4

Ⅰ. ①皮… Ⅱ. ①刘… Ⅲ. ①皮肤－人体生理学－教
材②皮肤病学－病理生理学－教材 Ⅳ. ①R334
②R751.02

中国版本图书馆 CIP 数据核字(2022)第 147927 号

出版发行	南京大学出版社
社　　址	南京市汉口路 22 号　　　　邮　编　210093

书　　名　**皮肤生理学**
　　　　　PIFU SHENGLIXUE
主　　编　刘岸
责任编辑　刘飞　　　　　　　编辑热线　025-83592146

照　　排　南京南琳图文制作有限公司
印　　刷　丹阳兴华印务有限公司
开　　本　787×1092　1/16　印张 11.25　字数 278 千
版　　次　2022 年 11 月第 1 版　2024 年 7 月第 2 次印刷
ISBN 978-7-305-26070-4
定　　价　49.00 元

网址：http://www.njupco.com
官方微博：http://weibo.com/njupco
官方微信号：njupress
销售咨询热线：(025) 83594756

前　言

　　皮肤生理学是一门以基础医学为主,融合生物工程、应用化学和精细化工等学科的交叉性课程,本课程是一门注重实践性、宏观和微观相结合、与产品(化妆品及药品)密切联系的学科。皮肤生理学知识的传授,不仅对于培养具有横断学科和交叉学科优势的未来化妆品研发人才至关重要,而且对造就具有综合素质的皮肤科医生、化妆品检验人才具有举足轻重的意义。

　　医学诊疗模式一直在不断调整和更新中。同时,随着生物工程和化妆品技术的飞速发展,皮肤生理学的理念已经产生了深刻变革,20世纪的皮肤生理学更多地关注皮肤疾病和为手术提供便利,如今皮肤生理学更多地专注于"皮肤-自然环境-化妆品(药物)"之间的协调发展。这一理念革新宏观上是解决皮肤衰老与疾病问题,微观上是要求学生运用系统的观点,是从整体上重新认识皮肤生理的内在平衡和"皮肤-自然环境-化妆品(药物)"之间的相互作用与响应机制,体现了"以人为本"的特性。

　　基于此,针对化妆品从业人员和皮肤病医生关注的皮肤结构、生理功能以及常见皮肤疾病问题,特编成本书,为化妆品专业和皮肤病学的学生提供合适的皮肤科学教辅资源,也为化妆品行业从业人员提供专业参考,以促进化妆品和皮肤外用药品的发展。

　　本书共十六章,第一章至第九章主要根据皮肤各个结构层次,由表及里对表皮、真皮、皮下组织、指(趾)甲、皮脂腺、汗腺、毛发这些结构进行分别阐述。第十章至第十六章主要是对化妆品相关的皮肤特殊功能进行分章阐述,同时针对皮肤病常见的体征与诊断、物理因素引起的相关皮肤病和痤疮进行阐述,这些都是和化妆品关系较密切的皮肤病相关知识。《皮肤生理学》各章节各有侧重,以期在复杂的医学知识中分离出与化妆品研发和安全评估相关的皮肤生理知识,同时结合生理学、皮肤病学、解剖学和光学等其他学科的知识,与化妆品进行有机融合,让化妆品从业人员和皮肤病医生快速获取真正需要的皮肤生理知识，并指导现实。

本书在编写过程中得到了化妆品领域众多专家、学者和企业家的支持，我的学生赵甜、腾佳佳、李雪玲、曾雅琴等在编撰过程中提供了非常多的帮助，在此表示衷心的感谢。

由于编者水平及时间的限制，书中难免有不妥和疏漏之处，敬请读者批评指正。

编者

2022 年 11 月

目 录

第一章　皮肤生理结构

皮肤覆盖于体表部位,在眼、耳、口、鼻、尿道口、肛门和阴道口等处与管腔黏膜相移行。皮肤由表皮、真皮、皮下组织和皮肤附属器(毛发、皮脂腺、汗腺和甲)组成,含有丰富的血管、神经末梢、淋巴管和立毛肌(图1-1)。皮肤作为人体最大的器官,占人体重的16%。新生儿皮肤面积约为0.21 m²,成人皮肤面积为1.5~1.7 m²。皮肤(不含皮下组织)厚度为0.5~4 mm,在不同个体、年龄和部位间存在较大差异,乳房、会阴部和眼睑处的皮肤最薄,约为0.5 mm,而掌跖处的皮肤最厚,约为4 mm。根据皮肤的结构特点,可大致将皮肤分为有毛的薄皮肤、无毛的厚皮肤以及特殊部位皮肤。有毛的薄皮肤覆盖于身体大部分区域;无毛的厚皮肤覆于掌跖和四肢远端曲侧面,其结构特点为沟嵴较深,机械摩擦耐受性强;特殊部位的皮肤分布于口唇、会阴部和肛门等皮肤黏膜移行处。皮肤的颜色因种族、年龄、性别、日照、疾病状况和部位不同而呈现较大差异。

第一节　皮肤表观生理结构

一、皮肤细胞种类

皮肤分三层:表皮、真皮和皮下组织(图1-1)。皮肤最外层为表皮,由代谢活跃的角质形成细胞构成,外覆一层死亡的角质形成细胞,即角质层;真皮的主要成分是纤维状结

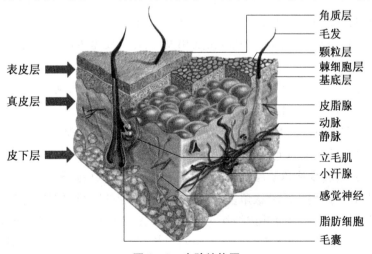

表皮层　真皮层　皮下层

角质层
毛发
颗粒层
棘细胞层
基底层
皮脂腺
动脉
静脉
立毛肌
小汗腺
感觉神经
脂肪细胞
毛囊

图1-1　皮肤结构图

构的胶原蛋白和弹性蛋白;真皮的下方为皮下组织,皮下组织由脂肪小叶构成。真皮与皮下组织之间被富含神经血管束的胶原间隔分开。

皮肤作为与外界环境直接接触的脏器,其结构复杂且功能繁多。皮肤中含有各种类型的细胞,如角质形成细胞、成纤维细胞、黑素细胞和免疫细胞等,这些细胞功能高度特异化,如表1-1所示,不同种类的细胞构成一个独立的系统,协同其他脏器参与机体的新陈代谢活动。

表1-1 皮肤中的细胞类型和功能

皮肤结构	细胞类型	功能
表皮层	角质形成细胞	构成角质化表皮
	朗格汉斯细胞	抗原递呈
	黑素细胞	合成黑素
	梅克尔细胞	皮肤感觉
真皮层	成纤维细胞	合成纤维
	肥大细胞	形成基质、释放组胺
	血细胞	运送养分和废物
	血管内皮细胞	形成血管
	神经末梢细胞	感受刺激
皮下层	脂肪细胞	支撑、营养

1. 角质形成细胞

角质形成细胞又称鳞状细胞,是表皮的主要细胞,占比为80%以上。角质形成细胞起源于外胚层,具有产生角蛋白的特殊功能。角蛋白是一种复合的丝状蛋白质,不仅形成表皮的最外层(角质层),而且是毛发和甲的结构蛋白。角蛋白可分为酸性和碱性两个角蛋白亚家族,不同类型的角蛋白可用于识别角质形成细胞的分型与分化程度。角蛋白是维持表皮正常功能的关键,其突变是某些皮肤病的发病原因之一。如单纯性大疱性表皮松解症与角蛋白5和角蛋白14的基因突变相关;角化过度型表皮松解症与角蛋白1和角蛋白10的变性相关。

表皮的最内层是基底层,又称生发层,由内向外分别为棘层、颗粒层和角质层,仅在掌跖部位皮肤的颗粒层上方可观察到一层淡白色至粉红色的透明层,其他部位皮肤被搔抓或摩擦时,棘层和颗粒层可增厚形成透明层,且角质层变得厚而坚实。基底层角质形成细胞分裂时,随着其子代细胞上移,细胞开始变得扁平,细胞核逐渐消失。在角化过程中,角质形成细胞在最终转变成角质层细胞的过程中,经历先合成后降解两个阶段。在合成期,由α螺旋卷曲方式排列的纤维状角蛋白在角质形成细胞的胞浆内聚集;在降解期,所有细胞器消失,同时细胞内成分合并成细丝状混合物和无定形的细胞包膜。异常角化可表现为角化不全(遗留胞核)、圆体细胞(圆形、透明至粉红色的异常角化细胞)或谷粒细胞(变长的嗜碱性异常角化细胞)。

在正常皮肤中,相邻细胞的质膜被细胞间隙分开。电镜和组织化学研究显示,细胞间隙中存在糖蛋白和脂质。板层颗粒[角质小体(odland 小体)或被膜颗粒]主要在颗粒层与角质层细胞界面的细胞间隙中出现。板层状鱼鳞病和持久性豆状角化过度症(Flegel过度角化病)等疾病都有异常的板层颗粒。此外,糖脂质(如神经酰胺)参与皮肤防水屏障功能,常见于化妆品中,以修复表皮的屏障功能。

角质形成细胞在皮肤免疫功能中发挥积极作用,如在过敏性接触性皮炎中,角质形成细胞参与诱导免疫应答,而不仅仅作为效应细胞。此外,角质形成细胞可分泌多种细胞因子和炎症介质,包括肿瘤坏死因子 α(TNF-α);还可在胞膜表面表达细胞间黏附分子 1(ICAM-1)和主要组织相容性复合体(MHC)Ⅱ类分子等,提示角质形成细胞积极参与免疫反应的信号应答。

2. 朗格汉斯细胞

朗格汉斯细胞是一种起源于骨髓和脾脏的免疫活性细胞。正常情况下,朗格汉斯细胞分散在位于表皮棘层的角质形成细胞间。朗格汉斯细胞占该层细胞数的 3%～5%,其分布密度因性别、年龄和部位而异,通常在面颈部皮肤的分布密度较高,而在掌跖处较少。口腔黏膜中朗格汉斯细胞密度最高的区域见于前庭区,而密度最低的见于舌下区,这提示了后者是相对免疫"豁免"部位。

在光学显微镜下,朗格汉斯细胞在常规染色的切片中难以辨认。在专门针对该细胞的氯化金特殊染色切片中,朗格汉斯细胞表现为树突状细胞(图 1-2)。朗格汉斯细胞的超微结构特征是胞浆特异性颗粒,又称伯贝克颗粒(Birbeck granule),这些颗粒呈棒状且一端有空泡,形似网球拍。

从功能上讲,朗格汉斯细胞属于单核-吞噬细胞系统,主要是免疫应答的传入支,可识别、摄取、加工和呈递抗原给致敏的 T 淋巴细胞,并在诱导迟发性过敏反应中起重要作用。一旦抗原被递呈,朗格汉斯细胞便迁移至淋巴结中。透明质酸在朗格汉斯细胞的成熟和迁移中起关键作用。如果用紫外线照射使皮肤的朗格汉斯细胞耗尽,则皮肤就会失去致敏能力,直至朗格汉斯细胞数量恢复正常。

3. 黑素细胞

黑素细胞来源于神经嵴,出现在妊娠第 8 周后的胎儿表皮中。在正常人避光的躯干部位表皮中,黑素细胞与基底层角质形成细胞按 1∶10 的比例分布于基底层中(图 1-3左)。在面部、耻骨前部及生殖器等部位的皮肤中,黑素细胞的密度较大。Mart-1 免疫染色证实在严重晒伤的面部皮肤中,黑素细胞与基底层角质形成细胞比例可达到 1∶1。了解黑素细胞与角质形成细胞的比例差异,有助于恶性雀斑(原位恶性黑色素瘤)的诊断。

皮肤颜色的种族差异并不是由表皮中黑素细胞的数量差异决定的,而是由角质形成细胞内黑素小体或黑素颗粒的数量、大小和分布的不同共同决定的(图 1-3右)。浅色皮肤人群的黑素小体少且小,而深色皮肤人群的黑素小体多且大。长期日晒会刺激黑素细胞产生较大的黑素小体,使黑素小体在角质形成细胞内的分布类似于深色皮肤个体。

黑素细胞在常规 HE 染色的皮肤组织切片中不太容易辨认,在表皮的基底层中表现为透明细胞。其明显的光晕实际上是皮肤标本固定过程中形成的人工现象,是因为黑素细胞缺乏张力丝而不能与角质形成细胞之间形成桥粒连接而产生的。角质形成细胞也常有透明区,但它们能与黑素细胞区别开来,因为前者存在细胞间连接,且透明区周围有一层胞浆。

黑素细胞是一种树突状的细胞,其树突在表皮中可伸展很长,因此 1 个黑素细胞可以顾及 40 个角质形成细胞,角质形成细胞位于黑素细胞树突的末端,吸收来自黑素细胞的黑素小体,这些细胞共同形成 1 个表皮黑素单位。在角质形成细胞中,黑素小体在胞核上方形成帽状结构,其主要功能是光保护作用。在白癜风患者中,受累皮肤变白是因为黑素细胞被破坏;而在白化病患者中,黑素细胞的数量正常,但黑素合成缺陷导致不能合成完全色素化的黑素小体。雀斑是由基本正常数量的黑素细胞局部产生过多的色素所致。黑色晒斑或雀斑样痣是由基底层细胞过度黑素沉着所致。色素痣是黑素细胞的良性增殖,而黑色素瘤则是色素痣的恶变产物。

黑素小体是在黑素细胞的高尔基体中通过酪氨酸酶作用于黑素前体而产生。黑素分为真黑素与褐黑素两种,真黑素不含有硫原子,褐黑素含有硫原子。最适合真黑素产生的 pH 为 6.8,胞内 pH 的改变可导致黑素生成量和真黑素与褐黑素比例的变化。黑皮素 1 受体(MC1R)在调节黑素产生过程中起重要作用,MC1R 基因突变可导致真黑素向褐黑素转变。红头发个体的黑素细胞呈圆形,可产生较多的褐黑素。

黑素细胞和角质形成细胞均可表达神经营养因子(neurotrophin, NT),中波紫外线(UVB)照射皮肤后可下调 NT 的表达,提示 NT 可能是皮肤色素异常的治疗靶点。

4. 梅克尔细胞

梅克尔细胞是一种具有短指状突起的细胞,常分布在表皮基底层或表皮与真皮连接处,在手掌、甲床,尤其是毛囊附近的表皮基底层内较多见。其功能尚不完全清楚,可能是一种特殊的神经分泌细胞,与表皮内的感觉神经末梢有关。梅克尔细胞有时会恶变,造成皮肤梅克尔细胞癌。

5. 成纤维细胞

成纤维细胞是结缔组织中最常见的细胞,也是功能活动较为旺盛的细胞,呈梭形或不规则三角形,具有较强的分裂增殖能力,可参与组织损伤后的修复。

6. 肥大细胞

肥大细胞来源于造血干细胞,其广泛分布于机体与外界环境相接触的部位,如皮肤、气道和消化道,在正常免疫应答及速发型过敏、接触过敏和纤维化疾病中起重要作用。肥大细胞直径为 $6 \sim 12 \mu m$,有丰富的双染胞浆和圆形中央核,正常肥大细胞在组织切片中形如煎鸡蛋(图 1-4),其特征是内含多达 1 000 多个直径 $0.6 \sim 0.7 \mu m$ 的颗粒,可见粗糙的微颗粒、结晶颗粒和卷状颗粒。细胞表面有 10 万~50 万个糖蛋白受体位点,可与免疫球蛋白(IgE)结合。肥大细胞具有异质性,Ⅰ型或结缔组织肥大细胞位于真皮或黏膜下,Ⅱ型或黏膜肥大细胞存在于肠道和呼吸道黏膜中。

皮肤中的肥大细胞对环境改变可产生反应,干燥环境可导致肥大细胞数量增加。在肥大细胞增生病中,肥大细胞出现异常增生、迁移和凋亡失调而聚集于皮肤。机体存活时皮损中肥大细胞最初增加,继而下降;死亡后皮损中的肥大细胞很少。在法医学中,使用特异性识别肥大细胞的糜蛋白酶和类胰蛋白酶的抗体进行荧光标记,有助于推测死亡时间。

二、表皮与真皮的连接

表皮与真皮的连接是通过基底膜带(basement membrane zone,BMZ)形成的。BMZ的超微结构由四种成分构成:带有特化附着板(半桥粒)的基底细胞质膜、电子透明带(称为透明板)、电子致密板(基底板)、与基底板相邻的纤维成分(包括锚原纤维、真皮微纤维和胶原纤维)。BMZ 支撑表皮的结构,使表皮和真皮紧密连接。其可视为一个多孔的半渗透性滤器,允许表皮和真皮之间进行物质交换;可调节角质形成细胞和成纤维细胞的生长、黏附、移动以及凋亡,这种调节作用大多数是通过激活整合素和多配体聚糖而进行的。

三、皮肤面积与体重

1. 皮肤面积与体重的关系

从重量和面积的角度来看,皮肤是人体最大的器官。新生儿皮肤总面积为 0.21 m²,婴儿(6 个月)皮肤总面积约为 0.41 m²,成人皮肤总面积为 1.5~2 m²,详见表1-2。

表1-2 体表面积与体重的关系

年龄段	体重(kg)	体表面积(m²)	体重/体表面积(kg/m²)
新生儿	3.4	0.21	16.2
婴儿(6 个月)	7.5	0.41	18.3
成人	70.0	1.81	38.7

值得一提的是,成人的皮肤面积约为新生儿的 8.6 倍,成人的体重/体表面积比值是新生儿的 2.4 倍,关于不同年龄儿童体表面积与体重的关系,Adam 在 2012 年欧洲化妆品安全性评价培训课程中进行了详尽报道(表1-3)。

表1-3 不同年龄儿童体重/体表面积比值

年龄	出生时	6 个月	12 个月	5 岁	10 岁
不同年龄儿童体重/体表面积比值	2.4	2.1	1.6	1.5	1.3

2. 体重/体表面积比值在化妆品研发中的意义

化妆品配方中的活性成分、表面活性剂和防腐剂等物质均可不同程度被皮肤吸收。

婴幼儿的皮肤娇嫩,其皮肤通透性较成人大,早产儿的皮肤通透性是成人皮肤通透性的10倍左右,因此当婴儿使用化妆品剂量过大时,更容易造成机体损伤。另外,婴幼儿皮肤透皮吸收能力与体重/体表面积比值有关,且随着婴幼儿年龄的增加,其体重/体表面积比值不断减小,因此在婴幼儿和成人皮肤上涂抹相同化妆品时,婴幼儿单位体重承受的化妆品剂量高于成人,从而增大化妆品的风险。此外,婴儿面部皮肤面积占全身皮肤面积的7%,而成人仅为3%。婴幼儿与成人皮肤的差异提示化妆品研究人员对不同年龄阶段婴幼儿产品的配方成分、功效性和安全性应与成人产品有所区分。

四、皮肤厚度

1. 表皮厚度

皮肤的表皮和真皮层厚度为0.5~4mm。表皮的厚度平均为0.1mm,但在机体各个部位间存在较大差异,最薄的部位为眼睑,仅为0.04mm,最厚的部位为足跖,约1.6mm。

皮肤的厚度受性别、年龄和部位的影响较大,表皮厚度受季节和温度的影响较小。男性皮肤较女性厚,老年人和新生儿的皮肤较薄,新生儿皮肤厚度仅为成年人的1/3,随着年龄的增长,5岁儿童皮肤厚度与成人基本相当,20岁时表皮厚度达到最大值,随后逐渐变薄并出现皱缩。

角质层作为表皮的最外层,在化妆品常用的部位中,手背部位角质层最厚,之后依次为前臂屈侧、前额和颧(表1-4)。年龄对角质层厚度的影响不大,男性前额和手背的角质层厚度高于女性。面部皮肤的角质层较薄,外界的刺激物、抗原和微生物更易侵入面部皮肤,这也使面部皮肤对外界刺激较敏感,更容易因使用化妆品而发生接触性皮炎、湿疹等皮肤病。

表1-4 不同性别角质层厚度的比较(均数±标准差,μm)

部位	角质层厚度			
	男($n=22$)	女($n=27$)	统计量	P 值
前额	9.5 ±1.4	8.7 ±1.9	$Z=2.1509$	0.0315
颧部	9.4 ±1.8	8.6 ±1.4	$Z=1.9096$	0.0356
手背	16.5 ±3.0	14.8 ±2.7	$Z=2.1407$	0.0323
前臂屈侧	11.7 ±1.6	11.0 ±1.9	$Z=1.3997$	0.1682

注:n 为志愿者人数,Z 为秩和检验值。

另外,皮肤的厚薄程度与肤色相关。当表皮过厚时,皮肤的透光性变差,从而导致皮肤泛黄。而皮肤过薄时,皮肤抵抗外界侵扰能力变弱,敏感性增加。化妆品经皮吸收能力的影响因素众多,其中皮肤的厚度是关键因素之一。因此,在化妆品的研发过程中,要充分考虑化妆品的适用人群和部位,以期达到更好的效果。

2. 真皮及皮下组织厚度

真皮厚度约为表皮的 15～40 倍,为 0.4～2.4 mm 不等。男性真皮组织中胶原蛋白含量较女生多,随着年龄的增长,皮肤中的胶原蛋白含量逐年减少。在任何年龄段,女性胶原蛋白含量均低于男性,其原因在于胶原蛋白与雄激素关系密切,因此男性化的女生胶原蛋白含量高,而女生的衰老通常早于男性。

皮下组织位于真皮以下,由疏松结缔组织及脂肪组织构成,也称为皮下脂肪层。皮下组织富含血管、淋巴管、神经及汗腺组织,其厚度因性别、部位及营养状况的不同而差异明显。女性的皮下脂肪从 10 岁开始出现快速增加,持续到 22～25 岁。男性皮下脂肪的急剧增加始于 13～14 岁,止于 18 岁左右。女性在 35 岁时开始出现脂肪减少,而男性在 45 岁才开始出现脂肪减少。男性和女性的脂肪分布区域也存在较大差异,男性脂肪大多聚积于腹部和上半身,而女性脂肪多积累在下半身,尤其是臀部和大腿。

五、皮肤纹理

皮内的结缔组织有一定的走向,同时皮肤附着于深部组织。由于纤维束的排列方向不一致和张力的牵引作用,皮肤形成深浅不一的皮沟,皮沟构成了皮肤表面的粗纹和细纹,即所谓的皮肤线,面颈部、手掌、阴囊以及关节部位的皮肤线较深。皮肤线在临床上称为兰格(Langer)线,沿 Langer 线作切口,形成的疤痕较为纤细(图 1-5)。

掌跖、指(趾)末端曲面皮沟和皮嵴平行排列形成的涡纹状图案称为掌(跖)及指(趾)纹(图 1-6)。每个人的指(趾)纹样式是独一无二的,因此常作为身份鉴定。指(趾)纹隆起的细嵴称为乳头嵴,也称摩擦嵴。各条嵴间有细窄的沟。在嵴的中线上,汗腺按一定距离开口于表面,在手掌和指的表面尤其明显。每条嵴的下面有一个真皮乳头,乳头的形状和排布样式决定了嵴的样式。嵴下面的真皮乳头中有丰富的触觉神经末梢,这些嵴和沟也增加了手和足在握持物品时的摩擦力。

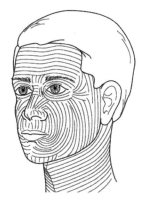

图 1-5　皮肤的 Langer 线

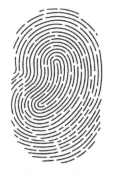

图 1-6　指纹

近年来,美容护肤行业涌现出很多新的涂抹手法和美容工具,帮助化妆品在消费者身上取得更好的效果。为此,研究皮肤线可为美容类工具和按摩手法的开发提供指导意义。

六、皮肤毛孔

皮肤毛孔虽然已获得广泛认知,毛孔粗大也一直是美容和化妆品行业研究的热点问题,但毛孔并非是解剖学的确切概念。

1. 毛孔结构及影响因素

传统观念认为皮肤上的细小凹陷就是毛孔,但解剖学和组织学观念认为,毛孔并非是单个凹陷,而是包含汗腺开口、毛囊皮脂腺开口和含角栓的毛囊皮脂腺开口这三部分。全身皮肤遍布汗腺开口;毛囊皮脂腺开口为中空的管状结构,集中分布于前胸部;含角栓的毛囊皮脂腺开口大多分布于面部皮肤,尤其是额头和鼻子两翼,即所谓的 T 区。

目前对于正常毛孔大小尚无明确定义,一般认为面部毛孔较为明显且影响美观时即为毛孔粗大。在中国人群中毛孔粗大的高发部位是两侧鼻翼,其次依次为鼻正面和面颊。鼻部周围皮肤的粗大毛孔多为含角栓的毛囊皮脂腺开口。角栓由皮脂、灰尘和化妆品残留物混合而成,质地较为坚硬,不易清洁。而面颊部的粗大毛孔多为毛囊皮脂腺开口,无角栓残留,清洁较为容易,且毛孔相对较小。

引起毛孔粗大的原因可分为内源性因素和外源性因素,前者包括遗传、激素水平和皮肤自然老化等,后者主要包括药物、光辐射、饮食、作息和个人护理等。在内源性和外源性因素的共同作用下,皮肤中的弹性纤维和胶原纤维含量减少,毛孔缺乏胶原纤维的支撑而变得松弛,表现为毛孔粗大。另外,皮肤状态和毛孔粗大有一定联系,毛孔粗大的皮肤中水分丢失较多,且不饱和脂肪酸含量较高,同时伴有角化不全。一般而言,男性的鼻正面、鼻翼和面颊部的毛孔粗大发生率高于女性。

2. 毛孔粗大与化妆品研发

针对毛孔粗大的内源性因素和外源性因素,化妆品配方中可添加下列物质来控制毛孔粗大。

(1) 收敛剂:诸如硫酸铝、氧化锌、硫酸锌、氯化铝等无机粉剂可对粗大毛孔产生收敛效应,但对于油脂分泌比较旺盛的毛孔来说,收敛剂不能达到控油的效果,长期使用还会加重皮肤负担。目前使用的单宁酸、柠檬酸、乳酸等无机酸可达到良好的收敛效果,同时副作用相对无机粉剂轻。

(2) 清凉剂:只能产生短时间收缩毛孔的效果,如乙醇、薄荷等。

(3) 维生素:维生素作为脂质调理剂,并非适用于所有油性皮肤的个体,其主要针对缺乏 B 族维生素而造成脂溢性皮炎的人群。

(4) 角质剥离溶解剂:目前较为流行的"换肤"疗法中使用的果酸、水杨酸可有效溶解粗大毛孔中的角栓,但会使皮肤变薄和干燥。

第二节 皮肤附属器

皮肤附属器包括毛发、皮脂腺、汗腺和指（趾）甲，均由外胚层分化而来。在胚胎发育的第 1 周，胎儿体表由一层被称为周皮的未角化的立方形细胞覆盖。后来，周皮被多层表皮替代。毛囊和小汗腺等皮肤附属器，在胚胎发育的第 12 周由表皮向下生长而形成。大汗腺发生于毛囊上段，皮脂腺发生于毛囊中段。附属器结构最先在胎儿的头侧出现，然后出现在尾侧。

各种皮肤附属器都有相应的功能，这些结构还能作为潜在的表皮。在浅层表皮损伤后，角质形成细胞可由皮肤附属器上皮移行至皮肤表面实现再上皮化。因此，头、面部等富含毛囊皮脂腺单位的皮肤，其再上皮化速度要比附属器相对稀少的部位（如背部）更快些。一旦伤口再上皮化完成，肉芽组织不再产生。在几乎不含皮肤附属器的皮损处，肉芽组织将缓慢填充直至它们与周边皮肤平齐。相反，富含皮肤附属器部位的皮损将很快被上皮覆盖，没有更多的肉芽组织形成。在感染性和炎症性皮肤病中明显可见假上皮瘤样增生，这几乎都是由皮肤附属器上皮增生所致。

一、毛发

人体皮肤分为无毛皮肤和有毛皮肤，前者包括掌跖、指（趾）屈面及其末节伸面[指（趾）末端弯曲的方向为曲面，背伸的方向为伸面]、唇部、乳头、龟头、包皮内侧、小阴唇、大阴唇内侧及阴蒂部位，其余部位均覆盖长短不等的毛发。毛发分为长毛、短毛和毳毛，其中头发、胡须、阴毛和腋毛属于长毛，眉毛、鼻毛、睫毛和外耳道毛属于短毛，而分布于面部、颈部、躯干和四肢的毫毛是毳毛。露出体表部分的毛发称为毛干，位于表皮以下的部分称为毛根，毛发由外向内依次为毛小皮、皮质和髓质。毛囊位于真皮和皮下组织层，是毛发生长的根源。皮脂腺开口于毛囊，毛囊末端膨大部位称为毛球，毛球下端有神经末梢和毛细血管。毛囊的最上部，即从毛囊口至皮脂腺导管开口部，称为漏斗部；从立毛肌附着处至皮脂腺导管之间的毛囊部分称为峡部（图 1-7）。

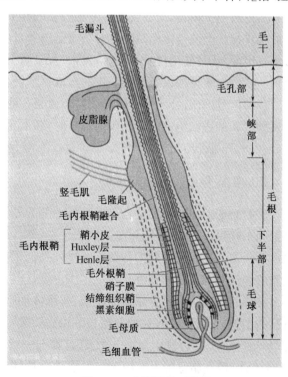

图 1-7 毛囊解剖示意图

人类毛发的生长呈周期性,每一个毛囊都是一个独立的功能单位,因此,人类的毛发不会同时脱落。每一个毛囊都有间歇的活动期和静止期,可分为生长期、退行期和休止期。正常情况下,头发的生长期持续 3～5 年,85%～90% 的头发处于生长期,但生长期毛发的比例随着年龄增长而下降,且在男性秃发患者中下降更快。成人正常情况下每天头发脱落量为 90 根左右,同时也有相同数量的头发再生。头发每日生长速度约为 0.27～0.4 mm。人体头发的生长速度受遗传、疾病、激素和季节等影响。退行期或退化期持续约 2 周。休止期即终止期,持续 3～5 个月。人体大多数部位毛发的生长期较短,而休止期较长,故而人体大部分皮肤的毛发为短毛。

毛发的外形由毛透明蛋白所控制。欧洲人头发的横切面为圆形,阴毛、胡须和睫毛呈椭圆形;亚洲人的毛发呈圆形;非洲人的头发呈高度椭圆形,并且毛球正上方的毛囊有一个弯曲,所以非洲人的毛发呈卷曲状。

毛发颜色由毛干的黑素小体的黑素化程度与分布决定。毛球黑素细胞合成黑素小体并将它们输送至毛球基质的角质形成细胞。非洲人毛发中黑素小体较大,欧洲人毛发中黑素小体较小,并聚集在膜包裹的复合物中。红发的特征是球形黑素小体。头发变白是黑素细胞减少,产生黑素小体较少的结果。反复氧化应激可使毛囊黑素细胞发生凋亡,导致正常毛发变白。早老性灰发与黑素细胞干细胞库耗竭有关。

秃发的遗传学机制非常复杂,可能与来自母亲的 X 染色体上雄激素受体基因存在多态性有关。女性脱发的遗传学机制仍缺乏了解,因为雄激素受体多态性与女性脱发似乎无关,但肾上腺源性雄激素可能与此有关。

头皮被毛干覆盖,头部皮肤会分泌较多的汗液和皮脂,混合脱落的角质层和外界尘土形成头皮屑。毛发类化妆品的主要功能是洗净,同时达到去屑、生发、营养头皮和美观等作用。因此,合理使用洗发香波、护发素、烫染膏等毛发类化妆品,能达到柔软头发、易于梳理、止痒、滋养毛根以及改善头皮的血液循环等作用。

刺猬信号(hedgehog signaling,Hh)通路在毛发发育中至关重要,该通路异常会导致毛发肿瘤和基底细胞癌。缺乏刺猬信号时,胚胎毛发胚芽可发育为异常的汗腺或乳腺上皮(毛发的详细介绍见第九章)。

二、皮脂腺

胚胎时期的皮脂腺发育自一个毛囊上部的外生物。皮脂腺由胞浆中含丰富脂滴的淡染细胞小叶组成,小叶周围可见基底层生发细胞,通过短的皮脂腺导管持续不断地伸向毛囊的漏斗部。皮脂腺导管内衬细胞的排列类似于鲨鱼齿状起伏,相同的齿状起伏也见于皮脂腺囊瘤和某些皮样囊肿。

皮脂腺作为一种可分泌脂质的器官,腺体细胞破裂后释放出脂滴并由导管排出体外。皮脂的主要成分是蜡脂、甘油三酯和游离脂肪酸,皮脂主要起滋润皮肤和毛发的作用。皮脂腺导管开口于毛囊上部,一个皮脂腺与一个毛囊相连,并称为毛囊皮脂腺单位(图 1-8),但皮脂腺的生长周期与毛囊生长周期无关。皮脂腺分布广泛,存在于掌跖和指(趾)屈侧以外的全身皮肤,T 区和上背部的皮脂腺最多,称为皮脂溢出部位。

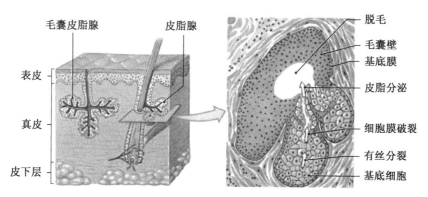

图 1-8　皮脂腺解剖示意图

皮脂腺产生的大部分脂质可由身体其他部位产生,但蜡酯和鲨烯是皮脂腺的独特分泌物。皮脂腺细胞表达组胺受体,抗组胺药可减少鲨烯含量,提示抗组胺药物参与调节皮脂的生产。皮脂参与细胞屏障功能,有些皮脂成分(主要是脂肪酸,如十六碳烯酸等)有抗微生物作用。

尽管皮脂腺本身是独立的小器官,但皮脂腺在解剖部位和功能上与毛囊相关。累及皮脂腺的皮肤病,如寻常痤疮,实际上是整个毛囊皮脂腺单位的疾患。无论皮脂腺的活性是否增加,只要皮脂腺导管与毛囊漏斗部保持通畅,所分泌的脂质与细胞碎片能到达皮肤表面,痤疮的临床表现(如粉刺、丘疹、脓疱及囊肿)将不会出现。

皮脂腺的分泌受人种、年龄、性别及气候等因素的影响。有色人种尤其是非洲人的皮脂分泌水平比欧洲人多一些,亚洲人适中;在 16～35 岁皮脂分泌最旺盛;皮脂分泌主要受雄激素水平控制,一般情况下各年龄段男性比女性皮脂分泌旺盛;皮脂在夏天分泌较多,而在秋冬季分泌较少;长期服用糖皮质激素、过量食用油腻和辛辣刺激的食物也可促进皮脂分泌。

一般认为皮脂能保持皮肤的光滑柔软,这也是动物皮毛特别柔软的主要原因,但皮脂过度分泌可导致皮肤油腻和毛孔粗大,并诱发痤疮和脂溢性皮炎。老年人和干性肤质人群的皮脂分泌较少,可出现皮肤落屑、干燥、手脚皲裂等现象。因此,针对不同人群应当选用不同类型的化妆品以达到适量的皮脂分泌(详见第七章)。

三、汗腺

根据结构与功能将汗腺(图 1-9)分为外分泌腺(小汗腺)和顶泌汗腺(大汗腺)。

1. 外分泌腺

外分泌腺又称小汗腺,其分泌部位位于真皮深部和皮下组织,盘绕如球形,导管的管径较细。小汗腺分布于除唇红、鼓膜、甲床、乳头、包皮内侧、龟头、小阴唇及阴蒂以外的全身各处,总数为 200 万～500 万个,掌跖、腋、额部较多,背部较少。人类的主要汗腺是小汗腺,而在其他大多数哺乳动物中,大汗腺是主要的汗腺。

表皮内的小汗腺螺旋管直接开口于皮肤表面,称为顶端汗管。它是真皮导管细胞通过有丝分裂并向上移行而形成的。顶端汗管由小的多角形细胞组成，有中央圆形核和粉红色胞浆。

在某些部位的皮肤，如真皮较厚的背部，小汗腺螺旋管见于真皮深部，并被大量脂肪围绕。上皮细胞的内层是腺体的分泌部分，外层被一层扁平的肌上皮细胞围绕。分泌细胞有两型：Ⅰ型为富含糖原的大而淡染的细胞，Ⅱ型为小而深染的细胞。Ⅰ型分泌细胞富含糖原，与汗液形成关系密切。深染细胞的功能与真皮导管细胞类似，负责再吸收钠离子，因此使汗液从刚开始的等渗溶液变为到达皮肤表面时的低渗溶液。汗液在成分上与血浆相似，含有相同的电解质，只是浓度相对较低。在炎热环境中，机体因对热刺激的反应可产生大量极低渗的汗液，这种适应性反应在降低体温的同时又保存了钠离子。

汗液的生理分泌受多种因素调节，主要由胆碱能神经支配。热是促进汗腺分泌的主要刺激物，其他生理性刺激包括情绪和血管活性肠肽等。在早期发育阶段，汗腺受肾上腺能神经和胆碱能神经的交替支配，有些刺激可同时引起胆碱能和肾上腺能反应。

2. 顶泌汗腺

顶泌汗腺又称大汗腺，其分泌部分位于皮下脂肪层，导管直径约为小汗腺的 10 倍。大汗腺主要分布在腋窝、乳晕、脐周、肛周、包皮、阴阜和小阴唇，偶见于面部、头皮和躯干，总数为 40 万～100 万个。顶泌汗腺的分泌主要受性激素影响，在青春期分泌较为旺盛。

大汗腺来自毛囊上部或漏斗部的向外生长物。虽然未发育成熟的大汗腺见于人类胎儿的整个皮肤表面，但它们逐渐退化，到胎儿足月时消失。大汗腺的导管外分泌部开口于毛囊漏斗部，由双层立方形上皮细胞组成。螺旋状分泌腺的内层由单层柱状立方形细胞组成，该层细胞外周包绕一层肌上皮细胞。大汗腺卷曲部较小，汗腺卷曲部扩张更明显。

柱状细胞的顶部伸入大汗腺体内腔，在横截面组织切片中看上去像是被挤压到腺腔内一样。大汗腺分泌细胞的分泌方式是局泌、顶泌、全泌，还是三种方式都有仍存有争议。大汗腺分泌物的成分有蛋白质、碳水化合物、氨、脂质和铁等。大汗腺分泌物大多为乳白色，但少数情况下脂褐素可使分泌物产生褐色和灰蓝色，称为大汗腺色汗症。大汗腺液无气味，但到达皮肤表面后，细菌的作用使之散发出恶臭。大汗腺分泌由肾上腺素能神经支配，并受肾上腺髓质产生的儿茶酚胺调节。血管活性肠多肽也可刺激大汗腺分泌。虽然汗腺的实际分泌活动呈连续性，但大汗腺的分泌是阵发性的。人类大汗腺的功能尚未完全明确，在其他动物中，它具有保护、性刺激及体温调节等作用。

3. 汗液的作用

汗的作用是调节体温，正常人在 24 小时内会不知不觉蒸发 600～700 mL 水，汗液和皮脂在皮肤上混合后形成的皮脂膜可滋润皮肤。因此，有人认为出汗是最好的皮肤补水方式，汗腺分泌不足甚至无汗的皮肤会因此而变得粗糙。汗液中的有机成分在皮肤表面累积,在炎热气温的作用下,皮肤表面会成为微生物繁殖的"温床",从而诱发汗斑、毛囊炎、湿疹、疖子、痱子等皮肤病。

目前市售的抑汗类化妆品主要是利用铝盐和锌盐等收敛剂,凝结皮肤表面的蛋白质,阻塞汗液的排出,从而抑制汗液的过多分泌,但过度使用该类化妆品会损害身体健康(详见第八章)。

四、甲

甲是覆盖在指(趾)末端伸面的多层坚硬角质。甲的外露部分称为甲板;近甲根处的新月状淡色区称为甲半月;隐藏在近端皮肤中的部分称为甲根;位于甲根下的部分称为甲母质,是甲的生长区。指甲生长 1 cm 约需 3 个月,趾甲则需 9 个月。甲的性状和生长速度受疾病、营养状况、环境和生活习惯的影响较大。适当控制美甲频率(一年 3 次以内)和选择合适的美甲类化妆品可更好地保护甲及身体健康(详见第六章)。

第三节　真皮的神经、脉管和肌肉

除神经外,真皮成分起源于中胚层。神经与黑素细胞一样来源于神经嵴。直至胚胎第 6 周,真皮还只是散在分布的含酸性糖胺聚糖的细胞库,这些是成纤维细胞的前体;到第 12 周时,成纤维细胞活跃地合成网状纤维、弹力纤维和胶原纤维,此时血管网开始形成,并且到第 24 周时,脂肪细胞出现于真皮下。

一、真皮

婴儿的真皮由深红染色的细小胶原束构成,存在许多成纤维细胞。成人真皮的成纤维细胞数量很少,胶原纤维束粗大,并且呈淡红染色。

1. 真皮细胞

成人真皮中有两种真皮树突状细胞。ⅩⅢa 因子阳性的真皮树突状细胞可能与真皮纤维瘤、血管纤维瘤、获得性指(趾)纤维角化瘤、多形性纤维瘤和纤维性丘疹等疾病有关系。CD34$^+$真皮树突状细胞集中分布于毛囊周围,该细胞在硬斑病早期时从真皮消失,但在 UVA 照射硬斑病皮肤后会重新出现。因此,CD34$^+$真皮树突状细胞具有一定的诊断价值。

2. 胶原蛋白

真皮的主要成分是胶原蛋白。胶原蛋白是全身的主要结构蛋白,它存在于肌腱、韧带、骨骼和真皮组织中,占皮肤干重的 70%。成纤维细胞合成前胶原分子,这是一种特异性多肽链所构成的螺旋结构,并进一步构成胶原微丝。胶原蛋白富含羟脯氨酸、羟赖氨酸及甘氨酸。

胶原蛋白是一个纤维蛋白家族,在人类皮肤中至少有 15 种不同的基因型。Ⅰ型胶原是真皮的主要成分,Ⅰ型胶原纤维的结构在宽度上完全一致,且每根纤维每隔 68 nm 就出现一个特异性横纹。胶原纤维在真皮乳头层呈松散排列,而大的胶原束见于真皮网状层。Ⅳ型胶原存在于基底膜带(BMZ),主要由角质形成细胞产生。在营养不良性大疱性表皮松解症中可见Ⅶ型胶原的异常分泌,Ⅳ型胶原的自身抗体是获得性大疱性表皮松解症的特征表现。胶原纤维能够被称为"备用胶原酶"的蛋白水解酶所降解,同时又被新合成的纤维所替代。

3. 弹力蛋白

成纤维细胞合成弹力纤维及真皮基质,后者由氨基葡聚糖或酸性糖胺聚糖构成。弹力纤维的结构和化学性质均与胶原纤维有明显区别,弹力纤维是由两种成分,即丝状蛋白和弹力蛋白(一种无定型蛋白)聚合而成。氨基酸锁链素和异锁链素是弹力纤维中的独特成分。弹力纤维在真皮乳头层中较细,而在真皮网状结构中较粗大。

二、神经

皮肤中有丰富的神经末梢,多分布在真皮和皮下组织中,可分为感觉神经和运动神经,通过中枢神经系统来感受刺激、支配靶器官活动及完成各种神经反射。皮肤的神经支配呈节段性分布,但相邻节段间有部分重叠。真皮层的神经束与小动脉和小静脉相伴行。在真皮深层,神经的走向与表面皮肤平行。

1. 感觉神经

感觉神经可分为神经小体和游离神经末梢,游离神经末梢呈树枝状结构,集中分布在毛囊附近。神经小体分囊状小体和非囊状小体,囊状小体由结缔组织被囊包裹神经末梢构成,包括帕西尼(Pacinian)小体、梅斯纳(Meissner)小体、鲁菲尼(Ruffini)小体及克劳斯(Krause)小体等,主要分布在手指等无毛皮肤。触觉和压觉的感受由位于真皮乳头层的 Meissner 小体介导,尤其是指(趾)与掌跖处。重力的感受由真皮深处的 Pacinian 小体介导。皮肤黏膜末梢感受器存在于皮肤黏膜交界处的无毛皮肤的真皮乳头层中,如龟头、包皮、阴蒂、小阴唇、肛周及唇红缘。温度觉、疼痛和痒觉则通过无髓鞘的神经纤维传导,这些无髓鞘神经纤维终止于真皮乳头层及毛囊周围。冲动通过脊神经后根神经节传至中枢神经系统。组胺激发的痒感由慢传导无髓鞘 C 型神经元传播;热觉、冷觉则通过外周神经轴索进行信号转导。

2. 运动神经

皮肤的运动神经来自交感神经节后纤维,立毛肌、血管、大汗腺和小汗腺的肌上皮细胞由肾上腺素能神经纤维支配,小汗腺的分泌细胞由胆碱能神经纤维支配。面部横纹肌(笑肌)由面神经支配,属于随意肌。

三、血管

皮肤血管的功能为营养代谢、调节体温和免疫调节等。表皮无血管分布,真皮下部的小血管丛为毛囊、皮脂腺、汗腺、神经和大血管提供养分。大小血管丛的动脉均由内膜、中膜和外膜这3层结构组成,小血管丛和大血管丛之间由纵向的交通支形成丰富的吻合(图1-10)。在指(趾)、耳郭和鼻尖部位真皮组织内有丰富的动静脉吻合,该结构在调节组织温度变化中发挥重要作用。

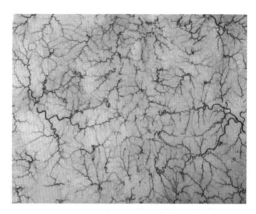

图1-10　皮肤血管网

皮肤20%的营养来自外在的补充,而正常皮肤对化妆品的吸收率只有0.3%~0.5%。皮肤80%的营养和氧气供应来自血液微循环,微循环状况良好,皮肤细胞就能得到充足的养分。保证皮肤细胞的代谢功效,是保证皮肤健康的最佳途径。

四、淋巴管

皮肤的淋巴管网与主要的血管丛平行走向,皮肤毛细淋巴管起始于真皮乳头层,逐渐汇合为具有瓣膜结构的大淋巴管,再连接到深部皮下组织的更大淋巴管。毛细淋巴管的管壁较薄,仅由一层内皮细胞及稀疏的网状纤维构成,内皮细胞之间的间隙较大,且毛细淋巴管内的渗透压低于周围组织,这有利于皮肤细胞产生的废物和毒素排出,为血液循环提供有益补充。同时,淋巴管也是恶性肿瘤细胞的好发转移途径。

五、肌肉

见于皮肤中的平滑肌有立毛肌、阴囊被膜和乳头周围之乳晕。立毛肌是一种与毛囊有关的平滑肌,又称"竖毛肌",属于不随意肌。立毛肌一端起始于真皮乳头层,另一端止于毛囊中部侧面的结缔组织鞘内。当情绪紧张及寒冷时,立毛肌收缩可使毛发直立,皮肤被扭转而产生"鸡皮疙瘩"样外观。立毛肌收缩具有一定隔热及恐吓作用,如今已没有太大价值。

平滑肌也构成真皮与皮下血管的肌层,静脉的肌层由纵横交错的小束状平滑肌构成,动脉的平滑肌形成同心环状的花圈样环。异常聚集的平滑肌细胞(球状小体)可见于小动脉和小静脉之间,这在指(趾)和掌跖侧缘尤其明显。球状小体的作用是直接分流血液和调节温度。多数平滑肌表达结蛋白中间纤维,但血管平滑肌表达波形蛋白,平滑肌肌动蛋白表达于所有类型的平滑肌。

横纹(随意)肌见于颈部皮肤,有颈阔肌和面部皮肤的表情肌。横纹肌、筋膜、腱膜的复合网络被称为浅表肌腱膜系统(superficial musculo-aponeurotic system,SMAS)。

第四节　皮下组织

　　真皮下方是皮下组织,皮下组织由大量脂肪小叶组成,脂肪小叶被结缔组织和大血管组成的纤维膜隔开。皮下组织在不同皮肤部位的厚度差异很大。皮下组织是机体储藏能量的主要部位,也是激素转换的重要部位,如雄烯二酮通过芳香化酶转化成雌酮。瘦素是一种脂肪细胞产生的激素,通过下丘脑调节体重,也可影响人们对食物味道的反应。

　　多种物质能影响脂肪细胞内脂质聚集。肥胖抑制素是一种多肽,可减少啮齿动物的摄食和增重。阴地蕨素是一种由杂色云芝菇产生的高 N -甲基化环状庚肽,可抑制小鼠脂肪聚集。研究这些分子有助于探索肥胖症的发病基础。异常的脂肪分布和胰岛素抵抗见于库欣(Cushing)综合征,在合并糖尿病的肥胖儿童和青少年中,严重的外周胰岛素抵抗与机体脂肪细胞内的脂质堆积有关(详见第五章)。

第二章　皮肤生理功能

作为解剖学和生理学上的重要器官,皮肤具有屏障、吸收、感觉、分泌、免疫和排泄功能,在维护机体内环境稳定中发挥重要作用。

第一节　皮肤的屏障作用

皮肤像一张富有弹性和张力的保护膜完整地覆盖在机体表面,起到良好的屏障作用,一方面保护机体免受外界物理性、机械性、化学性和生物性等各种伤害,另一方面阻止机体内的水、电解质和其他营养物质的丢失。从广义上来说,皮肤屏障包括物理性屏障、机械性屏障、化学性屏障和生物性屏障等,狭义上的皮肤屏障主要是指物理屏障(详见第十二章)。

一、物理性屏障

1. 限制侵入和外流

正常角质层是由 15~20 层角质形成细胞像砖块一样交叉叠合构成的层状物质,又称"砖墙结构",角质形成细胞构成砖墙结构中的"砖块",脂质成分充当角质形成细胞间隙中的"黏合剂",细胞间脂质具有典型的生物膜双分子层结构,其亲脂基团向内,亲水基团向外,形成水脂相间的多层夹心结构(图 2-1)。这种结构一方面有利于小分子营养物质(如电解质、CO_2、O_2)的渗透,另一方面它的亲水基团结合了一部分水分子,从而可有效维持皮肤的含水量。角质层厚约 $10~20~\mu m$,角质形成细胞和细胞间脂质组成的砖墙结构能有效阻止体内各种营养成分的丢失,并阻止外界物质侵入,以维持内环境稳定。正常皮肤对药物的透皮吸收率低于 1%,而剥脱角质层的皮肤可吸收 90% 的药物,从而表明角质层是一层半透膜。根据菲克(Fick)原理,物质透过薄膜的量与膜的厚度成反比,皮肤角质层越薄,皮肤的保水性越差,敏感性越强。大面积烧伤的病人,因表皮大范围损伤,体内的水和电解质将会大量丢失,危及生命。

除角质层外,毛囊、皮脂腺和汗腺等皮肤附属器也可为物质透过提供途径,虽然汗腺在手掌部位的分布密度很高,但手掌对除水分以外的物质通透性极差。啮齿动物单位体表面积毛囊数是人类的 100 倍以上,然而其通透性仅比人类大 3~5 倍。这表明皮肤透皮吸收主要依赖角质层渗透,对其他途径依赖较少。

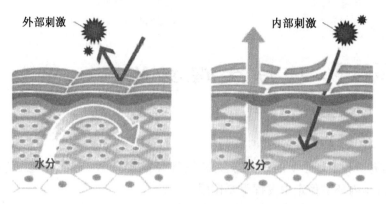

图 2 - 1　健康(左)和敏感(右)皮肤角质层结构

2. 防御环境射线

(1) 电阻性

皮肤的导电性能较差,对低电压有一定的耐受能力,但皮肤的电阻值受部位、温度、精神状态和气候等因素的影响,尤其与皮肤角质层的含水量及其表面湿润程度密切相关,皮肤干燥时电阻值较大。此外,如果角质层缺失,则皮肤的导电性将大大增加。

(2) 吸收光辐射

正常皮肤对光有一定的吸收和阻隔能力。不同皮肤细胞对光的吸收作用有明显的特异性,如角质层内的角质形成细胞主要吸收波长为 $180 \sim 280$ nm 的短波紫外线;黑素细胞则吸收大量波长为 $320 \sim 400$ nm 的长波紫外线。黑素细胞中的黑素颗粒具有吸收紫外线的能力,黑素细胞将合成的黑素颗粒输送到周围的角质形成细胞,在角质形成细胞核附近形成一个帽状结构,保护细胞的遗传物质免受光辐射损害,故大部分紫外线被表皮所吸收,黑素颗粒在减轻紫外线引起的日晒损伤中发挥重要作用。

二、机械性屏障

正常皮肤的各层组织共同形成一个坚韧而柔软的整体,具有较强的张力和弹性,因此,皮肤对外界的摩擦、牵拉、挤压及冲撞等各种机械性伤害都有一定的保护能力。当我们抬起皮肤时,会感觉到一点阻力,但皮肤没有撕裂;松开皮肤时,皮肤就会慢慢恢复到初始位置(图 2-2)。致密而柔韧的角质层在防止皮肤机械损伤中扮演重要角色,一般需 40 g 的力才能将正常角质层撕开 2 mm,但仅需 10 g 的力即可撕开脱水后的角质层。在机体承重和受摩擦较为频繁的部位,如手掌、足跖、大关节和臀部等处,角质层易发生增厚甚至胼胝化,进一步增强皮肤对机械性刺激的耐受性。真皮组织中富含弹性纤维、胶原纤维和网状纤维,可缓解外界的机械性压力;皮下脂肪组织可对皮肤所受的机械性冲击和挤压起缓冲作用。全厚度的腹部皮肤每平方厘米可承受 $50 \sim 200$ kg 的张力。另外,如果外界机械性刺激太强烈,将会触发保护性的非条件反射,以降低刺激对机体的损伤,如缩手反射。

三、化学性屏障

正常皮肤对化学性刺激具有一定的屏障作用,该屏障作用主要由角质层完成,角质层中角质形成细胞所含丰富的脂质膜、角蛋白和丝聚蛋白等物质都对化学物质有屏障作用。正常皮肤表面呈弱酸性,其 pH 为 5.5～7.0,但头部、前额及腹股沟处皮肤偏弱碱性,故皮肤有一定的酸、碱缓冲能力。

紫外线可损伤皮肤细胞中带有芳香环的 DNA,从而释放大量活性氧。活性氧包括 H_2O_2 和 O^- 等形态,可引起皮肤红斑、水肿、光老化致癌等效应。皮肤各层均具有复杂的抗氧化防御系统,尤其是在角质层,该抗氧化防御系统包括多种酶及非酶性抗氧化物。酶性抗氧化物可使环境中的氧化剂和内生性活性氧失活,非酶性抗氧化物有维生素 C、维生素 E 及谷胱甘肽等,这些物质共同保护着机体遗传物质免受外界射线的损伤和可能引起的突变。

四、生物性屏障

皮肤是人体最大的组织,总面积约 1.8 m²,在抵御病原体入侵的前线防御系统中发挥重要作用。皮肤表面有独特的微生物生态定殖,其微生物组成非常复杂,数百种不同的微生物遍布整个皮肤表面,包括细菌、真菌、螨虫以及噬菌体等,皮肤表面微生物生态系统存在系统平衡,在平衡破坏时可导致各种皮肤疾病或感染,不同个体、不同部位皮肤的寄居微生物存在巨大差异。

角质层的"砖墙结构"能机械性地阻隔直径 20 nm 以上的细菌侵入深层皮肤;皮肤表面的偏酸性环境不利于大部分微生物繁殖生长;皮肤表面脂质中的某些游离脂肪酸和肽类成分具有抑菌效应;皮肤角质层的脱屑可清除一定的寄生微生物;真皮层的免疫细胞可诱发炎症效应来清除病原微生物。

第二节　皮肤的吸收功能

角质层的屏障作用使得物质难以通过皮肤,这是纯粹的物理作用,不依赖于活细胞,也不消耗能量,其依据为体内、外的皮肤具有相同的屏障效应,皮肤的屏障效应服从经典理化定律,以及将表皮的上、下方向倒置不影响其屏障效应。

一、皮肤渗透速率

根据菲克(Fick)定律,物质在低浓度时,单位时间、单位面积内物质的渗透率与其浓度成正比。

$$J_s = K_m D \Delta C / \delta$$

式中:J_s——单位面积、单位时间的渗透量;K_m——物质在角质层中的分配系数;D——物质在角质层中的扩散常数;ΔC——物质在角质层两侧溶液的浓度差;δ——角质层厚度。

上述公式默认皮肤角质层是均匀的渗透屏障，但实际上皮肤中有许多附属器，同时，角质层的外层细胞较内层松散，并非是均一的组织。此外，皮肤渗透速率与分配系数也有关系，分配系数接近1时经皮吸收最好。

二、皮肤的吸收途径

皮肤有一定吸收外界物质的能力，经皮吸收也是外用药品和化妆品的理论基础。经皮吸收主要通过角质层、毛囊、皮脂腺和汗腺管。角质层是皮肤吸收的最重要的途径，角质层作为一个完整的半透膜，在一定的条件下水分可以自由通过；一些小分子化合物可以通过毛囊、皮脂腺和汗腺等皮肤附属器扩散到真皮层；生物大分子，如抗原，主要经细胞内或细胞间隙弥散通过角质层；蛋白质还可通过毛囊内部扩散到周围组织及全身血液循环中，产生局部或全身的生物效应。

三、影响皮肤吸收的因素

1. 生理病理因素

（1）年龄、性别

目前主流观点认为婴儿和老年人皮肤吸收能力比其他年龄段人群更强，男女之间无明显差异。

（2）部位

人体不同部位皮肤的角质层厚度存在差异，从而导致不同部位皮肤的吸收能力并不一致。总体而言，阴囊皮肤吸收能力最强，其余依次为前额、大腿曲侧、上臂曲侧、前臂和掌跖。掌跖皮肤除水分外几乎隔绝其他任何分子，这也是接触性皮炎在该部位发病率最低的主要原因。

（3）血流变化

当皮肤血管发生充血和血流增速时，根据 Fick 定律，皮肤表面与深层组织间的浓度差增加，利于物质扩散，皮肤吸收能力变强。

（4）物理性创伤

在角质层被破坏的皮肤中，水分外渗速度增加 30 倍，同时其吸收能力也大大增强。因此在大面积皮损部位使用药物时，应考虑过量使用药物后产生的不良反应。

（5）脱水

皮肤角质层的含水量越多，皮肤的吸收能力就越强。当角质层的含水量在 10% 以下时，角质层的密封性和紧致度严重下降，大大增加药物和化妆品的经皮吸收。影响角质层含水量的因素有空气湿度、温度、机械损伤等。空气湿度较低时，水分从皮肤表面蒸发直到与空气湿度保持平衡为止；温度较低时角质层的含水量也下降，因此寒冷干燥气候地区人群的皮肤易开裂。外界机械性损伤或过量使用含表面活性剂的化妆品可对皮肤细胞造成损伤，从而降低皮肤细胞对水分的束缚作用。在局部使用药物或化妆品后使用塑料薄膜封闭局部皮肤,可使皮肤的吸收系数明显提高,其主要原理为屏蔽局部皮肤水分丢失,从而提高角质层含水量。这种方法在临床和美容行业中被广泛采用,但需注意药物或化妆品过量吸收带来的问题。

（6）化学性损伤

损伤性化合物,如强表面活性剂、酸、碱和芳香烃等均可伤害皮肤细胞,导致其屏障功能减退。用弱极性的溶剂反复洗涤皮肤可大大增强皮肤的通透性。

（7）皮肤疾病

损伤角质层的皮肤病可改变皮肤的通透性。急性红斑和荨麻疹对皮肤的屏障功能无影响。角化不全的皮肤病,如银屑病和湿疹可导致皮肤屏障功能减弱,吸收作用增强,因此外用药物在皮损处也更易渗入。

2. 物质因素

（1）极性

角质形成细胞的切面构造为镶嵌型,蛋白质镶嵌在脂质双分子层中,其中脂质双分子层含量为 $20\%\sim25\%$,蛋白质含量为 $75\%\sim80\%$。表皮的脂质成分对皮肤的通透性起决定作用。根据相似相溶原理,极性较小的化合物较易进入细胞膜,多数弱极性化合物的吸收速度与口服和注射的吸收速度相似,如维生素 A、维生素 E、维生素 D 及维生素 K 等脂溶性维生素,雌激素、睾酮、孕酮、皮质类固醇等脂溶性激素容易经皮吸收。油脂类化合物也容易被皮肤吸收,其主要吸收部位在毛囊和皮脂腺,吸收最好的是羊毛脂,其次为凡士林、植物油和液体石蜡。

而极性较大的水溶性物质只能少量透入,完整的皮肤只吸收少量的水分;强极性的化合物（如维生素 B、维生素 C、乳糖和葡萄糖等）都无法被皮肤吸收;对于电解质而言,阴离子除 I^- 和 Cl^- 外均不能经皮吸收,阳离子中非生理性的 Li^+,Sr^{2+} 和 Ba^{2+} 不能渗入,生理性的 Na^+ 和 Ca^{2+} 也不能通过皮肤。

（2）分子量

物质分子量与渗透常数间无绝对关联。分子量为 17 的 NH_3 极易渗入皮肤,分子量高达 15300 的葡聚糖分子也可进入皮肤,而某些小分子物质（如 O_2、葡萄糖、甘油）进入皮肤的很少,这说明进入皮肤的物质与其分子结构、形状和溶解度等有一定关系。

（3）浓度

大多数物质的浓度越高,经皮吸收越多,但少数物质在高浓度时可破坏蛋白质,反而降低了皮肤的通透性,如苯酚的浓度高于 5% 时可凝固皮肤蛋白质,而婴儿使用含苯酚的化妆品可导致溶血。

3. 吸收功能与化妆品研发

一般而言,物质通过三个步骤进入机体:① 经皮渗透,即透过表皮进入真皮;② 皮肤吸收,在真皮通过毛细血管进入体循环;③ 在作用部位积聚。这是临床治疗局部或全身性疾病时经皮给药的药理学机理,其优点在于使用方便,毒副作用小,如吗啡经皮给药可缓慢释放药物来治疗癌性疼痛。但多数化妆品的经皮输送过程是期望化妆品中的功能性成分经皮渗透后积聚在表皮或真皮组织,而并非将其转运至全身,这是与临床药物经皮吸收在设计初衷上的最大差异。例如,防晒类化妆品应长时间滞留在皮肤表面,一旦其渗透到皮肤的真皮层,则丧失了防晒类化妆品的功能属性,同时会对皮肤造成一定伤害;皮肤美白类化妆品和祛皱类化妆品的作用靶点分别是表皮的黑素细胞和真皮的成纤维细胞等,如果该类产品仅仅停留在皮肤表面,也失去了使用该类产品的意义。因此,深入了解皮肤吸收功能的相关机理,有助于化妆品研究人员在研发功效性化妆品时,更好地促进化妆品中功效性成分准确到达作用部位,以期达到更好的效果。

第三节　皮肤的呼吸功能

除掌跖部位外,表皮所需要的全部氧气可直接从空气中获取,皮肤吸收的氧气占全身氧气所需的 $1\%\sim2\%$;经皮肤排出的二氧化碳,占全身排出二氧化碳的 2.7%。皮肤虽然具有一定的呼吸功能,但其作用十分有限。

一、氧气

角质层是皮肤氧气(O_2)通透的最大阻力,角质层的厚度和脂质成分的变化可影响皮肤对氧气转运的能力,离体皮肤对 O_2 的通透性大大提高。经皮氧分压[$TCP(O_2)$]值在皮肤充血时升高,而皮肤炎症、强紫外线辐射、银屑病、痤疮患者的 $TCP(O_2)$ 值下降,因此 $TCP(O_2)$ 是评价皮肤中动脉氧分压和微循环状况的一种简便准确的方法。

二、二氧化碳

表皮组织细胞在新陈代谢中产生的二氧化碳(CO_2)不仅可直接弥散到空气中,还可通过真皮进入机体血液循环。皮肤 CO_2 的弥散能力与皮肤屏障功能密切相关。不同皮肤部位的 CO_2 通透性存在生理学差异。CO_2 释放较多的部位是腋窝和前额,而前胸、背部、腹部及手掌等部位的 CO_2 弥散较少。环境温度可影响皮肤表面 CO_2 的释放率,大量出汗时,CO_2 释放增多,表明 CO_2 可随着汗液的排出而加速弥散至空气中。异位性皮炎、银屑病患者的皮肤 CO_2 释放率与正常皮肤相比明显减少。

三、皮肤呼吸功能与化妆品研发

一般而言,真皮组织中毛细血管内的血氧释放至皮肤表面前,绝大部分已弥散至周围组织,弥散到达皮肤表面的 O_2 很难被检测到。当皮肤温度升高至 $43\,℃$ 时,毛细血管扩张达到极限,此时血液流速最快,绝大部分血氧可扩散至皮肤表面。利用经皮血氧分压检测仪分析 $TCP(O_2)$ 值,可间接反映皮肤微循环状态。鉴于皮肤微循环在皮肤健康中所发挥的重要作用,近年来研发改善皮肤微循环的活性物质已成为当前化妆品研发的热点之一,而 $TCP(O_2)$ 值也成为评价此类化妆品功效的主要指标之一。

第四节　皮肤的分泌和排泄功能

皮肤的分泌和排泄功能主要是通过汗腺和皮脂腺进行的。

一、小汗腺

汗腺分为小汗腺（或称外分泌腺）和大汗腺（或称顶泌汗腺）两种，它们的生理功能大相径庭。小汗腺数量多，分布广，可分泌大量水分，与体温调节密切相关，主要受胆碱能神经支配。而大汗腺数量少，分布稀疏，与体温调节无关，主要受肾上腺素能神经支配。

1. 分布

除唇红、龟头、包皮内层和阴蒂等部位以外，小汗腺几乎遍布全身，掌跖部位最多，背部最少，伸侧比屈侧少。小汗腺按其生理活动状态，可分为活动状态小汗腺及休息状态小汗腺。

2. 汗液成分

汗液比重介于 $1.001\sim1.006$，pH 为 $4.2\sim7.5$，主要成分为水，其余为固体成分，其中固体成分仅占 $0.5\%\sim1.0\%$，主要是氯化钠、氯化钾、钙、镁、磷等。汗液中氯化钠的浓度为 $5\sim18$ mmol/L，成人非显性失汗时，24 小时可排出 330 mg 氯化钠。

另外，汗液中还含有多种有机物，如尿素、乳酸、氨基酸和免疫球蛋白等。尿素在汗液中的浓度为 $500\sim600$ mg/L，超过血液中尿素浓度的 2 倍；乳酸在汗液中的浓度约为 3 g/L，比血中的浓度高 $4\sim40$ 倍；汗液中氨基酸的浓度为 $15.7\sim47.6$ mg/L，仅为尿液的 1/4。

3. 分泌和排泄机制

当环境温度低于临界水平（31℃）时，只有少数活动状态小汗腺，机体无出汗的感觉，仅在显微镜下可见皮肤表面汗珠，称为非显性出汗；当环境温度高于临界水平时，活动状态小汗腺的数量开始增加，全身皮肤可见数量不等地出汗，称为显性出汗；当精神紧张或兴奋时，出现的掌跖和前额部位地出汗称为精神性出汗；口腔黏膜和舌背等处有丰富的神经末梢及味觉感受器，进食辛辣刺激食物时出现的口周、鼻、面颈部等部位出汗，称为味觉性出汗。

小汗腺分泌丝球部是汗液分泌的主要场所，分泌丝球部的暗细胞可分泌含糖蛋白的黏液，透明细胞可分泌氯化钠和水分等，钠离子和水分等比例从分泌细胞内转移到细胞外，在分泌丝球部管腔内和其他固体成分混合成等渗或轻度高渗的液体。出汗少时，钠离子管道关闭，钠离子泌出减少；出汗多时，钠离子通道开放，汗液排出增多。汗液的 pH 主要和乳酸含量有关。

二、大汗腺

大汗腺又称顶泌汗腺,其分泌活动在青春期后增强,受情绪影响较大。顶泌汗腺液主要成分也是水,固体成分和小汗腺分泌的汗液不同。

1. 铁

顶泌汗腺是铁排泄的主要场所,顶泌汗腺液浑浊部分含铁 $0.6 \sim 10$ mg/dL,上清液中仅残留铁总含量的 5%。

2. 脂质

顶泌汗腺液中含有多种脂质成分,如中性脂肪、脂肪酸、胆固醇及脂质等。

3. 荧光物质

顶泌汗腺液含有一些能吸收紫外线的有机物,用紫外线照射后可产生荧光,而小汗腺的汗液中没有荧光物质,可用于两者鉴别。

4. 有臭物质

顶泌汗腺液中的脂肪酸含量比较高,当脂肪酸达到一定浓度,经皮肤表面细菌(如葡萄球菌)的分解,会产生不饱和脂肪酸而发出臭味,这和狐狸肛门排出的气味相似,所以常称为狐臭。狐臭因人种、性别、年龄及气候的不同而有所差异,有一定的遗传性。

5. 有色物质

新分泌的顶泌汗腺液为乳白色黏稠液体,但有些人的顶泌汗腺液中含有一些有色物质,使顶泌汗腺液呈现出黄色、黄褐色、绿色、青色、红色或黑色等不同的颜色。有色汗液除腋窝处最常见外,其他部位也可见到,其可使局部皮肤或衣服沾染颜色,临床上称为色汗症。

三、皮脂腺

皮脂腺的活动受人种、年龄、性别及气候等因素的影响,皮脂腺活动在 $16 \sim 35$ 岁最旺盛,女性进入更年期后皮脂腺活动停止,男性皮脂腺分泌可维持到 70 岁左右。皮脂腺分泌脂质的速度为 $6 \sim 120$ $\mu g/(cm^2 \cdot h)$,成人 24 小时分泌皮脂约为 2 g。皮脂大部分由皮脂腺分泌,小部分在表皮细胞角化过程中形成。将皮肤表面的皮脂除去,皮脂又会以较快的速度分泌出来,当皮面的皮脂累积到某一厚度时,与皮脂腺的分泌压力达到平衡,皮脂的排泄活动停止。一般而言,皮肤的皮脂再恢复时间一般为 3 小时左右。

1. 皮脂腺的分布

除掌跖部位外,皮脂腺几乎遍布全身皮肤,以头、面部分布密度最高,为 $400 \sim 900$ 个/cm^2,

其次为躯干中部和会阴部,上述部位都好发皮脂腺囊肿。手背和足背的皮脂腺很少,密度在 100 个/cm² 以下。绝大部分皮脂腺和毛囊共用开口,但有些地方的皮脂腺不开口于毛囊,如口腔黏膜、唇红、女性乳晕、包皮和眼睑。

2. 皮脂的成分

皮脂腺分泌和排泄的产物称为皮脂,皮脂包含多种脂类物质,如游离脂肪酸、甘油酯类、蜡类、固醇类、角鲨烯及液状石蜡等,皮脂成分因人而异。

3. 皮脂腺的功能

(1) 形成皮脂膜
皮脂腺分泌的皮脂、汗液及角质层排出的水分,混合后形成一种乳化的脂质膜。
(2) 润滑毛发及皮肤
皮脂腺一般开口于毛囊,皮脂黏附在毛发上,对毛发起润滑作用,防止毛发干燥和断裂。大部分皮脂形成皮脂膜覆盖在皮肤表面,防止皮肤干燥、皲裂。
(3) 抗菌
皮脂中的脂肪酸使表皮形成酸性环境,可以抑制表皮微生物的生长繁殖。

4. 影响皮脂排泄的因素

皮脂腺的排泄与内分泌、神经调节、免疫反应等因素关系密切,也受药物、饮食、紫外线、温度等外界因素影响。
(1) 年龄
皮脂分泌在人的一生中有两次高峰。第一次高峰为刚出生时,婴儿在母亲激素的刺激下,皮脂分泌旺盛。旺盛分泌的皮脂腺容易导致脂溢性皮炎和新生儿痤疮。随后,皮脂分泌逐步减少,儿童期皮肤干燥,容易罹患单纯糠疹、特应性皮炎等皮肤病。第二次高峰为青春期,性激素尤其是雄激素可强烈刺激皮脂腺的分泌,青春期以后皮脂分泌逐渐下调。因此,儿童和中老年人的皮肤偏干燥,而青春期的人群皮肤偏油腻。
(2) 性别
由于男性体内雄激素含量高于女性,因此各年龄段男性比女性皮脂分泌多。女性在绝经期后皮脂分泌几乎停滞,而男性直至 70 岁仍有少量皮脂分泌。
(3) 人种
深色人种,尤其是非洲人的皮脂分泌比欧洲人多,亚洲人介于二者之间。
(4) 外界温度
环境温度升高可促进皮脂分泌,皮脂分泌在气温偏低时减少。因此,一般夏季皮肤偏油腻,冬季皮肤偏干燥。
(5) 湿度
环境湿度可抑制皮脂的分泌、乳化和扩散作用。

（6）内分泌

雄激素和肾上腺皮质激素可促讲皮脂腺细胞增生，使皮脂分泌量增加，所以男性皮肤一般比女性皮肤偏油腻，毛孔也相对粗大。

（7）药物

长期服用外源性雄激素可直接刺激皮脂腺细胞增生，使皮脂分泌量增加。雌激素有抑制皮脂腺分泌的作用。

（8）食物

过多摄入油腻食物、辛辣刺激性食物可增加皮脂分泌。因此，油性皮肤，尤其是痤疮人群不宜过多摄入高糖、油腻和辛辣性食物。

（9）其他

如长时间光辐射以及过度使用去角质的洗护产品等也会引起脂质丢失，从而导致皮肤保水性下降，皮肤干燥。

四、排泄功能与化妆品

皮脂腺和汗腺分泌的多寡受地域、季节、工作场所和人种等因素影响，汗液和皮脂分泌到皮肤表面后，与皮屑、空气污染物以及化妆品残留物等混合，形成覆盖在皮肤上的皮脂膜。在环境和皮肤微生物的作用下，皮脂膜中的有机物发生腐败从而产生异味，如腋下大汗腺分泌的大量脂肪酸，在微生物的作用下产生不饱和脂肪酸和硫化氢等，产生令人不愉悦的气味。

汗腺和皮脂腺与皮肤异味关系密切，研究汗腺和皮脂腺分泌机制和影响因素，对研发不同区域、季节、工作场所以及不同年龄段人群使用的掩盖或消除异味的除臭类和香水类化妆品，具有十分重要的理论指导意义。

第三章　表　皮

表皮层由栅栏状的复层扁平上皮细胞组成,可隔绝外界有害因素侵扰,表皮层的细胞种类包括角质形成细胞、黑素细胞、朗格汉斯细胞及梅克尔细胞等。

第一节　表皮结构

表皮是皮肤的最外层,覆盖全身,由外胚层分化形成,具有很强的增生能力。表皮内没有血管,但有细小的神经末梢。作为抵御脱水、感染和物理损伤的屏障,表皮在新陈代谢、感觉和体温调节方面具有重要作用。表皮由外及里可分五层:角质层、透明层、颗粒层、棘层和基底层(图 3 - 1)。表皮的厚薄因部位而异,手掌和足底的表皮较厚(0.8～1.4 mm),其他部位相对较薄(0.07～1.2 mm)。

表皮作为人体屏障的重要组成部分,对机体具有保护作用,可防止有害物质侵袭,同时可防止机体自身营养物质的流失和水分的过度蒸发。表皮代谢活跃,表皮细胞能够连续不断地发生分化与更新,角质层细胞随着时间的推移可变成不易察觉的鳞屑而脱落,同时又有新的细胞从基底层产生,从而修复皮肤损伤。此外,表皮是反映人体外观特征的重要指标,其更新代谢正常,可维持肌肤细胞充盈饱满、柔软细腻、湿润平滑的状态,使人尽显靓丽容颜。

一、表皮的表观形态

皮肤表面的形态是多种多样的,以多面体图案为主,如正方形、沙丘的脊状、波浪形等。皮肤颜色也具有多样性,因此肤色也呈现出许多不同的色调。皮肤的多样性不仅仅体现在不同个体之间,对同一个人而言,根据解剖区域的不同,皮肤的形态和颜色也会存在较大差异。另外,皮肤的多样性还体现在其因外界环境和个体状态而变化,如因年轻而焕发,因年老而松弛,因天气而起皱纹,因减肥而变瘦等。皮肤还会随着人的活动而产生变化,如工人的手掌会变粗糙。

皮肤的多面体形状是不规则的,有三面、四面或五面,每个面的长度大约为 500 μm,多面体之间的线条大约宽 50 μm。每个多面体又由较小的多面体组成,较小的多面体在较大的多面体内部进行调整以适应相邻的多面体(图 3 - 2)。

多面体在三维空间移动过程中,很难察觉到它们表面的变化。当皮肤在日常活动中拉伸和起皱时,这些小多面体的形状会发生变化;当外力被移除时,它们会恢复到初始状态,日常生活中每时每刻都在发生这些无法察觉的变化。

皮肤表面的起伏(也称为微起伏、微地形、皮肤表面纹理、皮肤粗糙度)因解剖部位和自身特点而异,它由皱纹、滤泡孔、汗孔和突出的角质形成细胞共同形成。皮肤表面最主要的起伏呈沟状,称为初级线,深 $70\sim200\ \mu m$,至少沿着两个方向,并根据区域划分为不同形状的嵴。滤泡孔位于这些沟的交界处,而小汗腺孔则位于嵴或更浅的沟(称为次级系),深度为 $20\sim70\ \mu m$。随着年龄增长,面部会出现小皱纹(深度 $0.2\sim1\ mm$)和更深的皱纹(深度 $>1\ mm$)。

在手掌和脚掌上,皱纹勾勒出弯曲的形状,形成皮肤纹理。皮嵴被同心圆脊所取代,在同心圆脊的顶部,汗腺以一定的间隔排列。这种类型的皮嵴特别适合物质依附于皮肤表面的需要。另外,皮肤纹理通过缓慢而持续的汗液分泌,从而增加摩擦系数。机体在承受心理压力时,手掌和脚掌会快速分泌汗液,这对于生活在大草原上的原始人类至关重要。出于类似的原因,手掌和脚掌没有皮脂腺和毛囊,因为皮脂和毛发会减小摩擦系数。

二、表皮的基本结构

表皮作为皮肤外层的屏障,保护哺乳动物免受物理、化学和生物等环境侵害因素的影响,同时也可防止机体脱水。通过角质形成细胞的增殖,表皮不断地更新,新生成的角质形成细胞在离开基底层并向上移动到角质层时完成最终分化,直至死亡脱落。角质形成细胞是主要的表皮细胞类型,占表皮总细胞的95%。在哺乳动物表皮中还发现了其他类型的细胞,如黑素细胞、梅克尔细胞和朗格汉斯细胞。梅克尔细胞是神经内分泌细胞,负责皮肤的触觉功能;黑素细胞是产生黑素颗粒的特殊色素细胞,黑素颗粒被转移到角质形成细胞,以保护其免受紫外线诱导的 DNA 损伤;朗格汉斯细胞是参与适应性免疫反应的表皮树突状细胞,在皮肤屏障功能中发挥关键作用。角质形成细胞根据分化特点可分为典型的 5 层结构,由内向外分别为基底层、棘层、颗粒层、透明层(只存在于表皮增厚的区域)和角质层。

1. 角质层

角质层是表皮的最外层,是表皮角质形成细胞终末分化的最终产物,与皮肤美容关系密切。角质层是防止外界有害刺激如各种化学物质和病原微生物等经皮渗透的重要屏障,完整的角质层结构可维持皮肤屏障功能,保护皮下组织,如阻止外来分子和病原体渗透,防止机体脱水,屏蔽紫外线辐射、物理和化学侵害,同时能够承受机械外力作用,并具有调节经皮水分流失的功能,在维护机体内环境稳定方面发挥重要作用。角质层还是皮肤吸收外界物质的主要部位,占皮肤全部吸收能力的90%,皮肤吸收能力的强弱和角质层的厚薄有很大关系。另外,角质层的间隙以脂质填充为主,角质层吸收的主要是脂溶性物质,因此脂溶性化妆品更易被皮肤吸收。

随着时间推移,角质层细胞逐渐从皮肤表面脱落,这一过程是所有哺乳动物都必然经历的,角质层脱落是基底层细胞不断向外推进的结果。角质形成细胞从基底层向上移行到角质层,在其连续不断的细胞分化与更新过程中,角质形成细胞的形态、大小及排列有规律地发生变化,细胞核和细胞器完全消失,最终形成富含角蛋白的死亡角质层细胞。角质形成是一个动态、高度协调的过程,可确保角质层屏障功能的保持和对环境变化的适应。

正常人表皮细胞的增生和分化维持在适度比例,使新生的角质形成细胞与脱落的角质形成细胞保持平衡,从而维持表皮的正常厚度。角质的脱落过程无声无息,同时起到皮肤自净作用,可带走皮肤表面的污渍和微生物。但皮肤脱落异常,也会引发一系列疾病,如角质剥脱症是常见的皮肤疾病,会引起手掌和足趾部瘙痒或麻木症状,可采用尿素软膏、维生素 E 软膏或凡士林软膏等油脂性软膏外涂,缓解疼痛和出血症状。

角质层作为一个连续性屏障,主要由角质形成细胞和细胞间脂质构成。角质形成细胞含有丰富的角蛋白和天然保湿因子(NMF),胞内充满角蛋白,胞间充填脂质,细胞排列成板层状结构,角质形成细胞本身具有亲水性,间隔地"堆砌"于连续的富含非极性脂类的疏水性细胞间基质中,形成一种特殊的"砖墙"结构体系。

角质层外膜厚 15～20 nm,由蛋白包膜和脂质包膜两部分构成。蛋白包膜由一些特殊的角质化包膜结构蛋白交联而成,厚 10～15 nm,通过这种结构蛋白之间的交联,赋予角质形成细胞生物机械特性,这种有序排列是表皮抵御外界机械刺激的重要因素。这些角化包膜结构蛋白由外皮蛋白、兜甲蛋白、富含脯氨酸的小分子蛋白质、毛透明蛋白、丝聚蛋白、周斑蛋白、包斑蛋白和弹力素等交互连接构成。动物实验研究发现,蛋白包膜中含量最多的是兜甲蛋白,约占 80%。兜甲蛋白基因突变的小鼠,不会表现出皮肤屏障功能障碍,相反可表现出对机械应力更大的敏感性,这可能会改变皮肤屏障功能。组织蛋白酶 D 基因缺陷的小鼠可表现出外皮蛋白、兜甲蛋白和中间丝相关蛋白的减少,从而导致皮肤屏障功能缺失。与美容保湿最相关的是丝聚蛋白,其减少或缺失都可削弱皮肤的屏障功能,导致多种皮肤病的发生,丝聚蛋白基因突变可导致寻常型鱼鳞病和异位性皮炎的强易感性。若正常的中间丝相关蛋白及丝聚蛋白原缺失,小鼠在出生时可出现皮肤干燥、脱屑等。而小鼠表皮基底层上部的中间丝相关蛋白的过度表达则可导致皮肤屏障修复的延迟。

脂质包膜主要由疏水性的超长链——神经酰胺紧密排列组成,构成角质形成细胞外约 5 nm 厚的包膜,该结构对维持皮肤屏障的完整性起着至关重要的作用,不仅为细胞提供一个包膜,而且还与周围的板层脂质呈犬齿交错状紧密连接,为胞间脂质提供正确的结合点,有助于形成整齐的角质层砖墙状结构。

角质形成细胞间脂质分为两大类:结构脂质和润泽脂质。这两大类脂质,特别是结构脂质,是皮肤角质层屏障的重要结构之一。结构脂质主要包括神经酰胺类、游离脂肪酸和胆固醇等,由表皮颗粒板层小体合成,并通过高尔基体协调作用使脂质移动,随后脂质与质膜融合并以胞吐的形式释放,经过修饰和排列整合到细胞间并平行定位于角质形成细胞表面。神经酰胺类占角质层脂质重量的 30%～40%,皮肤角质层包含至少 9 种游离神经酰胺,它们构成了更为紧密堆叠的角质形成细胞间脂质结构。神经酰胺具有保水作用,并与经皮水分丢失密切相关。游离脂肪酸是皮肤角质层中另一重要的结构性组分。必需脂肪酸缺乏症是因营养不良或不正常饮食而造成表皮游离脂肪酸缺乏而引起的疾病,由于表皮细胞的改变,在实验小鼠身上可表现出皮肤发红、表皮粗糙、脱屑,严重时可导致皮肤屏障功能障碍。

润泽脂质来源于皮脂腺分泌和角质形成细胞崩解形成的脂质,覆盖于皮肤表面并与水乳化形成皮脂膜。胆固醇是存在于角质层的第三大脂类,研究发现,在皮肤屏障功能修复过程中,胆固醇的合成明显增加,说明胆固醇与皮肤屏障功能密切相关。

皮肤角质层具有美学功能,角质层过厚,皮肤会显得粗糙、黯淡无光。脱落的角质形成细胞和分泌的油脂在肌肤堆积,进而导致肌肤油脂平衡的失调,引发痤疮、粉刺、黑头等皮肤问题。角质层过薄,肌肤会处于比较敏感的状态,肌肤的通透性增强,可使肌肤出现红血丝。

2. 透明层

透明层在角质层的下面,由2～3层扁平细胞组成,成人仅见于手掌和足跖部位。细胞界限不清,紧密相连,为角质层的前期。透明层细胞胞质呈均质状,胞浆嗜酸性,易被伊红着色,有较强折光性,故称透明层。在电镜下观察,尚可辨认细胞的形状和轮廓,细胞核和细胞器已退化,胞质细胞内含有较多的疏水性蛋白磷脂,浸埋在致密的均质状基质中,其超微结构与角质层相似,有防止水、电解质等化学物质通过的屏障作用。

3. 颗粒层

颗粒层由2～4层扁平或梭形的细胞构成,位于棘层上方,细胞核已固缩,细胞器出现退化,胞浆内含有嗜碱性透明角质颗粒,无膜包被,包含致密颗粒构成的不规则无定形聚合物,透明角质颗粒与张力原纤维密切相关。这些颗粒由核糖核蛋白聚合而成,在角化过程中颗粒转化为角蛋白。酸性磷酸酶、疏水性磷脂和溶酶体酶等构成一个防水屏障,能阻止细胞间隙内组织液外溢,具有防水作用,既保护体内水分不外渗,也阻止体外水分渗入体内。正常的皮肤颗粒层厚度与角质层厚度成正比,在角质层薄的部位仅有1～3层颗粒层细胞,而在角质层厚的掌跖部位,颗粒层则厚达10层细胞。

4. 棘层

棘层位于基底层上方,由4～8层多角形细胞组成,pH为7.3～7.5,呈弱碱性。细胞核大且呈圆形,胞间主要靠桥粒连接,细胞间桥明显而且呈棘刺状,因此称为棘细胞。电镜下观察,棘细胞内张力细丝聚集成束,胞浆内含有椭圆形膜被颗粒,亦称角质小体。最底层的棘细胞有分裂功能,可参与表皮损伤后的修复,如面部化学剥脱术或磨削术后,主要靠基底层细胞分裂修复创面;靠近基底层的棘细胞也可进行细胞分裂,加速创面的修复。棘层细胞间隙内含有亲水性多糖,可滋养表皮。

5. 基底层

基底层位于表皮的最底层,为单层圆柱形或立方形细胞,基底细胞层pH为6.8～6.9,呈弱酸性。基底层细胞与基底膜垂直排列成栅栏状。基底层细胞为异质性细胞,细胞核呈卵圆形,核仁明显,常见核分裂现象。正常情况下,有 $30\%\sim50\%$ 的基底细胞进行核分裂,分裂周期约 19 天,产生新的细胞向上移行进入棘层,因此,基底层和棘层又常常被称为生发层,它们不断产生新的细胞并向浅层推移,以补充人体表皮正常代谢引起的细胞脱落及外伤、手术后恢复。基底层与皮肤自我修复、创伤修复及瘢痕形成有关,因此在美容手术(如磨削术、化学剥脱术、激光美容术等)中一定要保护好基底细胞。基底细胞间靠桥粒连接,称细胞间桥。基底细胞与基底膜带间的连接为半桥粒。正常表皮从基底细胞层演变成棘层、颗粒层、透明层和角质层,到最后脱落所需的时间为 28 天,故认为正常表皮细胞的更替时间为 28 天。

三、表皮脂质成分

1. 表皮脂质

皮肤表皮覆盖有一层清澈透明的脂质层,该脂质层覆盖在皮肤表面,像一层无形的屏障维持皮肤健康。人体的头部、面部、颈部、肩部、背部和前胸部位皮肤的皮脂含量丰富,女性乳头周围有较大的皮脂腺,手掌和脚掌没有任何皮脂腺,皮脂组成随年龄和腺体活动而变化。皮脂腺产生非极性的脂质混合物,起到隔热的作用,同时对皮肤起到疏水保护的作用。不同物种间的皮脂成分差异巨大,如仓鼠皮肤的皮脂腺分泌物缺乏在人类皮脂中发现的角鲨烯和蜡酯。

表皮脂质主要来自皮脂腺分泌和表皮细胞的脂质,由角鲨烯、蜡酯、胆固醇、胆固醇酯、甘油三酯、甘油二酯、甘油单酯和游离脂肪酸等组成。不同分化阶段的表皮细胞,其脂质的组成有显著的不同。角质层细胞和颗粒层细胞中固醇类含量较高,角质层细胞几乎不含磷脂,在角质层中尚有蜡酯和神经酰胺积聚。表皮脂类成分如下:甘油占 $30\%\sim35\%$,游离脂肪酸占 $8\%\sim16\%$,胆固醇酯 $15\%\sim20\%$,胆固醇占 $20\%\sim25\%$。表皮不同层次中脂质成分差异明显(表 3-1)

表 3-1 不同层次表皮中脂质成分比例

类别	占总脂的百分比/%		
	基底层、棘层	颗粒层	角质层
全部中性脂质	30	71	97
胆固醇	8	18	23
胆固醇脂	1	2	3
神经酰胺	1	10	17
磷脂	62	21	<1
糖鞘脂类	7	8	3

磷脂由角质形成细胞在酸性水解酶作用下释放,在表皮中有许多降解磷脂类物质的酶,可将磷脂降解成脂肪酸、甘油、磷酸和胆碱,如磷脂酶 A 和溶血卵磷脂酶,可将卵磷脂

和磷脂酰乙醇胺裂解。

角鲨烯和一些脂肪酸由皮脂腺分泌,在人体中,角鲨烯和蜡酯只存在于皮脂腺细胞中,在体外合成的角鲨烯、蜡酯、胆固醇比在体内合成的少。皮肤表面还有许多不同的类固醇物质,其中大多数是由皮脂腺分泌而来,少数来自表皮脂质,但是人体表皮脂质中的胆固醇主要来自表皮细胞。

神经酰胺有 6 种类型,占表皮脂质的 51.9%,表皮中神经酰胺的主要构成是鞘氨醇、二氢神经鞘氨醇、植物鞘氨醇、脂肪酸和 α-羟基脂肪酸。神经酰胺与角质层细胞膜表面蛋白质通过酯键连接,起到黏合细胞的作用,表皮角质层中神经酰胺含量减少可使角质形成细胞间的黏着力下降,导致皮肤干燥、脱屑、呈鳞片状。神经酰胺作为角质层细胞间脂质的标志性成分,其含量变化和皮肤屏障功能的改变有着密不可分的关系。若去除角质层细胞间的神经酰胺,皮肤屏障功能丧失。

棕榈烯酸和油脂酸是皮肤中主要的脂肪酸,也是人类独有的。棕榈烯酸对革兰氏阳性细菌,如痤疮丙酸杆菌有抗菌活性,动物实验研究表明,皮脂腺细胞具有分泌抗菌蛋白和调节甾醇的能力。胆固醇是角质层中最主要的固醇类物质,它对于形成角质层细胞外板层结构,构成皮肤的渗透性屏障具有十分重要的意义。

2. 角蛋白

角蛋白是中间丝家族的成员,是一种具有抵抗机械和化学刺激功能的蛋白质,是角质形成细胞的主要结构蛋白,也是组成中间纤维蛋白的主要成分。角蛋白肽链为多结构域肽链,分为高度保守的棒状中间区域和端肽区域。人类上皮细胞中有 20 多种不同的角蛋白,分为 α 和 β 两类。角蛋白具有特殊的理化性质和生物学作用,在维持表皮正常的生理功能中起重要的作用。角蛋白可保护上皮细胞免受压力或损伤。角蛋白成束后形成中间纤维,所有哺乳动物细胞的细胞骨架都是由三种骨架蛋白系统组成,它们是含肌动蛋白的微丝(6 nm)、中间丝(8~10 nm)以及含微管蛋白的微管(25 nm)。从蛋白质肽链数量看,中间丝家族最为复杂。

角蛋白同其他的中间丝家族成员具有共同的结构组成。角蛋白肽链为多结构域肽链,分子量为 40~70 千道尔顿(kDa),是角蛋白中间丝的基本组成部分,分为中心螺旋棒状区、非螺旋的头区、尾区以及连接区。现已发现的角蛋白肽链超过 20 种,毛角蛋白和表皮角蛋白分别由不同的角蛋白肽链构成。棒状区由大约 310 个氨基酸组成的高度保守序列构成,棒状结构域的肽链存在 8 肽重复的周期性序列结构。所有的中间丝蛋白都具有相似的肽链构造,如典型的 α-螺旋结构(α-角蛋白)和 β-折叠片层结构(β-角蛋白)。角蛋白含有较多的半胱氨酸,交联的半胱氨酸是角蛋白的主要交联结构,其中二硫键含量特别多。角蛋白的物理和化学性质主要与该交联结构相关,因此角蛋白化学性质特别稳定,有较高的机械强度,不易溶解和消化。酸性和碱性角蛋白肽链相互结合形成的异体复合螺旋是角蛋白的特征构象形式,其进一步形成中间纤维。

第二节　表皮生理学

表皮是皮肤的表面部分,表皮细胞分两大类,即角质形成细胞和其他类型细胞。角质形成细胞是表皮的主要细胞,是角化复层鳞状上皮,其由外胚层分化而来,约占表皮细胞的 90%。其他类型细胞散在分布于角质形成细胞之间,包括黑素细胞、朗格汉斯细胞、梅克尔细胞及未定类细胞。

一、表皮的增殖与分化

1. 机制过程

表皮增殖的基本功能是生成角质层,角质层将人类的身体与环境分开,是至关重要的保护性屏障。角质层由 10～20 层扁平、已死亡的无核角质形成细胞及细胞间质构成。当这些细胞脱落时,位于基底层的细胞会被推上来,形成新的角质层。角质层的生成是通过基底层细胞的分裂和最上层的角质化不断更新来完成的。

通过基底层细胞的增殖和子代细胞的分化,表皮不断地更新,子代细胞离开基底层,向上移动到角质层时完成最终分化,并在那里死亡和脱落。角质形成细胞至少可分为三种功能类型:角质形成干细胞、转运扩增细胞和有丝分裂后分化细胞。负责组织更新的干细胞具有很高的有丝分裂潜能,但很少分裂,它们产生转运扩增细胞,经过有限数量的分裂后,干细胞就开始分化。干细胞位于基底层和毛囊隆起处,其特征是高表达 β1 整合素、角蛋白 K19 和 β 连环蛋白。干细胞的分化受到内部因素如转录因子的调控,以及细胞微环境的外部影响,如细胞分泌的介质、细胞相互作用、整合素或其他因素的调控。经过有限次数的分裂后,转运扩增细胞会经历一个不可逆的多阶段分化过程,角质形成细胞在分化过程中下调整合素的黏性,并继续向上移动,直到最终分化并脱落。

在不同的分化阶段,可以通过不同角蛋白的表达来识别,如基底层角质形成细胞表达角蛋白 K5、K14 和 K15,而分化成熟的角质形成细胞表达角蛋白 K1 和 K10。当透明角质颗粒和丝聚蛋白等出现时,诸如线粒体和细胞核等细胞器开始消失,形成新的角质层细胞。在细胞分化过程中,还伴随着受体表达的改变,如转化生长因子 β(TGFβ)、血小板生长因子(PDGF)等受体含量减少,成纤维细胞生长因子(FGF)等受体含量增加。

2. 分子标记物

当皮肤创伤需要组织更新时,表皮可通过快速和暂时的细胞增殖做出反应,增殖和分化特异性标记物可以特异性识别处于生长和成熟的表皮细胞,增殖的角质形成细胞在细胞核和细胞质水平上会表现出特殊的形态特征。

腺嘌呤和鸟嘌呤均参与 DNA 和 RNA 的合成,而胸腺嘧啶只参与 DNA 合成。在细胞体外培养基中加入放射性标记的胸腺嘧啶,检测孵育细胞中放射性标记的胸腺嘧啶的丰度可明确处于增殖期细胞的比例。但实验条件会影响细胞对这种标记的反应，当内源性的单磷酸胸腺嘧啶合成被阻断时，这种放射线标记可能会出现信号增加。

增殖细胞核抗原（proliferating cell nuclear antigen，PCNA）是一种 36 kDa 蛋白，是 DNA 聚合酶 δ 的辅助因子，是 DNA 复制所必需的。PCNA 在静止细胞中低水平表达，在 G1 期晚期和 S 期细胞中含量最为丰富。抗原 Ki67 的检测意义与 PCNA 相似，通过免疫组化检测 PCNA 或 Ki67 的阳性表达率，可以推断细胞增殖活性。

二、表皮的分泌功能

非损伤性表皮处于低分泌状态，角质形成细胞处于静止状态。在内源性或外源性（物理、化学、生物或免疫）刺激后，角质形成细胞被激活并分泌各种多肽，这些多肽包含细胞因子、肿瘤坏死因子、生长因子（刺激因子、转化生长因子、神经生长因子）和趋化因子等。细胞因子主要是由免疫细胞分泌的小蛋白激素，是宿主防御、损伤后修复、细胞生长和成熟的重要介质。

1. 蛋白质分泌

角质形成细胞在培养过程中释放 20 种蛋白质，这些蛋白质可引起各种细胞反应，其中磷脂酶 A2 在维持组织完整性和组织再生中发挥作用；肾上腺髓质素参与上皮内稳态甚至表皮保护作用；层粘连蛋白通过分泌 β1G - H3 来调节成纤维细胞的行为。

2. 激素分泌

正常情况下，表皮也可分泌激素类物质，如表皮已被证实在维生素 D 的合成中发挥作用。角质形成细胞还可释放多种化学物质，如三碘甲状腺原氨酸、甲状旁腺激素相关蛋白、内皮素、补体 C3 成分、神经肽（如 P 物质）、神经激素（如丙硫黑素皮质素）、黑素细胞刺激素（MSH）和促肾上腺皮质激素（ACTH）等。即使在表皮移植后，也不影响表皮的分泌功能，载脂蛋白 E 就是例子，这表明使用角质形成细胞进行基因治疗的可能性。

角质形成细胞还可以合成乙酰胆碱及其受体，从而调节细胞的运动。此外，表皮具有产生儿茶酚胺（包括肾上腺素）的能力，这些儿茶酚胺可以激活角质形成细胞的肾上腺素受体，以调节其迁移行为。

3. 抗菌肽分泌

角质形成细胞可产生四种抗菌肽：β 防御素 1（hBD - 1）、β 防御素 2（hBD - 2）、β 防御素 3（hBD - 3）、hCAP - 18，对皮肤表面微生物平衡和伤口愈合过程意义重大。其中抗菌肽 hCAP - 18 通常在角质形成细胞的板层体中进行加工和储存，在皮肤损伤或微生物入侵时释放出来。hCAP - 18 对杀灭皮肤表面金黄色葡萄球菌和白色念珠菌非常重要，hCAP - 18 在机体表皮损伤后的 24 小时内开始分泌上调，在受伤后 48 小时达到最高水平，并在伤口重新上皮化时恢复到基础水平。

第四章　真　皮

　　真皮是最厚的皮肤层,包含许多独立的小器官(毛发、汗腺、皮脂腺和甲),这些小器官统称为皮肤附属器。许多常见皮肤问题,如皮肤松弛、弹性减弱和皱纹产生等均与真皮密切相关。为解决上述皮肤问题,需要对真皮的生理功能和机理进行细致的研究。

第一节　真皮的基本结构

　　真皮位于表皮下方,通过基底膜带与表皮基底层细胞相嵌合,对表皮起支持作用。类似于其他结缔组织,真皮是由胶原纤维、弹性纤维等纤维组成的网状结构,网状结构的间隙由蛋白质和糖胺聚糖填充。从真皮的结构层次看,真皮从上至下通常分为浅在的乳头层和深部的网状层,但是二者之间并无明确界限(图4-1)。真皮乳头层较薄,厚度为20~100 μm,纤维束较细,微循环丰富,含有大量的游离神经末梢和触觉小体,真皮乳头层在表皮的营养供给和信号传递过程中发挥重要作用,当皮肤衰老时真皮乳头层先出现萎缩。真皮网状层比真皮乳头层厚10~20倍,由粗大的胶原纤维和弹力纤维交织成网状结构,形成皮肤纹理,血管、淋巴管和神经的管径较粗。

　　在组织学上,真皮属于不规则致密结缔组织,由细胞、纤维和基质成分组成。真皮中的细胞主要为成纤维细胞,同时还有血管内皮细胞、肥大细胞等;纤维为胶原纤维、网状纤维、弹性纤维等;基质主要成分为糖胺聚糖、蛋白多糖等。

一、细胞成分

1. 成纤维细胞

　　成纤维细胞是对不同活跃状态的一类细胞的统称,其中包括处于休眠期、分裂期和增生期的细胞。鉴定成纤维细胞的标准:细胞呈梭形或纺锤状,有清晰的粗面内质网和高尔基体、丰富的波形蛋白纤维和椭圆形核。

　　成纤维细胞是真皮中含量最多的细胞,细胞为长梭形或具有突起的星状结构。按照不同的功能活跃状态,将细胞分为成纤维细胞和纤维细胞Ⅱ型。成纤维细胞是处于活跃期的细胞,细胞体积较大、轮廓清晰,细胞核占比大,细胞质呈弱嗜碱性,内质网和高尔基体较活跃。纤维细胞Ⅱ型是处于相对休眠期的细胞,细胞轮廓不明显,细胞核体积小且不明显。在适当情况下,这两种细胞可互相转化。

真皮的绝大部分结构都是由成纤维细胞合成,成纤维细胞也称为纤维母细胞,是疏松结缔组织的主要细胞成分,属于终末分化细胞。成纤维细胞是分化成熟的细胞,成纤维细胞在年轻组织中含量较为丰富,在衰老组织中则较为罕见。成纤维细胞的主要功能是合成并分泌胶原蛋白和弹性蛋白,并以此为基础合成胶原纤维、网状纤维和弹性纤维。此外,成纤维细胞还可以少量分泌糖胺聚糖和糖蛋白等基质成分。糖蛋白具有强吸水能力,使得真皮组织中含水丰富(详见本章第二节)。

2. 真皮血管内皮细胞

血管内皮细胞是位于心脏、血管和淋巴管内表面的单层扁平上皮细胞,又称内皮细胞。内皮细胞呈纺锤状或星形,细胞间隙较小,内皮细胞周围较为扁平,细胞核所在的区域稍隆起,外观呈"鹅卵石"样。真皮组织中的血管内皮细胞通过胶原蛋白、弹性蛋白和纤维结合蛋白等结缔组织依附于内皮下组织(详见本章第三节)。

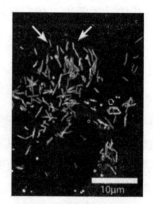

图 4-2 电子显微镜下内皮细胞的 Weibel-Palade 小体(箭头处)

内皮细胞超微结构的主要特点是胞质中有丰富的吞饮小泡,或称质膜小泡,直径 $60 \sim 70$ nm,其质膜的总面积可占细胞膜表面积的 20%,有的吞饮小泡与细胞膜直接接触,这些吞饮小泡与物质交换过程关系密切。另外,内皮细胞还有一个独特的细胞器[棒管状(Weibel-Palade)小体],呈杆状结构,长约 $3 \mu m$,直径 0.1 pm,由 $6 \sim 20$ 根与小体长轴平行的小管(每根直径 15 nm)构成,Weibel-Palade 小体外面覆盖一层质膜,里面充满致密的基质。Weibel-Palade 小体来源于高尔基体,与蛋白质合成相关,是内皮细胞的标志性结构(图 4-2)。

3. 肥大细胞

肥大细胞源自骨髓组织中的 CD34[+] 前体细胞,在外周血管成熟、机体免疫反应和炎症反应过程中发挥重要的调节作用。肥大细胞呈圆形或卵圆形,核小且不明显,其特征为细胞质中均匀分布着数量众多、大小相似、蓝紫色的颗粒(图 4-3)。细胞崩解后释放出颗粒以及颗粒中的物质(组织胺、肝素、肿瘤坏死因子、白三烯、前列腺素、5-羟色胺和血小板活化因子等),可诱发机体速发型过敏反应。除此以外,研究发现肥大细胞还参与人体的慢性炎症、组织损伤修复、宿主免疫、肿瘤形成等多种病理、生理过程。

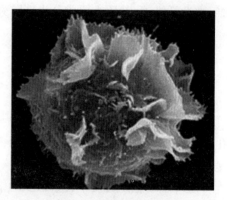

图 4-3 肥大细胞示意图

皮肤真皮组织中肥大细胞的含量十分丰富,占比达 2%~8%,正常成年人皮肤中肥大细胞的分布密度为 7 000 个/mm[2],肥大细胞在表皮组织中罕见,仅在皮炎和银屑病等皮肤病中偶有出现。而对于真皮组织来说,真皮网状层少见肥大细胞,真皮乳头层多见,尤其是在真皮血管、毛囊、神经和皮脂腺周围组织中。真皮中的肥大细胞属结缔组织肥大细胞,真皮组织内的肥大细胞在外界刺激后的活化敏感性比肺及黏膜内的肥大细胞高,从而引起肥大细胞脱颗粒反应,分泌并释放颗粒内的多种生物活性物质。其中大部分是存储在颗粒内的物质,如组织胺、肝素、趋化因子和各种蛋白酶等,还有少部分是新合成的物质,如前列腺素和白三烯。这些物质释放后可引起局部组织水肿、血管舒张以及炎性细胞浸润。另外,大部分肿瘤坏死因子由肥大细胞合成并分泌,肿瘤坏死因子既可储存在颗粒内,也可在受刺激后新合成。肿瘤坏死因子能激活白介素和集落刺激因子等炎症因子,形成炎症"瀑布效应"。

二、细胞外基质

细胞外基质(extracellular matrix,ECM)是由成纤维细胞合成、分泌到胞外间质中的大分子物质,ECM 在细胞增殖、分化、黏附和形态等生物学过程中起重要作用。ECM 的主要构成成分为胶原蛋白、弹性蛋白、蛋白多糖和糖蛋白等。

胶原蛋白形成胶原纤维和网状纤维,弹性蛋白形成弹性纤维,这 3 种纤维交织成皮肤的网状结缔组织。其中胶原纤维的含量最为丰富,对表皮和真皮结构起支撑作用,并使真皮具有韧性;弹力纤维赋予皮肤弹性和伸缩性;网状纤维的含量最少,纤维细且有分支。

真皮组织中胶原纤维和胶原束之间的间隙,由无定形物质(蛋白聚糖)所填充。皮肤90%的蛋白聚糖为透明质酸和硫酸皮肤素,其余部分为硫酸软骨素、肝素、硫酸乙酰肝素。透明质酸有强吸水性,可稳定基质;硫酸皮肤素和硫酸软骨素参与胶原分子的凝集作用;蛋白聚糖具有吸水性,可促进胶原纤维成熟、支撑皮肤、缓解外界机械冲击等。在真皮层中还存在一类降解 ECM 的酶,称为基质金属蛋白酶(MMPs),因其需要 Ca^{2+},Zn^{2+} 等金属离子作为辅助因子而得名,其中包括胶原酶和弹性蛋白酶等。MMPs 几乎能降解ECM 中的各种蛋白成分,在皮肤衰老和肿瘤转移过程中发挥关键作用。

1. 纤维

(1) 胶原纤维

胶原纤维是由胶原蛋白构成的粗细不均的纤维束,是真皮纤维中含量最高的成分。真皮乳头层的胶原纤维较纤细,其走向较为杂乱。真皮网状层的胶原纤维汇集成粗大纤维束,在与皮面平行的平面上交织成网状结构。大多数胶原蛋白的单个纤维(厚度为20~100 nm)被蛋白多糖规则间隔开,排列成相互连接的束状网络结构。1 型和 2 型胶原纤维蛋白(厚度为 1.0~1.3 nm)和其他纤维蛋白构成弹性纤维的骨架结构,弹性纤维中心由无定形的弹性蛋白沉积而成,这些结构又被胶原纤维交织成网状结构。胶原纤维和弹性纤维嵌入在由非胶原纤维、蛋白聚糖和糖蛋白构成的黏性凝胶中,这些黏性凝胶又称基质。胶原纤维的作用主要是维持皮肤张力和韧性,但弹性较差。

真皮中 70% 的成分是胶原蛋白。胶原蛋白的基本分子结构是由 3 条左旋结构的 a 链沿同一中心轴相互交织形成的右手超螺旋结构。每一条 a 链都是由三个一组的氨基酸组成,且第 3 个氨基酸总是甘氨酸,其余两位为 X 位和 Y 位。氨基酸种类不恒定,但通常 X 位为脯氨酸,Y 位为羟脯氨酸,这种高含量的脯氨酸、羟脯氨酸与甘氨酸共同决定了胶原蛋白的三螺旋稳定结构。

胶原蛋白是哺乳动物体内含量最多的蛋白质,目前共有 27 种不同亚型,最常见的是 I 型胶原蛋白,而 V 型胶原蛋白的比例最少,且大多为幼稚、纤细的胶原纤维。胶原蛋白与皮肤衰老有密切关系,I 型胶原蛋白在婴幼儿皮肤中的含量为 70%,人类 20 岁以后真皮中胶原蛋白含量开始以每年 1% 的速度递减,同时,胶原纤维增粗,出现异常交联,胶原稳定性增加,胶原应力传导下降,抗剪切力减弱。除年龄因素外,光辐射、药物、作息习惯等因素均可减少 I 型胶原的合成,而 III 型胶原的含量相对增多,会导致成熟的胶原束含量下调,皮肤开始失去弹性和张力。因此,可以通过注射的方式增加真皮组织中胶原蛋白的含量,以达到紧致皮肤和抗皱的效果。

(2) 弹性纤维

弹性纤维分布于结缔组织的细胞外间质中,主要由成纤维细胞、平滑肌细胞产生,其主要功能是赋予所在器官弹性。在光学显微镜下弹性纤维呈现网状纤维束结构,直径为 $0.2 \sim 1.0 \ \mu m$。在电子显微镜下可见弹性纤维由弹性蛋白和微原纤维组成,弹性蛋白和微原纤维在成熟的弹性纤维中的比例约为 9:1。在高倍电镜下观察微原纤维,其横切面为直径 $10 \sim 12 \ nm$ 的管状结构,纵切面为周期为 $50 \ nm$ 的串珠样结构(图 4 - 4)。

弹性纤维在皮肤中扮演类似橡皮筋的角色,赋予肌肤伸展和褶合的能力,其功能类似于床垫中的弹簧,负责维持皮肤的弹性和柔软性,同时还具有防止光老化和促进再生的作用。25 岁后,人体皮肤中的弹性纤维就不再生长,同时真皮中现有的弹性纤维也开始不断降解、片段化,直至消失,皮肤开始出现松弛和细纹等老化现象。紫外线照射可使弹性纤维变性、过度聚集,皮肤开始出现松弛和皱纹。皮肤的年龄取决于弹性蛋白的百分比,其中女性弹性蛋白的流失速度大于男性,弹性蛋白和胶原蛋白共同维持皮肤的三维弹性。因此,在护肤类化妆品中添加一定量的弹性蛋白和胶原蛋白,对保持肌肤细腻、有弹性以及维持紧致度上有一定的效果。

(3) 网状纤维

网状纤维在真皮组织中含量较少,由 III 型胶原蛋白构成,纤维大多较纤细,直径 $0.2 \sim 1.0 \ \mu m$,有分支,彼此交织成网状,网状纤维有间隔 $64 \ nm$ 的周期性横纹。在真皮乳头层的网状纤维多数与表皮垂直,在真皮网状层的网状纤维多与真皮相平行。网状纤维性质稳定,耐高温和酸腐蚀,具有一定弹性。常规 HE 染色不着色,由于包裹在网状纤维上的糖蛋白具有嗜银性,因此用浸银法可将网状纤维染成黑色,网状纤维又称嗜银纤维。

2. 基质

基质是由水化的生物大分子构成的无定形胶状物,其主要成分包括蛋白多糖、糖胺聚糖和糖蛋白,占皮肤干重的 0.1%~0.3%。值得注意的是,组织学中所说的"基质"和前面提及的"细胞外基质(ECM)"并不完全等同,ECM 包含的范围更广。组织学所提及的纤维和基质成分都属于 ECM,而这里所说的"基质"特指无定形物质。

(1) 蛋白多糖

蛋白多糖由蛋白质和糖胺聚糖构成,1 个核心蛋白分子上连接 4 个糖胺聚糖分子。蛋白多糖亚单位大都以透明质酸分子为骨架,通过结合蛋白形成大分子的蛋白多糖聚合体,从而构成人体内分子量最大的分子。蛋白多糖聚合体的立体构型中有许多微细孔隙,这种分子筛的结构使得小于孔隙的水、代谢产物、激素、气体等小分子物质可以自由通过,而大于孔隙的诸如细菌、肿瘤细胞和大分子物质则不能通过,成为限制外界有害物质入侵的防御屏障。另外,糖胺聚糖对保持皮肤水分有重要作用。溶血性链球菌和癌细胞等能产生透明质酸酶,破坏蛋白多糖聚合体的主干结构,使细菌和癌细胞易于浸润扩散。

(2) 透明质酸

透明质酸广泛分布于机体组织中,在某些细菌中也有大量分布。透明质酸是细胞外基质的主要成分之一,分子量约为 7 000 kDa,透明质酸在胞质中合成,再经胞吐作用分泌到细胞外基质中。透明质酸在皮肤中的总量占机体总量的一半左右。透明质酸在真皮中的含量为 0.5 mg/g,在表皮中达 0.1 mg/g(湿组织重),皮肤中透明质酸含量随着年龄的增长而不断减少。

透明质酸具有较为独特的物理学和生物学特性,使其在皮肤美容中发挥着举足轻重的作用。首先,透明质酸分子结构中有大量亲水基团可结合约自身重量 1 000 倍的水,从而与皮肤美容保湿的关系较为密切,其保湿性能与透明质酸分子量正相关。但高分子量的透明质酸的透皮吸收较差,小分子量的透明质酸较容易透过正常表皮层的皮肤屏障,从而渗入表皮层,发挥保湿功效。所以添加在化妆品中的透明质酸仅能在表皮形成一层水化膜,以保持表皮层一定的吸水能力和屏障功能,只有将透明质酸注射至真皮层才能在真皮层发挥保湿和抗皱功效。其次,透明质酸可影响角质形成细胞及成纤维细胞的增殖、迁移及分化等生物学行为过程,从而在创伤愈合及瘢痕修复过程中扮演重要角色,婴儿体内高比例的透明质酸是婴儿皮肤创伤愈合后瘢痕较小的重要原因之一。再次,研究发现众多皮肤疾病(湿疹、异位性皮炎、银屑病及皮肤肿瘤)患者的皮肤中透明质酸的含量较正常皮肤明显降低。最后,光辐射引起的皮肤光老化会导致真皮组织中透明质酸含量显著下降,皮肤出现干燥、松弛和脱屑等问题。鉴于透明质酸在皮肤抗衰老中所发挥的重要作用,透明质酸在护肤类化妆品和皮肤病治疗中具有重要价值。

第二节　真皮成纤维细胞

一、真皮成纤维细胞生物学特征

1. 合成细胞外基质

真皮中成纤维细胞最重要的生物学功能是合成胶原、纤维粘连蛋白、板层素、糖胺聚糖、黏合素、玻连蛋白、二聚糖、核心蛋白聚糖等多种 ECM 成分,ECM 对构成正常真皮结缔组织和修复皮肤创伤等生理过程均具有极为重要的意义，也是研发抗衰老类化妆品的主要理论依据。

目前关于成纤维细胞生理学的认知都是基于体外细胞培养的研究。体外培养的乳头状成纤维细胞和网状成纤维细胞所分泌的 ECM 在成分上有较大差异。影响真皮成纤维细胞合成 ECM 的因素有：① 上调 ECM 合成的细胞因子，如抗坏血酸、组胺和转化生长因子等，能促进真皮成纤维细胞的胶原合成，其中转化生长因子的作用尤为突出。② 下调 ECM 合成的因素，如粘连蛋白、糖胺聚糖、肿瘤坏死因子和干扰素等，均能不同程度抑制成纤维细胞合成胶原。除此以外，曲尼司特、己酮可可碱、维 A 酸和皮质类固醇等药物也能抑制胶原的合成和释放。③ 细胞内信号因子，如转化生长因子 β、细胞外信号调节激酶和丝裂原活化蛋白激酶均参与成纤维细胞分泌 ECM 的调节过程。

2. 基质金属蛋白酶

由真皮成纤维细胞产生的降解基质的金属蛋白酶（MMPs）是一个大家族，包括：① MMP-1，又称间质胶原酶或成纤维细胞胶原酶，可降解 Ⅰ 型、Ⅲ 型、Ⅶ 型、Ⅹ 型胶原；② MMP-2，又称明胶酶 A 或 Ⅳ 型胶原酶，可降解 Ⅳ、Ⅴ 型胶原、变性胶原和弹性蛋白；③ MMP-3，又称基质溶解素或蛋白聚糖酶，能降解 Ⅲ、Ⅴ、Ⅸ 型胶原、蛋白聚糖、纤维粘连蛋白、板层素、变性胶原。值得注意的是，上述 MMPs 并非长期储存在细胞内，而是根据实际需要而合成并释放。不同部位和类型的成纤维细胞所合成的 MMPs 有所差别，如口腔成纤维细胞分泌的 MMP-2 含量高于真皮成纤维细胞所分泌的量，角质形成细胞和真皮成纤维细胞共存时分泌更多 MMPs。

MMPs 的作用包括：① MMPs 介导了正常真皮结缔组织中 ECM 的周转，从而维持正常真皮结缔组织量的相对稳定，MMPs 同时负责胶原纤维和弹性纤维的转换；② 在成纤维细胞的增殖、分化和迁移等生理学行为中发挥一定的积极作用；③ 在皮肤创伤修复和真皮纤维化疾病中，MMPs 在皮肤创伤修复过程中可清除变性坏死组织、促进细胞迁移和组织重塑；④ 角质形成细胞和成纤维细胞之间的旁分泌相互作用，在调节胶原蛋白代谢过程中发挥重要作用。

MMPs 的合成受多种因素的调节：① 组织和血浆中存在灭活 MMPs 的抑制因子（组织金属蛋白酶抑制因子），转化生长因子 β 可刺激组织金属蛋白酶抑制因子（TIMP）产生；② TIMP4 可抑制 MMP-1、MMP-3 和 MMP-9 的生物学活性；③ MMP-2 的抑制因子主要为巨球蛋白、胶原酶抑制因子和肝素。此外，金属蛋白酶抑制剂、细胞/ECM 相互作用、机械作用、合成的胶原多肽、金属离子等也可抑制胶原酶活性。

3. 产生细胞因子

真皮成纤维细胞可通过自分泌或旁分泌形式合成成纤维细胞生长因子、白介素-1、白介素-6、转化生长因子 β、内皮素-1 和肿瘤坏死因子等多种细胞因子。

4. 细胞黏附

体外培养的成纤维细胞可黏附于胶原、纤维粘连蛋白、板层素等底物上，该现象被称为细胞黏附。纤维粘连蛋白是介导成纤维细胞与其他基质发生黏附的主要因素。细胞黏附并非成纤维细胞所独有。

5. 介导组织收缩

成纤维细胞可介导胶原纤维发生收缩反应,在皮肤创面愈合修复过程中,创面边缘发生收缩也是成纤维细胞介导发生的。成纤维细胞内的肌动蛋白束与细胞外基质的动态连接导致了组织收缩。而肌成纤维细胞是伤口收缩过程中提供收缩力的细胞,该细胞反映了成纤维细胞的表型。

二、真皮成纤维细胞的生理功能

1. 增殖

在皮肤创伤修复时所形成的肉芽组织中,成纤维细胞增殖是最为重要的环节。真皮成纤维细胞增殖的调节因素包括:① 促进成纤维细胞增殖的因素,如组织胺、转化生长因子β、血小板衍生生长因子、表皮生长因子和成纤维细胞生长因子等细胞因子;② 干扰成纤维细胞增殖的因素,如干扰素、维拉帕米、曲尼司特、己酮可可碱、松他素和皮质类固醇等,在皮肤疤痕淡化中有较多应用。

2. 迁移与趋化

细胞迁移是组织细胞再生的一个重要步骤,也称为细胞爬行,是指细胞在接收到迁移信号或感受到某些物质的浓度梯度后发生细胞头部伪足延伸、新的黏附形成、细胞体尾部收缩,从而完成在空间上的移动过程(图4-5)。细胞迁移是活细胞普遍存在的基本功能之一,在胚胎发育、血管生成、伤口愈合、免疫反应、炎症反应、动脉粥样硬化、癌症转移等病理、生理过程中都有涉及。ECM中的胶原成分不利于细胞迁移行为,目前细胞迁移研究主要集中在临床皮肤外伤治疗。

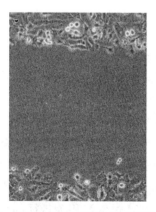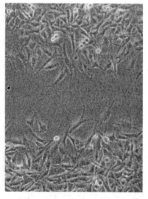

图4-5　光学显微镜下观察成纤维细胞在24小时前(左)后(右)的细胞迁移

成纤维细胞在多种细胞因子和外界环境的刺激下,沿着某些特定物质的浓度梯度定向移动到创面或炎症部位的过程被称为趋化。影响成纤维细胞趋化能力的因素有:① 促进成纤维细胞趋化活性的因素,包括血小板衍生生长因子、转化生长因子β、自三烯 B4、纤维粘连蛋白及其碎片、胶原片段、弹性蛋白和成纤维细胞条件培养液等;② 抑制成纤维细胞趋化活性的因素,包括干扰素、皮质类固醇、过氧化物歧化酶和维 A 酸等。上述成纤维细胞趋化行为的影响因素和作用机制,对于临床皮肤疾病的治疗和解决皮肤斑痕问题具有较大的实践意义。

3. 维持结缔组织的稳定

成纤维细胞通过合成或降解细胞外基质成分,结合对组织收缩的效应,维持真皮组织的稳定性,这是真皮成纤维细胞最基本的功能。

4. 启动炎症反应

成纤维细胞可作为结缔组织中的常驻警戒细胞。组织损伤时释放的细胞因子、外界病原微生物以及环境因素变化等均可激活成纤维细胞,从而释放出大量趋化因子,使白细胞向损伤部位聚集并启动炎症反应。趋化因子是一类分子量为 7 kDa~10 kDa 的小分子多肽,在氨基酸序列上具有显著一致性。

5. 抗衰老

随着年龄的增长,成纤维细胞的增殖能力逐渐减弱,ECM 的生物合成能力下降,导致皮肤萎缩,形成皱纹。与邻近健康皮肤中的成纤维细胞相比,皱纹皮肤中成纤维细胞所生产的 Ⅰ型胶原蛋白减少,而 MMP-1 的合成增加。

衰老的原因之一是高级糖基化终产物的出现,高级糖基化终产物通过激活成纤维细胞,增加 MMP-1、MMP-2、MMP-9、Ⅲ型和Ⅳ型胶原蛋白的表达,从而改变 ECM 的成分和合成。

6. 创伤修复

伤口愈合是一个复杂的过程,涉及炎症反应、肉芽组织形成和组织重塑,许多细胞因子和生长因子参与该过程的调节,其中成纤维细胞在皮肤创伤修复中起着至关重要的作用。在这个过程中,成纤维细胞大量增殖并生产过量的 ECM,并直接参与组织创伤修复过程。

许多因素会影响机体皮肤的创伤修复过程:① 参与皮肤伤口愈合的 Ⅰ型、Ⅲ型胶原蛋白和前胶原酶等蛋白质与皮肤的机械张力关系密切。② 瘢痕疙瘩是结缔组织,尤其是胶原蛋白的过度积累。干扰 ECM 合成或降解以及 MMPs 和其抑制因子的失衡都会导致异常疤痕形成。③ 系统性硬皮病是一种以 ECM 过度沉积为特征的全身性疾病,其组织学特征为 Ⅰ型、Ⅲ型和Ⅵ型胶原在病变皮肤中过度沉积。

综上所述,鉴于保持合理的 ECM 合成和降解之间的平衡对于组织发育、伤口愈合和保持正常器官功能稳态至关重要。成纤维细胞作为真皮中的主要细胞,通过合成和分泌ECM的各种成分来保障皮肤足够的拉伸强度和弹性。成纤维细胞的合成过度或不足可导致一系列皮肤问题,如硬皮病、系统性硬化症、瘢痕疙瘩、皱纹和皮肤的过早老化。因此,重视成纤维细胞在皮肤中的重要地位和作用机制,可以更好地服务临床皮肤科医务工作者和化妆品研发人员。

第三节　血管内皮细胞

一、血管内皮细胞生物学特征

血管内皮细胞是位于心、血管和淋巴管内皮组织下的单层上皮细胞,又称内皮细胞,形态为梭形或多角形,细胞间排列紧密。内皮细胞的特征性结构是呈杆状结构的 Weibel-Palade 小体,还有大量直径为 $60\sim70$ nm 的吞饮小泡,吞饮小泡以毛细血管内皮细胞最为典型。内质网和高尔基体在未分化成熟的内皮细胞中非常明显,证实内皮细胞具有强大的分泌功能。内皮细胞的更新速度比较慢,细胞较少发生有丝分裂。在缺乏内皮细胞时,成纤维细胞、平滑肌细胞和内皮下层未分化的细胞等可转化为内皮细胞。

二、血管内皮细胞的生理功能

1. 调节血管通透性

血管内皮细胞选择性地允许血液中可溶性物质、各种血浆大分子、血细胞成分等进入周围组织。血管内皮细胞通过对流、弥散、细胞间隙扩散、吞饮小泡转运、内皮细胞小管运输与受体调节转运等方式实现血管内外物质的转运。内皮细胞在炎症因子的作用下,毛细血管和小静脉的内皮细胞收缩,细胞间隙增大,从而使正常情况下无法渗透到血浆中的大分子物质转移到血管外,进而导致组织水肿。

2. 维持血液流体状态

血管内皮细胞有一定的抗凝作用,以此来维持血液的流体状态。

（1）抗血栓形成

内皮细胞能合成少量乙酰肝素硫酸盐,可增强抗凝血酶Ⅰ的内在活性。内皮细胞还可生产血栓调理蛋白,通过 C 蛋白途径清除血液中的凝血酶,促使凝血因子 Va、Ⅷ失活,从而抑制凝血过程。

（2）促进纤溶

血管内皮细胞能合成组织纤溶酶原激活剂和前列环素。组织纤溶酶原激活剂是一种高度特异性的丝氨酸蛋白酶,可促进纤溶酶原分解为纤溶酶,从而启动血管内纤溶过程;而前列环素可通过升高细胞内 cAMP 水平而促进纤溶;此外,C 蛋白还可以与纤溶激活物抑制剂 PAI-1 结合,从而促进纤溶发生。

（3）抑制血小板聚集

血管内皮细胞合成的前列环素能抑制血小板激活。内皮细胞合成的内皮衍生松弛因子可通过激活血小板内鸟苷酸环化酶,抑制血小板聚集。

3. 调节血管张力

近年来血管内皮细胞生理学研究的最大进展是发现血管内皮细胞参与调节血管平滑肌张力。由于血管内皮细胞可分泌多种血管扩张因子（如一氧化氮、内皮衍生超极化因子等）和血管收缩因子（如血管内皮衍生收缩因子和内皮素等）,因此,神经对血压调节作用的先决条件是保持血管内皮的完整性。

第四节　真皮结构和功能

外科手术中切开皮肤,皮肤的边缘就会自动分离数毫米,无论是真皮还是腱膜组织都存在固有的约束性组织张力（图 4-6a）。在真皮深处发现,细小纤维组织交错渗透到 ECM 中（图 4-6b）。纤维组织以不同方向穿透真皮层,止于角质层,并对表皮的形态产生影响。由于内部纤维连接的方向不定,形成了皮肤表面形态各异的纹理。

一、真皮乳头层

1. 结构

真皮乳头层是真皮的上层,即从真皮的表面到毛囊及汗腺底部的这一层。其表面与表皮的基底层相互啮合,表皮除去后,该层表面呈乳突状,故称乳头层。制革时,乳头层又称粒面层,因该层内含有能调节动物体温的汗腺、脂腺及竖毛肌等组织,故亦称恒温层。乳头层占真皮的厚度比例因动物种类及部位而不同。该层胶原纤维束比网状层要纤细,纤维交织角也较平缓,组织结构和物理机械强度也较网状层弱,制革时要保护乳头层以及这两层之间的联系,以免影响粒面美观和革的强度。

真皮乳头层中较薄的纤维网状结构主要由胶原蛋白（Ⅰ型、Ⅲ型和Ⅶ型）和 2 型胶原纤维蛋白构成。在浅表的真皮乳头层的胶原纤维和弹性纤维是垂直走向的,而在真皮乳头层的深部,它们大多是水平走向的,二者交织成网状结构并延续到皮下组织处。基质成分及其潴留的水分是真皮乳头层的主要成分,这使得这种类型的真皮在光学显微镜下看起来是透明的。Ⅶ型胶原和耐酸纤维的衍生物构成的胶原网状物和半桥粒结构组成“黏合剂”,由Ⅳ型胶原、纤连蛋白和球状胶原构成的基底膜通过这种“黏合剂”将真皮乳头层与角质层的角质形成细胞连接起来。

2. 功能

（1）真皮乳头层有丰富的微循环系统（小动脉、小静脉和毛细淋巴管）,保证表皮层的营养供给及激素和旁分泌的交换活动,故真皮乳头层的厚度随着表皮层的变化而变化。在炎性肉芽组织基础上再生的真皮乳头层中的弹性纤维通常较少,同时表皮-真皮接合部缺乏乳头状突起。

(2) 由于真皮乳头层富含血液和淋巴管,因此本层能部分控制经皮吸收过程。血液或淋巴回流量越少,在表皮细胞间隙的渗透物浓度的降低速度就越慢。这一过程可以解释"尽管老年人的表皮变薄,但老年人的经皮吸收率较低"。

(3) 胶原蛋白、原纤蛋白和弹性纤维构成的真皮乳头层的骨架结构有助于减轻外界机械性侵袭对血管和细胞的破坏作用,但其作用程度远远不及真皮网状层组织。弹性纤维网络确保皮肤变形后完全恢复形状,Elaunin 是一种缺乏弹性蛋白的弹性纤维,它可能是负责维护皮肤弹性的乳头状突起,该结构在光老化过程中消失。真皮乳头层组织中还含有负责头发触觉功能的大部分神经末梢。

(4) 真皮乳头层组织具有炎症诱导作用,组织中的 C 型及 Aδ 型神经纤维可分泌炎性神经肽,位于血管周围的肥大细胞可分泌多种炎性细胞因子。同时,在汗腺周围有丰富的胆碱能神经,其神经递质(乙酰胆碱)负责汗液分泌。

(5) 真皮乳头层与表皮一起负责免疫活性细胞(朗格汉斯细胞、淋巴细胞)直接或通过其淋巴管向淋巴结转移,从而实现皮肤的免疫功能。树突状细胞和淋巴细胞在皮肤淋巴组织中发挥作用,这与迟发型超敏反应关系密切,而肥大细胞是速发型超敏反应的重要因素。

(6) 真皮乳头层中的巨噬细胞还可帮助真皮去除细胞代谢过程中产生的几乎不溶的废物(如外渗的红细胞)。

二、真皮网状层

真皮网状层和真皮乳头层有很大的不同,真皮网状层厚度为 500 μm,在光学显微镜下可见大致平行于表面的指向各个方向的厚胶原蛋白束。真皮网状层中有较大的血管淋巴管以及汗腺、毛囊、皮脂腺等,在手掌和足底的真皮网状层还可以见到许多小动、静脉吻合,它们参与四肢末梢的体温调节。

真皮网状层可细分成中间真皮和深部真皮,它们具有相似的结构,但深部真皮比中间真皮更致密。中间真皮包含毛囊、皮脂腺附属物(绒毛或毫毛),深部真皮包含汗腺的盘绕部分及其排泄管。真皮网状层的胶原纤维束由Ⅰ型胶原蛋白构成,外面包有糖蛋白和弹性蛋白,以保证纤维束彼此分开并具备一定吸水性。扫描电子显微镜显示,弹性纤维的存在使得纤维束承受较大张力而出现弯曲(图 4-7)。真皮网状层组织形成了一个坚

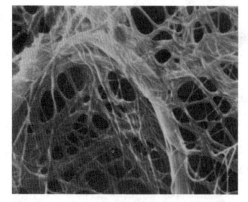

图 4-7　扫描电子显微镜下的真皮网状层。去除基质组织后自然状态下的皮肤张力形态,弹性纤维依附于弯曲的胶原束上形成的张力网状结构。

固、可扩张(高达 25%)、可压缩的结构,主要作用是维持组织的形状和结构,并保护周围组织免受外界机械侵害。

第五节　真皮与皮肤问题

一、皱纹

皮肤纹理是皮肤组织与生俱来的固有特征,皮肤表面布满起伏的皮沟和皮嵴,使皮肤纹理有多种错综复杂的形态。不同部位的皮肤纹理有着特异性的表现(图 4-8),皮肤上存在颜色各异的细小绒毛,肤色也呈现出从白色到黑色不同的色调。然而,随着年龄不断增长,真皮弹性纤维和胶原纤维的含量不断下降,皮肤的弹性也不断下降。同时,暴露在外界环境中的皮肤还会遭受环境中诸如高温、光辐射和化学污染等外部刺激,从而导致角质层细胞受损而加快脱落速度。皮沟和皮嵴的数目不断增加,相对紧致的皮肤外形也出现沟壑纵横,表面积不断加大,于是皮肤就会产生皱纹,并因含水量下降而变得粗糙。

1. 皮肤皱纹的结构

表皮并不像一块平整的瓷砖,而是类似一块混乱的马赛克,尤其是在经常和外界接触的皮肤中,如手掌处的皮肤皱纹特别明显。在纵切面上,皮肤纹理看起来像罗马瓷砖。皮肤表面的纹理分布极不规则且各不相同,但仅限于三面、四面或五面,每个面长约 $500~\mu m$,没有两个相邻的多面体是完全相同的。这些多面体在日常活动中拉伸和起皱时会发生移动,其形状和外观会发生变化,当外力移除时,它们又会恢复到初始状态。通过高倍放大和慢镜头拍摄,能看到那些张力线从垂直变为水平,然后根据施加压力的强度再次出现改变。当在多面体的左侧施压时,它们全都迅速地以杂乱无章的方式发生形状变化,同时张力线向左移动。

在每个多面体内,都可以观察到具有不同尺寸和形状的亚单位,这些亚单位保持不活跃状态,直到张力压垮纤维,形成它们的最终形状。每个多面体都有一个独特的形状,由不同的纤维束构成的网状结构固定,每条纤维束的方向各异,但总体上垂直于表皮。

2. 皮肤皱纹影响因素

皮肤作为附着在人体外表的最重要屏障,不仅起到保护作用,而且也是人们展示美丽的关键。在 25 岁之前,皮肤表面细腻、光亮、平滑、富有弹性,但随着岁月的流逝,皮肤开始逐渐衰老,并伴随一些生理症状。

(1) 皮肤水分和皮肤屏障

目前针对皮肤粗糙问题已有较多的研究,其中大都聚焦于角质层的作用,如水分保持机能和皮肤屏障功能等。角质层含水量下降,角质形成细胞之间的间隙填充得不饱满,皮肤就会开始出现颗粒感,滋润度和光滑度下降。此外,表皮细胞脱落增加可导致皮屑和鳞屑产生。含水丰富的角质层能使光线发生镜面反射,从而产生明亮的光泽;而颗粒感强且有鳞屑的角质层则以漫反射的方式反射光线,皮肤表现为暗沉、粗糙度增加、皮肤无光泽。

屏障功能下降的皮肤就像是破损的雨伞,一方面加快内源性水分挥发,另一方面外界的有害刺激容易侵入皮肤,从而引起一系列的皮肤问题,如瘙痒、干燥、红疹和炎症等。反复发作的皮肤问题,不完全在于皮肤类型,很大程度上源于皮肤的慢性炎症。

光老化的表皮在损伤较轻微时会出现代偿性的修复,损伤严重时出现表皮萎缩,同时基底层出现明显的异形性细胞和角化不良细胞。与非裸露部位皮肤(耳后)相比较,经常接受光辐射部位(耳前)的角质形成细胞的增殖速度加快,核占比更高,提示有恶变的趋势。另外,光辐射部位皮肤中朗格汉斯细胞的数量也减少一半左右,从而弱化机体迟发性超敏反应能力。

(2)真皮弹性下降

皮肤粗糙程度与皮肤弹性关系密切,弹性降低的皮肤会开始出现松弛或皱纹,同时伴随着粗糙度增加。成纤维细胞是真皮中最主要的细胞,所合成分泌的纤维和细胞外基质在组织创伤修复中发挥着至关重要的作用。随着年龄的增长,成纤维细胞的活力下降,皮肤内的胶原蛋白和弹性纤维含量开始慢慢降低,同时皮肤的厚度也逐渐变薄。上述因子导致皮肤纹理加深、皮肤松弛、弹性下降、紧致感降低和皱纹等现象的出现。

光辐射可导致真皮组织增厚,纤维蛋白和弹性蛋白含量逐渐减少,同时弹性纤维的位置被紧紧缠绕、片段化的微纤维组成的紊乱团块所替代。这些团块内锁链素(哺乳动物弹性蛋白的成分)和弹性蛋白的 mRNA 水平上调了 4 倍左右,表明弹性纤维变性物质源于降解的弹性蛋白,而不是来自胶原蛋白。尽管真皮层中的弹性纤维随着年龄的增长而逐渐减少,但弹性纤维在光辐射部位却持续增加,到 90 岁时可增加 70% 左右。在非裸露部位皮肤,Ⅰ型和Ⅲ型胶原蛋白到 80 岁以后才开始减少,但在日光暴露部位皮肤中,10 岁时胶原蛋白已减少 20% 左右,到 90 岁时减少一半左右,并且曝光部位皮肤中的胶原纤维在 40 岁后开始出现明显结构紊乱。另外,曝光部位皮肤组织中的淋巴细胞数量显著增加,尤其是在胶原降解明显的部位。

3. 皱纹形成机制

皮肤皱纹的形成是一种进行性的退变过程,主要是皮肤在新陈代谢和外界环境(如污染和光辐射)双重影响下的结果。自然的新陈代谢难以抗拒,但外界环境对皮肤的影响可通过有效举措实现预防和改善。

(1)自由基过量产生

在对光老化引起皮肤皱纹的机制研究中,发现氧自由基(ROS)起到重要作用。皮肤中各种光敏物质或色素细胞在接受紫外线(UV)照射后,通过电子传递可产生 ROS。一方面,ROS 可直接损伤细胞膜脂质、蛋白质和 DNA;另一方面,ROS 可作为第二信使,通过级联反应上调弹性蛋白、基质金属蛋白酶(MMPs)等基因表达,并下调胶原蛋白的表达。UV 可以分为 UVA(紫外线 A,低频长波)、UVB(中频中波)、UVC(高频短波)和EUV(波长 10～100 nm,超高频)4 种。其中,UVA 主要诱导产生单线态氧和过氧化氢,致癌性最强,晒红及晒伤作用是 UVB 的 1 000 倍;UVB 主要通过氧化羟自由基和脂质过氧化物发挥损害作用;UVC 则一般会被臭氧层阻隔。在正常情况下,皮肤自身存在抗氧化防御机制,但在大剂量或长期 UV 作用下,ROS 的清除速度远远赶不上其产生的速度,从而导致皮肤损伤,而损伤的皮肤会产生更多 ROS,以正反馈方式进一步加剧对皮肤的损伤,加速皮肤皱纹的形成。

（2）MMPs 及其抑制剂表达失衡

成纤维细胞与其分泌的胶原纤维、弹力纤维及基质成分共同构成了真皮层的主体结构,而成纤维细胞活性的改变,是皱纹产生的根本原因。

胶原纤维是皮肤中主要的结构蛋白,也是含量最多的蛋白质,占真皮体积的 18%～30%,占真皮干重的 75%。UV 辐射可降低皮肤中胶原蛋白的含量,当 UV 辐射量达到一定程度时,胶原几乎可消耗殆尽。另外,UV 可以导致真皮组织中胶原纤维束的结构出现紊乱;还可引起 MMPs 分泌增多,进而胶原蛋白开始出现降解,造成胶原纤维的构型出现错配,皮肤开始出现弹性下降,皱纹形成。

弹力纤维作为真皮组织中仅次于胶原纤维的成分,由弹力蛋白和微丝构成,主要功能是维持皮肤的弹力和张力,占皮肤干重的 1%～2%。UV 辐射可导致皮肤中弹性蛋白的结构出现变性和扭曲,丧失正常功能。长期的 UV 照射还能导致弹性蛋白酶分泌增加,弹性纤维开始出现降解和断裂,从而引起皮肤弹性和张力降低,生成皱纹。

基底膜主要由 IV 型胶原蛋白、层粘连蛋白和蛋白聚糖等构成,其功能在于赋予皮肤力学强度。长时间的 UV 辐射可诱导表皮基底细胞分泌多种 MMPs,从而降解部分基底膜,使皮肤的弹性降低而出现皱纹。

真皮中成纤维细胞所分泌的 MMPs 及其组织抑制剂（TIMPs）在正常情况下保持平衡状态,从而保证皮肤基底膜的合成与降解维持在正常水平。MMPs 是一类能降解几乎所有细胞外基质成分的蛋白水解酶大家族,在细胞外基质的降解和重塑中发挥重要作用。而 TIMPs 作为 MMPs 的天然组织抑制因子,激活后等比例与 MMPs 结合,从而灭活MMPs。UV 辐射后诱导皮肤产生的过量 ROS,可打破 MMPs 和 TIMPs 之间的平衡,从而引起细胞外基质成分降解加快。

4. 皮肤皱纹(粗糙度)测定

人体皮肤表面各种皮沟和皮嵴纵横交错,不同深度的皮沟又将皮肤划分为许多不同几何形状的皮野,这些皮野和皮沟构成了不规则的皮肤纹理,形成皱纹或皮纹。从某种程度上讲,皮肤纹理、皮肤粗糙度和皮肤皱纹所表达的意思是一致的。从人的感知来说,粗糙度、对比度和方向性是量化纹理所用的 3 个最主要特征,尤其是粗糙度。对皱纹的粗糙度进行各个参数的描述,是准确评估纹理粗糙度的关键。年龄和外界环境对皮肤粗糙度的影响巨大,采用非侵入性定量分析皮肤纹理的方法,对临床皮肤病治疗或功效型化妆品的研发意义重大。

（1）硅胶法

通过硅胶等疏水性材料可对皮肤纹理进行铸型。首先将硅胶与疏水性聚合剂混合的材料制备成胶状物,彻底清洁皮肤表面,等清洗液蒸发后,将胶状物薄薄地涂抹在待测皮肤上,待其稳定凝固成块,小心地将硅胶膜剥离下来,这样就使得皮肤纹理印刻在硅胶膜上。这是一个简单有效的方法,但是制作硅胶与疏水性聚合剂复配的铸型材料是非常耗时费力的,调配过程中非常容易发生变性,一个优良的铸型材料要求具有细腻的质地和良好的流动性以完全填充皮肤的纹理,同时在室温下能以较快的速度凝固并保持一定的张力。因此,这种方法缺点在于:① 一般仅适用于小面积的皮肤;② 皮肤的柔软程度存在个体差异,因此所获得硅胶膜上的皮肤纹理与实际可能存在一定差异;③ 配置材料中夹杂的气泡对观察结果有不可忽视的影响;④ 环境温度、湿度、体温、硅胶膜的厚度等因素都会对结果造成影响,这一方面增大了加工难度,另一方面影响结果的准确性。

（2）光学轮廓测定法

光学轮廓测定法是一种新颖、非侵入性和直接的方法,主要是对面部照片进行计算机图文分析,可用于对面部皱纹进行深度评估。在待测皮肤的一侧放置光源,当光线以固定的角度射向脸部皮肤时,皱纹在光线相反的方向形成阴影。在待评估皮肤上利用主动三维传感法对图像进行分析,从不同的方向可以清晰地看到由于皮纹起伏的干扰所产生的条纹扭曲,这种扭曲可以视为一个波形的幅度和角度的改变。分析扭曲的条纹,可以获取皮纹中所蕴含的皮肤纹理相关信息,从而间接得到皮肤纹理深度、宽度和形状等信息,精度高,但耗时长。

（3）偏振成像法

普通光线成像系统的成像过程依赖于环境光照的强弱,但其经常遭受外界环境光线的干扰。偏振光不仅能排除外界环境的干扰因素,还能精确获取物体表面的细微变化信息,从而反映皮肤表面的构造特点,并且不牵涉光能量的强弱。鉴于这个特点,利用偏振光可极大地改善图像质量。三通道成像系统采用三个通道独立采集三个不同角度上皮肤的影像,通过图像控制器实时采集目标散射回来的光线,从而获取偏振光图像,然后再由解码器对图像进行后续分析,但不足之处在于对设备的依赖性较高。

（4）图像传感器法

图像传感器法是借助图像传感器来感知皮肤图像所产生的电信号,然后借助光传输放大镜对这些微弱的电信号进行放大,进而完成采集过程。第一步,将 LED 灯发出的白光投射到待测皮肤上,被测皮肤会反射一部分光;第二步,将这部分反射光通过光学传输放大镜输入 COMS 图像传感器,图像在光的作用下,其内部的电子被光子激发出来,产生带电粒子;第三步,将带电粒子转换成数字图像信号,再通过数据线传输到电脑显示器上。

该方法具有操作简单方便、节能环保、可靠性较高、应用广等特点,但同时也会受光照强度分布不均和表层分泌物等因素的干扰。

二、弹性

弹性在物理学上指物体在外力作用下发生形变,当外力撤销后能恢复原来大小和形状的性质。皮肤组织是非均匀材料,具有非线性组织结构的特殊性,以及物理机械性能的特异性,这两种特性使得皮肤组织弹性调节过程非常复杂,皮肤的弹性特征是皮肤力学性质的重要参数。皮肤弹性既是皮肤的重要特征,也是人体衰老过程中的重要标识,受内在和外在的多种因素影响。

1. 决定皮肤弹性的相关因素

皮肤弹性由真皮层中的胶原纤维、弹性纤维、基质成分的数量和排列方式决定。成熟的弹性纤维主要由弹性蛋白和原纤维蛋白组成。随着时间的流逝,皮肤中弹性纤维开始出现降解、变细。而光老化的皮肤表现为弹性纤维增生、变粗、卷曲、形成团块状聚集物,皮肤弹性和顺应性逐渐丧失。

(1)性别与部位

机体不同部位皮肤的弹性有着显著差异,但相同年龄的男性和女性之间基本上没有明显差异。

(2)年龄

随着年龄的增加,皮肤的弹性和柔韧度逐渐降低,弹性纤维束出现断裂和降解,皮肤出现细小的皱纹;在内源性老化过程中,不仅会出现基质成分的丢失,而且还会伴随一些低聚糖片段的降解。机体有两种不同形式的弹性蛋白酶,分别来自嗜中性粒细胞和皮肤成纤维细胞,嗜中性粒细胞分泌的弹性蛋白酶可降解各型弹性纤维,尤其是伸展纤维和成熟的弹性纤维。来源于皮肤成纤维细胞的弹性蛋白酶属于MMPs,作用于耐酸纤维和伸展纤维。MMPs及MMPs组织抑制剂维持着细胞外基质结构的动态平衡。

(3)光老化

早期光老化时,表皮-真皮交界处富含原纤维蛋白的1型和5型纤维素出现降解。严重光老化时,弹性蛋白的网状结构开始出现紊乱,真皮网状层出现变形的弹性纤维蛋白物(如弹性蛋白原、腓肾蛋白-1、腓肾蛋白-2和腓肾蛋白-5)的沉积。弹性纤维结构的异常重塑可导致成纤维细胞的活性发生长远的异常变化:变性的弹性蛋白结构影响免疫功能,导致细胞异常凋亡,诱导炎症反应等。这些结构的变化主要由UV对细胞中蛋白酶和细胞外基质的破坏作用导致。18岁以前发生的皮肤弹性纤维的结构损伤不可逆转,因此在机体生长期对UV的防护很重要。

2. 弹性组织的变性机制

(1)正常弹性蛋白降解增多,异常弹性蛋白合成增加

UV辐射可产生大量ROS,ROS可通过激活弹性蛋白(原)基因启动子的活性从而上调弹性蛋白(原)的表达。此外,UV还可通过诱导皮肤中转化生长因子的表达从而增加弹性蛋白(原)的表达,最终导致异常弹性蛋白的合成增加。

皮肤中可降解弹性蛋白的酶可大致分为4类:中性粒细胞弹性蛋白酶、成纤维细胞弹性蛋白酶、MMPs和组织蛋白酶。中性粒细胞弹性蛋白酶是一种阳离子糖蛋白,是中性粒细胞释放的诸多蛋白酶中最重要的一种,但中性粒细胞弹性蛋白酶不能降解完整的弹性纤维,但可水解弹性蛋白,表明中性粒细胞弹性蛋白酶并不在弹性组织解离中起主要作用;成纤维细胞弹性蛋白酶可诱导弹性蛋白酶增加,导致弹性纤维减少和弹性纤维变性扭

曲,加速皮肤老化。MMPs 在光老化皮肤中的表达和活性均有不同程度上调,可降解不同细胞外基质成分和弹性蛋白;组织细胞溶酶体内广泛存在一类组织蛋白酶,其中组织蛋白酶 K、S、V 均能降解弹性蛋白。以上这些酶均可导致正常弹性蛋白降解增多。

(2)原纤维蛋白减少

目前共发现 3 种原纤维蛋白:原纤维蛋白-1、原纤维蛋白-2 和原纤维蛋白-3,均为富含半胱氨酸的糖蛋白,原纤维蛋白-1 是构成皮肤弹性纤维的主要成分。UV 诱导产生多种弹性蛋白酶可降解原纤维蛋白,UV 还可以直接通过光化学途径引起原纤维蛋白-1 的降解。在变性的弹性纤维样物质中原纤维蛋白-1 的含量几乎消失。

3. 皮肤弹性测定

(1)吸力法

目前使用较广泛的方法是吸力法,这类测试仪的探头内有中心吸引头及测试皮肤形变的装置,可以发射光波、声波或超声波,测试时吸引头产生低强度吸力对皮肤产生拉伸作用,撤销吸力后皮肤形变消失,通过检测皮肤形变恢复的时间和拉力的变化,间接分析皮肤弹性值。

(2)扭力法

扭力法是较早使用的方法,其基本结构是一个扭力马达或扭力按钮,驱动贴在皮肤上的圆盘,在马达轴上的圆盘连接有旋转传感器,可以记录与移动角度成比例的信号,记录下的信号是一条扭力-时间曲线,可对曲线的各部分进行分析。该方法的特点是适合评价皮肤硬度,但对弹性参数难以独立评价。

(3)弹性切力波法

弹性切力波法是目前比较先进的方法,其原理是传感器在受测皮肤表面产生一个切线振荡频率形变,经压电结构探头将信号输送到接收器,计算切力波从传送器传播到接收器的时间。此方法耗时短,较为准确,在人体各个位置的皮肤表面都可以测量,还能测试皮肤的硬度。

第六节 抗衰老化妆品与真皮

衰老是内源性和外源性因素共同作用的结果,包括自然规律导致的内源性变化,如端粒酶学说、非酶糖基化学说、生物钟学说、荷尔蒙改变理论;以及外界有害因素的影响,如光老化作用、自由基学说、DNA 损伤理论、线粒体损伤学说理论。总之,衰老不仅使皮肤各层结构和组分发生变化,同时导致机体新陈代谢能力减退,相关酶活性功能紊乱。皮肤作为机体最外层的屏障器官,其衰老进程往往早于内部器官。

众所周知,衰老作为自然生理现象,是不可逆转的。但人们往往可以通过一些产品或者技术延缓衰老的进程,或对已经形成的衰老症状进行一定程度的修饰或者矫正,从而满足对美的追求。目前抗衰老手段主要有三种:延缓衰老、修饰肌肤瑕疵和缓解衰老进程。

一、延缓衰老

抗衰老化妆品主要通过三个环节(清洁、滋养和防护)增强皮肤弹性、减少皱纹和改善微循环等。

1. 清洁

去除肌肤表面的代谢废物(脱落细胞、微生物代谢物等)以及吸附的环境污染物(粉尘、重金属、有机物、微生物等)。

2. 滋养

使用含有维生素、水分、微量元素、氨基酸、蛋白质、油脂等的精华液、乳、霜或油等化妆品,补充皮肤衰老过程中所缺乏的养分,调节皮肤中相关功能酶的活性。

3. 防护

利用化妆品中的抗氧化成分和防晒成分,减少内源性和外源性有害因素产生的氧自由基对皮肤的伤害。

二、修饰肌肤瑕疵

修饰类化妆品主要通过遮盖肤色不均、皱纹以及色素沉着等,达到修饰肌肤瑕疵的目的。目前流行具有功效性的修颜产品有 BB 霜、CC 霜以及 DD 霜等。

功能性修颜产品在我国的历史比较久远,商、周时期的古人就有使用胭脂粉的文字记录。崔豹《古今注·草木》:燕支,叶似蓟,花似蒲公,出西方。土人以染,名为燕支。

三、缓解衰老

抗衰老化妆品主要通过伤害性的手段,达到矫正粗大皱纹,淡化老年斑或老年雀斑,同时紧致皮肤的目的。衰老造成的皮肤结构和成分的变化是不可逆转的,在短时间内想要达到修正皮肤的衰老就需要使用伤害性的美容手段,如使用化学剥脱剂、射频、预防动力性皱纹(如注射麻醉剂、肉毒素)、瘦身吸脂等手段。

第五章　皮下组织

　　皮下组织上接真皮，下与筋膜、肌肉腱膜或骨膜相连，解剖学上称为浅筋膜。皮下组织的厚度是真皮层的 5 倍左右，不同身体部位的皮下组织厚度有较大的差异，一般腹部和臀部最厚，而眼睑、手背、足背和阴茎处相对较薄。皮下脂肪对皮肤所受的冲击起缓冲作用。与表皮和真皮相比，皮下组织受到的关注相对较少。近年来，皮下组织的解剖和生理功能开始受到广泛重视。

第一节　皮下组织生理学

一、皮下组织的组成

　　皮下组织属于间叶组织，由结缔组织和脂肪组织构成，主要成分为脂肪细胞、纤维间隔和血管。皮下结缔组织在结构上与真皮相似，但更为疏松，且脂肪含量较少，借助纤维束与肌肉层相连，由胶原纤维和弹性纤维构成网状结构，其中嵌入糖胺聚糖、大量的水和少量的间质液体。在身体的某些部位，皮下组织含有一层薄薄的肌肉，即皮下肌肉或称肉膜。在人体中，这种肌肉只存在于颈部和阴囊组织，而在大多数哺乳动物身体中，这种皮下肌肉覆盖了躯干的大部分。此外，皮下组织内还分布有大量淋巴管、神经、汗腺以及毛囊。皮下组织与真皮直接接触，但真皮与皮下组织之间的界限不明显（图 5 - 1）。

　　皮下组织结构松散，富含血管、淋巴管和神经。皮下组织有一种特殊的神经结构——帕西尼（Pacinian）小体，是感受机械压力的皮肤感受器，大多存在于毗邻肌膜的皮下组织中。皮下组织还含有皮下脂肪组织，脂肪细胞胞浆透明，核偏于细胞内缘。脂肪细胞聚集形成一级脂肪小叶，许多一级脂肪小叶构成二级脂肪小叶，二级脂肪小叶周围有纤维间隔。脂肪间隔中含有丰富的动脉、静脉、淋巴管、神经管、小汗腺和顶泌汗腺等结构。

二、脂肪小叶

　　皮下组织富含脂肪组织，人体约有三分之二的脂肪存储在皮下组织，连接真皮层和肌肉层，脂肪组织由大量群集的脂肪细胞构成，聚集成团的脂肪细胞被疏松结缔组织分隔成小叶，称为脂肪小叶。脂肪小叶位于真皮下方，看起来像橄榄形状的小气球，直径从 $100\ \mu m$ 到 1 cm 不等。虽然脂肪小叶的大小悬殊，但它们的外观始终是光滑圆形的（图 5 - 2）。离开真皮层的纤维束是连续的，纤维束穿透真皮及皮下组织并与肌肉组织融合在一起,脂肪小叶之间可见纤维束(图5-3)。纤维束构成脂肪小叶的形状,决定小叶内脂肪细胞的排列。

脂肪小叶镶嵌在真皮网状层中,通过连续的纤维网络实现结构的连续性。每个脂肪小叶中含有数百万个脂肪细胞,脂肪小叶之间的连接较松散,轻轻挤压就会分离开来。

浅筋膜是位于真皮和深筋膜之间的一层脂肪膜性结构,由脂肪和结缔组织的纤维共同组成。由于它的组成中含有较多的脂肪成分,所以有时浅筋膜也称为皮下脂肪。浅筋膜除了在脂肪小叶之间形成间隔,以固定脂肪组织外,在浅筋膜的深层也形成了一层薄厚不等的膜性结构,这层膜性结构与深筋膜直接相邻。皮下组织通过真皮层的浅筋膜与真皮相连,并与真皮延伸的纤维系统相连。通常很难区分浅筋膜和真皮层,也很难用手术方法将它们分开。由于皮下组织位于这些柔韧性较差的结构之间,在外部或内部产生的机械力的作用下,皮下组织产生的变形承载了大部分冲击力。

三、皮下脂肪组织

人类作为哺乳动物,即使在非常瘦的情况下,全身都覆盖皮下脂肪层。皮下脂肪的厚薄程度根据性别、年龄的不同而有所差异。儿童和身材较丰腴者的浅筋膜较多且较厚,老人和身材较瘦弱者的浅筋膜较少且较薄,女性的浅筋膜较男性多且厚。人体中只有少数部位皮下脂肪匮乏,如眼睑、鼻子、耳郭和男性生殖器。

机体脂肪有两大储存部位,一个是皮下组织,另一个是深层脂肪组织,二者都含有部分未成熟的脂肪细胞,这些细胞能在内分泌刺激下分化并增殖,从而导致肥胖。

脂肪细胞为圆形或卵圆形,含甘油三酯的脂肪库将细胞核挤向边缘,使其变得扁平(图5-4)。不同数量的脂肪细胞聚集成大小不一的脂肪小叶,脂肪小叶又被结缔组织间隔开来。皮下组织内富含血管,由小叶间隔小动脉分支形成毛细血管,伸入脂肪小叶并围绕着每个脂肪细胞。毛细血管基底膜与脂肪细胞膜紧密接触,有助于血液循环。人体内的脂肪细胞可分为白色和棕色脂肪细胞两类,两类脂肪细胞在形态、功能和来源方面都有很大的差异。

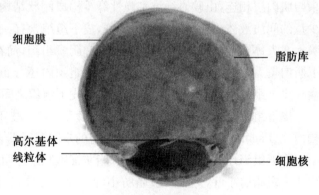

细胞膜　　脂肪库
高尔基体　　细胞核
线粒体

图 5-4　脂肪细胞

1. 白色脂肪组织

每个成人体内大约含有300亿个白色脂肪细胞,其构成的脂肪组织往往呈白色,在幼儿期大量增殖,到青春期数量达到巅峰,此后数量一般不再增加。在正常体重的成人中,白色脂肪组织占据体重的15%～20%,每千克甘油三酯能释放2.93×10^4 kJ的热量。

白色脂肪细胞紧密分布在脂肪小叶中,相邻的脂肪小叶又被很薄的结缔组织隔开。每个白色脂肪细胞的大小不同,且不同人种、不同性别和不同地理环境下,白色脂肪细胞的直径不同,为 $20\sim200\ \mu m$。白色脂肪细胞可看作一个巨大的单一脂质库(图5-5),即在一个白色脂肪细胞内,90%的细胞体积被脂质库占据,细胞质被挤到细胞的边缘,形成一个"圆环"样细胞质,一层薄薄的膜把脂质库和细胞质分开来,细胞核也被挤成扁平状,形成一个"半月"形的细胞核,只占细胞体积的 2%~3%。细胞质内的细胞器比较少,脂质库95%的成分是甘油三酯,也包含一些游离脂肪酸、磷脂和胆固醇等。

2. 棕色脂肪组织

棕色脂肪组织主要存在于人体肩胛骨间、颈背部、腋窝、纵隔及肾脏周围。棕色脂肪细胞属于多泡脂肪细胞,其特征为细胞内分散有较多的小脂滴,线粒体大而丰富,核呈圆形,位于细胞中央(图5-6左)。棕色脂肪细胞的颜色并不完全相同,从浅黄色到明亮的明黄色,再到茶色均有。和其他脊椎动物一样,人体也存在棕色脂肪细胞,但其形态和功能不同于白色脂肪细胞(图5-6右)。在成人体内,零星的棕色脂肪细胞散布在白色脂肪组织中,棕色脂肪细胞很小,直径为 $2\sim40\ \mu m$。由于棕色脂肪细胞内存在较多的小脂滴,因此,其细胞形态非常特殊,呈多角形,细胞质呈颗粒状。

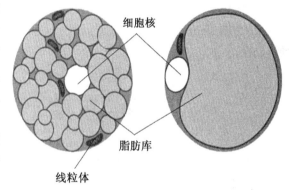

图5-6 左:棕色脂肪细胞,右:白色脂肪细胞

棕色脂肪组织的作用是产生热量。哺乳动物新生幼崽、冬眠动物和啮齿类动物体内的棕色脂肪组织不仅可在寒冷的环境中帮助它们维持体温稳定,而且当它们进食过多时,棕色脂肪组织也可以将摄入过多的能量,直接转化为热量,从皮肤表面散发。棕色脂肪组织是人类的退行性行为,胎儿与新生儿中含量较多。女性、长期在寒冷地区生活以及运动较多的人群体内有棕色脂肪组织再生现象,冬泳也可诱导出一定的棕色脂肪组织。用扫描电子显微镜对棕色脂肪组织样本进行研究发现,棕色脂肪细胞是多功能细胞,具有产生胶原蛋白的能力,有一定的抗衰老作用。

3. 身体脂肪量和皮下脂肪

男性的体脂量在13岁以后会出现短暂的下降,女性的体脂量在成年之前处于持续增长态势,女性在整个生命周期内的体脂量都高于男性。在15岁之前,无论男女,脂肪都主要集中在下半身。男性从青春期到老年期,脂肪大多位于上半身(表5-1)。这也形成了两种不同类型的肥胖:一类是梨形肥胖,皮下脂肪主要堆积在臀部和大腿,女性多见;另一类是苹果型肥胖,皮下脂肪主要堆积在躯干上部和腹部,男性多见。苹果型肥胖与内脏脂肪沉积有关,这种类型的肥胖会增加动脉闭塞疾病的风险。有意思的是,脸颊的肥胖程度与内脏肥胖程度呈正相关。

表 5-1　不同年龄和性别人体的手臂/大腿皮下脂肪比率

年龄段（岁）	男性（%）	女性（%）
5~9	0.84±0.06	0.78±0.04
10~14	0.85±0.06	0.70±0.05
15~19	1.04±0.08	0.70±0.06
20~29	1.16±0.09	0.76±0.05
30~39	1.19±0.07	0.78±0.08
40~49	1.16±0.04	0.78±0.08
50~69	1.14±0.08	0.72±0.08
70~91	1.09±0.04	0.90±0.10

皮下组织的脂肪细胞体积通常比内脏组织的脂肪细胞体积大。根据身体部位和性别的不同，脂肪细胞体积显示出很大的差异，女性和儿童的臀部比肩部脂肪细胞体积大，而男性一般脂肪细胞体积较小。此外，运动引起的体重减轻，是减少了脂肪细胞的大小，而不是数量。

第二节　皮下组织的功能

皮下组织由真皮网状层延续而来，皮下脂肪层既是机体储藏能量的仓库，又是热量的良好绝缘体，可协助机体维持体温恒定。此外，它还可缓冲外界的机械冲击，保护内脏器官。皮下脂肪含量会随着个体年龄、性别以及健康状况不同而有所差异，一般来说女性较男性皮下脂肪更多。一般认为皮下组织具有以下几种功能。

一、储藏能量功能

脂肪组织是机体最重要的能量储存体。在正常情况下，脂肪以甘油三酯的形式储存在脂质库中。脂肪细胞的合成代谢主要包括吸收和合成两个过程，甘油三酯可被肠黏膜细胞分解为甘油和脂肪酸，通过门静脉进入血液循环；而长链脂肪酸可在肠黏膜细胞重新合成甘油三酯后与载脂蛋白结合成乳糜微粒，通过淋巴管进入血液循环。

胰岛素能刺激脂肪酸和葡萄糖的吸收，同时促进脂肪酸和甘油三酯在细胞内的合成。由胰高血糖素和儿茶酚胺诱发的甘油三酯脂肪酶将甘油三酯水解成脂肪酸是脂肪组织释放能量的主要途径。外周组织对这些脂肪酸的氧化分解过程可能占机体基础耗氧量的80%。在脂肪细胞内部，β受体激活，产生环磷酸腺苷（cAMP），从而促进脂肪的分解，而α受体的激活则相反。cAMP可被磷酸二酯酶破坏，但磷酸二酯酶能被茶碱（1,3-二甲基黄嘌呤）抑制。甘油三酯水解反应的强度因身体部位和性别而异，还取决于β和α受体的相对比例。α受体在皮下脂肪细胞中的数量超过β受体，而在网膜脂肪细胞中二者数量相似。女性臀区和大腿部位皮下脂肪细胞的α受体多于β受体。

脂肪组织还可分泌数百种生物活性因子,包括瘦素(LPT)、脂联素等,它们可调节局部脂肪生成、免疫细胞向脂肪组织迁移、脂肪细胞代谢和功能,以及调节大脑、肝脏、肌肉、血管、心脏和胰腺 β 细胞的代谢过程。瘦素是一种含有 167 个氨基酸的蛋白质,在脂肪供应充足时由脂肪细胞分泌。瘦素可抑制下丘脑饥饿中枢,减少神经肽 Y 的合成和释放,增加食物摄入量,减少产热作用,增加血液中胰岛素水平。总之,瘦素可调节摄食习惯、代谢水平和能量平衡。瘦素在血液中的水平能反映身体的脂肪量,睾酮可抑制瘦素的合成和分泌。

几十年来内脏脂肪组织被认为是代谢综合征的罪魁祸首,最近的研究表明,皮下脂肪组织,特别是躯干脂肪组织,同时参与胰岛素抵抗。脂肪细胞肥大可导致游离脂肪酸溢出,从而引发局部炎症以及在肝脏和胰腺等器官的异位脂肪沉积。

二、调节体温功能

皮下脂肪组织有助于机体隔热,可通过调控汗液排出量调节体温。它是热的良好绝缘带,可起到防寒和保温的作用。脂肪的导热性低,皮下脂肪丰富的皮肤区域(臀部、手臂外侧、儿童和妇女的大腿)通常处于较低体温,无皮下脂肪组织的皮肤温度明显高于脂肪组织丰富的皮肤。这一特性对于在寒冷的环境中保护内部器官是有利的。

三、感觉功能

通过皮肤感受器感受外界各种刺激,将信息传递给大脑。

四、分泌与排泄功能

皮下组织中的皮脂腺和汗腺分泌皮脂和汗液,可以形成皮脂膜,保护和润泽皮肤,参与机体电解质代谢。

五、保护功能

皮下组织具有特殊的网状组织,对外界物理刺激、化学刺激和微生物刺激有一定防御能力,对外来冲击起衬垫作用,以缓冲外来的机械冲击对身体的伤害。

六、美学功能

皮下脂肪组织的区域性分布是区分男性和女性的重要特征:男性的皮下脂肪组织主要分布在腹部,女性的主要分布在臀部和胸部。同时皮下组织对表皮也起到一定的支撑作用。脂肪组织减少通常是衰老的早期迹象。当一个人严重缺乏胶原蛋白时,皮肤组织就会坍塌,皮肤开始失去光泽和弹性。跟瘦人相比,稍胖人群皮肤中的胶原蛋白更多。因此,胖乎乎的脸颊较少出现皱纹。临床上使用的自体脂肪填充是一种美容技术,可用于补偿减少的脂肪组织,达到缓解皱纹的作用。

第三节　皮下组织评估

皮下组织分为疏松结缔组织和皮下脂肪组织,血管、淋巴管和神经通常分布于疏松结缔组织中。疏松结缔组织和皮下脂肪组织的生理机能不同,但两者的计量方法通常是相同的。

一、脂肪组织的评估

1. 整体评估

脂肪组织是机体的能量库,提供基础代谢和满足额外的能量需要。因此,对脂肪组织的测量或近似的评估是很重要的。在健康成年人中,男性的脂肪量占体重的 10%～15%,女性占 15%～25%。脂肪组织分布在两个不同的区域:内脏脂肪以及皮下脂肪。内脏脂肪在肠系膜、腹膜后和肌肉间隙内特别发达;皮下脂肪则存在于身体的所有皮肤部位,皮下脂肪的发展并不一定与内脏脂肪相关,即使在肥胖患者中也是如此。因此,不能仅仅通过皮下脂肪来评估体脂量。

在过去的 60 年里,人们通过多种方法来评估身体脂肪含量。其中一种经典方法是利用脂肪(0.90 g/cm^3)与非脂肪组织(1.10 g/cm^3)的密度差,通过水下称重来计算体重中骨骼肌质量与脂肪质量的比例。该方法现在只在实验室中使用,此处不做过多说明。

如今,测量人体脂肪含量有许多种方法,主要包括计算机断层扫描(computed tomography, CT)、核磁共振成像法(magnetic resonance imaging, MRI)、双 X 射线吸收法(dual-energy X-ray absorptiometry, DXA)、生物电阻抗测量法(bio-electrical impedance analysis, BIA)、近红外测量法、皮褶厚度测量法和超声测量法。其中,双 X 射线吸收法和生物电阻抗测量法被广泛用于评估人体脂肪含量。生物电阻抗测量法是一种简单且便宜的测量方法,双 X 射线吸收法较为复杂且昂贵。

2. 身体质量指数

身体质量指数(BMI)是目前国际上常用的衡量人体胖瘦程度以及是否健康的一个标准。它不是对身体脂肪含量的测量,而是对其正常程度的估计。尽管它只是一个近似值,但却被广泛使用。身体质量指数用体重(千克)除以身高(米)的平方得出,世界卫生组织对 BMI 的分类如下:年龄在 35 岁以上的男性和女性,正常的 BMI 在 21 到 23 之间,1 度肥胖人群的 BMI 在 25 到 30 之间,2 度肥胖人群的 BMI 在 30 到 35 之间,3 度肥胖人群的 BMI 在 35 到 40 之间,超过 40 为极重度肥胖。

3. 计算机断层扫描

计算机断层扫描(CT)是常用的医学检测手段,其利用精确的 X 射线束,对被测部位进行断层扫描,测定透过身体的 X 射线量,然后重建图像成像(图 5-7)。CT 检查能在 10 秒内快速完成全身扫描,5 秒完成无创心脏检查,1 秒完成单器官检查。这种方法的优点是扫描范围大,图像质量好,扫描时间快,无创伤,无痛苦,精度高;缺点是价格昂贵,有辐射,不适合短时间内多次测量。

4. 核磁共振成像法

核磁共振成像法(MRI)是利用核磁共振原理,依据所释放的能量在物质内部不同结构环境中不同的衰减,通过外加梯度磁场检测所发射的电磁波,即可得知构成这一物体的原子核的位置和种类,据此绘制成物体内部的结构图像(图 5-8)。核磁共振成像法的优点是测量准确、测量精度高。缺点是仪器笨重;测量费用高昂;由于磁场的作用,体内置入金属材料的患者不宜进行该项检查。

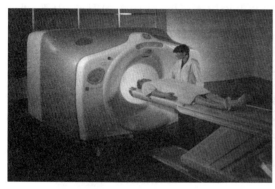

图 5-7 计算机断层扫描

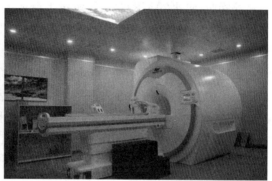

图 5-8 核磁共振仪

5. 双 X 射线吸收法

双 X 射线吸收法(DXA)主要用于量化骨密度,特别是骨质疏松症。DXA 将两种不同能量的 X 射线发射到被测人体中,在传播过程中,X 射线的能量在穿过不同组织时产生不同程度的衰减,因此可以通过扫描测定人体内的脂肪含量。DXA 的优点是测量快速、精度较高,但 X 射线对人体有害,不能短时间内多次测量。此外,DXA 测试费用昂贵,耗费的时间较长。

6. 生物电阻抗测量法

生物电阻抗测量法是常用的测量人体脂肪含量的方法之一,被临床医师和营养学家广泛使用。它是基于不同组织的电阻来测量的,其原理是人体电阻值与体内的脂肪量成正比,与体内的水分总量成反比(水只存在于肌肉组织中),该测量值取决于身体的大小、性别和年龄。通过对受试者的测量,利用身高、体重和年龄等数据设计出预测方程,通过计算全身电阻值而评估机体肌肉组织和脂肪组织的含量。测量数据分四个参考范围:肥胖女性(体脂>30%),非肥胖女性(体脂<30%),肥胖男性(体脂>20%),非肥胖男性(体脂<20%)。

二、脂肪的分布

双 X 射线法(DXA)非常适合通过量化局部脂肪团,特别是躯干和四肢的脂肪来评估全身脂肪分布。但在临床实践中还有更简便的测量方法。

1. 腰臀比

腰臀比(waist-to-hip ratio,WHR)是腰围(脐部)和臀围(最大)之间的比率,对于肥胖的评估有一定价值。苹果型肥胖的 WHR 临界值在男性中是 1.0,而在女性中是 0.85;40~49 岁年龄组的 WHR 临界值则分别是男性 0.95 和女性 0.80。

2. 脂肪/肌比

脂肪/肌比(AMR)是通过测量上臂或大腿的平均皮褶厚度(从四个圆周点:内侧、外侧、前侧、后侧)与同一位置肢体周长的比值得出。无论是男性还是女性,在 15 岁之前,大腿 AMR 值总是高于上臂。

这种方法的优点在于,它只需要一个小而便携的装置,即施加恒定压力的改良钳。测量必须快速(1~2 秒),因为在持续压力下,褶皱厚度会逐渐减小。测量应在四个不同的部位进行,然后计算总和。为了准确测量皮下层的厚度,必须在同一区域进行两次测量,首先测量包括皮肤和皮下组织的大褶皱,然后测量单独的皮肤(非常薄的表面褶皱),最后前者值减去后者值。肩膀和臀部皮下脂肪厚度的正常值在 5~10 mm,身体不同部位的差异很大(如表 5-2)。

表 5-2　不同年龄段人群皮下脂肪厚度

年龄段(岁)	男性臀部(mm)	女性臀部(mm)
5~9	14.8±1.8	18.4±2.2
10~14	16.3±1.9	26.4±3.2
15~19	10.0±1.2	30.5±3.8
20~29	9.7±1.1	31.3±3.5
30~39	8.6±1.0	31.5±3.9
40~49	9.1±1.1	31.6±4.0
50~69	9.4±1.0	29.1±4.1
70~91	8.3±1.0	13.3±1.8

目前利用 DXA、阻抗测量和计算机断层扫描可提供相同类型的信息,且精度更高,因此较少使用 ARM。

3. 超声成像

皮下组织的超声成像通常使用频率为 2 MHz~10 MHz 的超声波,可以达到几百微米的高分辨率,并可以探测几毫米的深度。这种频率实现了空间分辨率(随频率增加)和聚焦深度(随频率降低)之间的最佳折中。对于脂肪组织的研究,一般采用线性扫描探针。在实践中,7.5 MHz、10 MHz 和 13 MHz 频率分别为 110 mm、50 mm 和 20 mm 的勘探深度提供最多 300 mm、150 mm 和 120 mm 的轴向分辨率。探头接触面积为 3~5 cm²,图像显示速率为 10~50 张/秒,图像上有 128~512 条回波线。

脂肪组织成像简单快速,可分辨皮肤的不同层次,便于观察和测量皮下组织厚度。正常女性大腿皮下组织厚度介于 20~60 mm,但肥胖的受试者可能达到几百毫米。对这个特定部位,频率为 7.5 MHz~10 MHz 的超声提供了良好的轴向分辨率(150~300 μm),勘探深度可达 11 cm。超声成像足够灵敏,可以测量脂肪组织厚度的变化情况,并评估消脂产品的有效性。检查时需要特别注意受检者的体位、探头位置、探头对皮肤压力的控制、部位标记,每个部位应该进行几次测量。

综上所述,超声成像具有简单、快速、无创、可靠、重复性好等优点。操作人员必须特别注意被检测部位的精确选择和标记,这在重复检测中是非常重要的。

第六章　指（趾）甲

指（趾）甲是表皮角质层细胞增厚而形成的透明且质地坚韧的椭圆形薄片,位于手指、足趾远端的背侧面,光滑且有光泽。指甲的功能是协助手指抓取小物体并保护指尖免受外界环境的创伤。指甲平均每天生长 0.1 mm,4～6 个月可替换整个甲板。而趾甲生长速度要比指甲慢得多,更换趾甲板需要 12～18 个月。指（趾）甲异常是皮肤和全身性疾病的重要诊断依据,可给临床医师提供有关疾病的早期信息。同时,指（趾）甲也是时尚人士展示美的舞台。

第一节　指（趾）甲的解剖

指甲是手指末节背侧上的一片角质结构,和毛发、汗腺一起,在解剖学上统称为皮肤附属器。指甲约占手指末节的 1/2,指甲的长轴为纵向,而趾甲为横向。其结构包括:
① 甲板（又称甲身、甲体）,即露在外面的透明无色的角质板;② 甲床（又称甲托）,即甲体深面部分,是甲板底下结构;③ 甲床沟（又称甲襞）,甲根浅面和甲体两侧的皮肤隆起称为甲皱襞,甲皱襞与甲床之间的沟称为甲床沟;④ 甲游离缘（又称甲前板）,即指甲的末端、前端;⑤甲根（又称甲后板）,即藏在皮肤深面的部分,甲根的深部为甲母质;⑥ 甲半月弧,又称月痕、健康圈(图 6-1)。

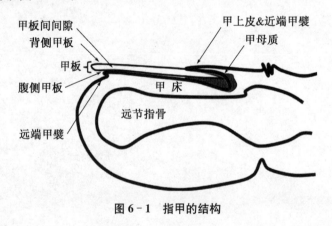

图 6-1　指甲的结构

一、甲板

指甲板的厚度为 0.50～0.75 mm,趾甲最高可达 1 mm,与甲母基的厚度成正比,一般右手大拇指最厚,而左手小指最薄。男性甲板厚于女性。此外,体力劳动者指(趾)甲的厚度会增加。通常,甲板变薄可能是基质厚度减少或发生压缩所致,在这种情况下将表现为指甲停止生长或甲母质细胞分裂减少。

二、甲根

甲根又称甲后板,位于甲板的根部。甲根是很薄而柔软的,有点类似于农作物的根茎部位。甲根以锐角深入甲床中,而整个指甲面平行于皮肤表面。甲板由双层结构组成,分别为背侧甲板和腹侧甲板,两层甲板间为甲板间隙。正常的甲板外观光泽红润,坚韧且呈弧形,甲板受压迫后呈白色,放开后立刻恢复红润,表明指(趾)甲的血液循环良好。

三、甲床

甲床是指甲和趾甲深面的基底部分,是衍化的表皮,起到保护指甲以及指(趾)甲与皮肤交界的作用,其下真皮具有丰富的毛细血管。正常状态下,指甲和甲床皮肤紧紧粘连,若出现某些疾病或某些习惯不当,可使指甲和甲床分离。甲床最常见的疾病是甲床分离症,即指甲和下面的甲床皮肤分离,又称为甲剥离症。若去除诱因,保护好指甲,指甲和甲床分离可逐渐恢复,甲床也会生长。

四、甲床沟

侧面的甲床沟为指(趾)甲的边缘,由横向排列的褶皱组成。指(趾)甲的可见部分终止于游离缘,游离缘发白是由于暴露在空气中。近端指(趾)甲褶皱为远端指骨背侧表皮的扩张所致,其内侧部分松散地附着在基质上,构成近端甲沟的顶部,覆盖了大约 0.5 cm 宽的指(趾)甲。褶皱末端的角质层牢固地附着在上端甲板,并封闭了通向甲根的空间。外侧褶皱的内侧有层状上皮,可产生一种软角蛋白,该软角蛋白不会脱落,而是形成一层薄而粗糙的膜,覆盖在指甲的邻近表面。

五、甲母质

甲母质覆盖甲根的底部,并在近端甲沟顶部的后四分之一处隆起,前四分之三构成指(趾)甲上皮。指(趾)甲由甲母质产生,营养由下方甲床中的血管供应,每周平均长 0.5～1.2 mm。指甲在夏天长得快,白天比夜间长得快,男性比女性长得快。

六、指(趾)甲的血供和神经

指(趾)甲的血液循环主要由两条动脉构成,动脉沿着手指长轴分布,并有细小的分支血管分布在远端和近端手指。中间三根手指的远端指骨背侧的感觉神经来自掌侧的副交感神经分支,背侧神经的纵向分支支配第五指和拇指的末端指骨。

第二节　指(趾)甲的功能和性质

一、指(趾)甲的功能

人的指(趾)甲相当于哺乳动物的爪子和蹄子,其功能是多方面的,指甲可以帮助人抓握物体、增强精细触摸的感觉、保护脆弱的手指和脚趾免受创伤,还可用于抓挠和梳理物品。此外,指甲可向指尖提供反向压力,这对手指触觉有重要的影响。

1. 屏障作用

指(趾)甲的主要成分是角蛋白,由表皮细胞演变而来。当在指甲上涂抹药物时,指甲的屏障功能发挥很大的作用。指甲越厚,指甲中的水分越难丢失。

2. 触觉敏感性

正常情况下,指甲的静态 2 点辨别力、移动 2 点辨别力和重量敏感阈值分别为 6.7 mm、2.4 mm 和 0.06 g,而手指指腹的对应值分别为 2.4 mm、2.2 mm 和 0.01 g。手指指腹的静态 2 点辨别力和重量敏感阈值均优于指甲,而在移动 2 点辨别力上是相等的,这凸显了指甲在指尖感觉功能中的重要性。

3. 射线透射

正常厚度的指甲可以透过大约 30% 的巴基射线(12 kV),29 kV 的 X 射线可穿透 60%。当出现病理性指甲增厚时,巴基射线治疗效果变差。甲板还具有一定的防晒作用,正常甲板可部分限制长波紫外线的穿透,短波紫外线对正常指甲的穿透率为 3%～20%。

二、指(趾)甲的性质

指(趾)甲的功能由以下五个特性决定:
(1) 强度,在重载荷下抵抗断裂的能力。
(2) 硬度,抵抗表面的刮伤或变形的能力。
(3) 弹性,发生可恢复形变的性质。
(4) 柔韧性,力量和灵活性的平衡。
(5) 耐磨性,耐磨损或摩擦的能力。

1. 物理参数

人的指(趾)甲在发生机械变形时有良好的恢复能力,指(趾)甲物理性质参数:抗弯强度为 122～338 kPa;抗拉强度为 31～118 kPa;冲击吸收(反弹比)为 0.463 2～0.727 3。指(趾)甲的物理性质根据年龄、性别不同而存在一定差异。指(趾)甲的柔韧性与指甲的含水率正相关。

2. 指(趾)甲的强度

在 X 射线下对指甲碎片进行衍射研究,发现角蛋白纤维排列方式的不同代表了指甲的扭转刚度和断裂强度的大小。角蛋白纤维的稳固性来源于胱氨酸分子的二硫桥键和甲板表现出的双向(横向纵向)弯曲性。其横向弯曲是由于末端指骨的形状和背侧结缔组织带的存在,而纵向弯曲可能是由甲板细胞生长速率的差异造成的。

3. 指(趾)甲的硬度

指甲硬度取决于甲板细胞之间的黏附性以及甲板的两层结构布局。背侧甲板由小细胞(直径 2.2 μm)构成,细胞膜呈凹状,细胞间呈壶腹状扩张,有规则的间隙。腹侧甲板由较大的细胞(直径 5.5 μm)构成,其细胞膜具有复杂的轮廓和锚状的细胞间隙。两层甲板之间的紧密连接使得指甲具有较高的硬度。

第三节 指(趾)甲的 pH

指(趾)甲的 pH 在维持指(趾)甲的健康中发挥重要作用,就像皮肤的酸性环境对细菌入侵起到屏障作用一样。

一、指(趾)甲表面 pH

1. 指(趾)甲表面 pH 的测量

目前使用测量皮肤 pH 的仪器(如 skin pH meter 905®)测量指(趾)甲 pH。首先将仪器的玻璃电极放置于指(趾)甲上,提取出指(趾)甲的水溶性成分,然后使用仪器上的玻璃电极读取 pH。事实上,使用测量皮肤 pH 的仪器来测量指(趾)甲 pH 有一定局限性,指(趾)甲不同于皮肤,其表面坚硬,因此很难在指(趾)甲和玻璃电极之间达到完美契合,某些指(趾)甲由于太弯曲或面积太小(如小指甲和所有的趾甲)而无法测量。

在恒定条件下进行体内测量,温度设定范围为 20.1~25.2 ℃(平均温度为 22.8 ℃±1.1 ℃),相对湿度范围为 22%~35%(平均湿度 28.0%±3.4%)。测量前受试者在房间内休息20 min以适应环境,接着用蒸馏水冲洗 pH 电极,然后在指(趾)甲上轻轻按压约1 min,读取 pH,多次读取示数以得到稳定的 pH。为了排除清洗的影响,受试者用自来水清洗手指,然后用纸巾擦干后测量 pH,并按规定的时间间隔进行测量,以获得 pH 随时间的变化情况。结果显示,清洗后的指(趾)甲 pH 在 20 min 内趋于稳定。

2. 指(趾)甲表面 pH 的影响因素

指(趾)甲表面 pH 为酸性(表 6-1),不同性别和部位(手指/脚趾)会影响指甲 pH,

其中男性比女性指(趾)甲 pH 高,趾甲部位比指甲部位的 pH 高。左右两侧指(趾)甲和 10 个指(趾)甲间的 pH 没有显著性差异,这可能是由于左手(脚)和右手(脚)都处于相似的环境。目前尚不清楚为什么趾甲 pH 高于指甲 pH。理论上来说,趾甲比指甲更厚,其生长速度更慢且水分流失更少,如果指(趾)甲的酸性环境确实有抗菌防御作用,那么趾甲较高的 pH 可能更容易引起甲的真菌感染。事实上,与指甲相比,趾甲的真菌病发生率更高、疗效更差、治愈时间更长。另外,趾甲较高的 pH 也确实有利于真菌孢子的产生,为真菌生长繁殖提供了一个有利环境。

表 6-1　男性和女性的指(趾)甲表面的 pH

性别	指甲表面 pH(平均值±标准差)(最大值～最小值)	
	指甲	趾甲
男性	5.0±0.5(3.4～6.1)	5.1±0.4(4.5～6.3)
女性	4.8±0.4(3.8～5.7)	5.4±0.5(4.4～5.8)

二、指(趾)甲内部 pH

选取大拇指(趾)作为研究对象。使用胶带对大拇指(趾)甲进行剥离:将吸盘(D-Squame, Cuderm, Dallas, USA)黏附在指(趾)甲上,紧紧按压 30 s 后取下。重复进行剥离操作,每剥离 10 次测量 1 次指(趾)甲的 pH,直到受试者感到不舒服或刺痛时实验结束。需注意指(趾)甲剥离程度视受试者的情况而定。因个体指(趾)甲机能有所差异,受试者所能承受的剥离程度不同,这也意味着每条胶带能去除的指(趾)甲细胞层数不一样。

胶带剥离指(趾)甲后,新暴露的指甲表面出现"片"状物(图 6-2),根据受试者们的反馈,使用胶带剥离一定次数后,指甲就会有刺痛感。分别对不同的受试者进行不同次数的剥离后,发现指(趾)甲内部的 pH(4.8±0.6)略低于指(趾)甲表面的 pH(5.1±0.5)。指(趾)甲内部 pH 较低的原因可能是在测量过程中,胶带剥离表面指(趾)甲层时去除了水溶性指甲成分。指(趾)甲的表面是渗透性最小的部分,若将其去除会增加指(趾)甲的渗透性,也就是说去除表面甲层会有助于水溶性指(趾)甲成分进入指(趾)甲和 pH 测量电极之间的液体界面。

第四节　影响指甲生长的因素

指(趾)甲在整个生命过程中都处于代谢和有丝分裂活跃状态。指(趾)甲的正常生长源自甲母质,甲床贡献很小,可根据指甲的长度、质量或厚度来评估指(趾)甲生长情况。进行长度测量时,在指(趾)甲半月凸起顶点处刻一道约 3 mm 的横向划痕,1 个月后划痕相对甲半月发生移动,指甲平均生长速率(3.47 mm/月)快于趾甲(1.62 mm/月)。由于并非所有手指中均可见甲半月,有的隐藏在甲床沟下方,而且趾甲很少见到甲半月,因此测量没有明显甲半月的指(趾)甲生长时,可用甲床沟作为标示物。

指(趾)甲母质细胞的增殖能力决定指甲的生长速率。然而,指(趾)甲生长速率会受到环境、疾病、创伤和治疗的影响,这些变量因素对指甲生长的影响在医学上很重要,可通过相关药物来改变指甲的生长速率。虽然改变指甲生长速率并不能治愈异常指甲,但该方法与其他辅助治疗手段同时使用时,治疗效果会更好。例如,通过降低银屑病患者指甲的生长速率,再结合银屑病的其他治疗方法可能会对异常指甲有一定的改善作用。另外,甲真菌病患者的指甲比正常人的指甲生长速率更快,降低指甲生长速率并且与抗真菌药物相结合后,治疗效果也更好一些。

一、生理状况

一般来说,长手指的指甲比短手指的指甲长得更快。指甲的生长速率与人体营养状况有关,人体越健康,指甲的生长速率越快。指甲生长速率在不同性别之间没有显著差异,只有在 15～19 岁这个年龄段,男性指甲会比女性指甲生长得更快。女性在怀孕期间,指甲的生长速率比正常情况高出 25% 到 33%,产后指甲生长速率又有所下降。

二、环境因素

指甲在白天的生长速率比晚上快,这种差异的原因是人体血压在夜间较低。季节变化会影响指甲生长速率,指甲处于温暖气候中时生长速率会更快,处于寒冷的气候中指甲生长速率会相对慢些,这是由于高温会促进指甲的血液循环。

三、创伤因素

研究表明,诸如咬指甲之类的创伤会加速指甲的生长。此外,在甲真菌病患者中发现,当指甲撕脱时会促进指甲的再生。

四、疾病状态

急性轻微疾病患者的指甲生长状况没有太大变化,但大多数急性严重疾病会导致指甲生长速率减缓。例如,腮腺炎患者的指甲生长几乎完全停止,麻疹患者指甲的生长速率有所减缓,患有睾丸炎的成年和患有葡萄球菌败血症的早产儿的指甲停止生长。

血液循环加快,如动、静脉分流和甲状腺功能亢进会加快指甲生长速率。而血液循环减少、充血性心力衰竭和甲状腺功能减退会导致指甲生长速率减慢。指甲感染也会导致指甲生长减慢。

五、药物因素

使用特比萘芬和灰黄霉素治疗甲真菌病时发现,使用前者的指甲生长速率快于后者。同时有研究表明,使用伊曲康唑或苯诺沙洛芬进行治疗也能加快指甲的生长速率。还有病例报告显示,骨肿瘤转移患者接受口服磷酸盐和低磷血症患者接受骨化三醇治疗后,指甲生长速度均有所增加。

化疗药物可能会降低甲母质中角质形成细胞的有丝分裂活性。例如,氨甲蝶呤对银屑病患者的指甲生长有显著的抑制作用;硫唑嘌呤也会延缓银屑病患者的指甲生长,但抑制作用低于氨甲蝶呤。有趣的是,糖皮质激素并不影响银屑病患者的指甲生长。此外,补骨脂素联合紫外线的治疗方案也被证实可以延缓银屑病患者的指甲生长。

第五节　指(趾)甲的检查方法

一、超声检查

超声波是一种实时无创成像技术,其基本原理是通过向检查材料发射人耳不可听见的声波,并将信号转换成二维可视化图像。超声波的物理属性包括振幅、传播速度和频率,不同物质的不同声阻抗可改变声波的振幅或传播速度。一般来说,坚硬的材料或干燥的空气都具有较高的阻抗,显示为(高回声)明亮区域,而流体具有低阻抗,显示为(低回声)黑暗区域。在标准黑白模式超声波中,频率是恒定的。高频率的超声波通常产生高分辨率和浅穿透,而低频率超声波则产生低分辨率和深穿透。当反射回声的频率发生变化时,通过多普勒超声会看到移动方向,在 B 超中显示为红蓝色叠加(彩色多普勒模式)或单色叠加(功率多普勒模式)。因此,超声设备可对复杂病变进行诊断,比如指甲相关疾病的诊断。

1. 技术特征

市面上有各种各样的超声设备,医院中现代化超声设备也是随处可见,如灰阶 B 超、彩色多普勒、功能多普勒和频谱多普勒仪器等。这些超声设备应用广泛,成像质量大大提高,使用便携式设备即可获得满意的指(趾)甲超声影像。超声检查的敏感性取决于超声传感器的分辨率和操作人员的经验。变频探头上的高频传感器通常为线型或探针状,用于接触皮肤和指甲,变频探头的高频范围在 15 MHz~22 MHz,而低频范围在 7 MHz~8 MHz。因此,操作者可根据检查部位的深度来设定参数范围,但需注意,较高的频率范围更适合对指甲进行成像。

检查指(趾)甲时,应提前在待检查的皮肤和指(趾)甲区域使用凝胶进行耦合处理,检查时施加压力不能太大,以避免皮肤层变薄或血管压破。被检查的手指尽应可能伸长,以确保在扫描过程中不被误识,扫描时需注意同时扫描纵向和横向平面。

2. 正常指甲的超声检查

指甲的不同组织具有不同的密度,超声检查图像显示为高低不同的回声区。指甲板具有典型的双层结构,中央为低回声板间隙,指甲板中的声速为 2 459 m/s,而皮肤中的声速约为 1 580 m/s。声速反映了指甲板内水分的含量,其外部干燥时声速为 3 103 m/s,而外部较为湿润时声速为 2 125 m/s。在甲床下,可以检测到远端指骨的高回声线状骨缘。靠近指甲板和指甲母质的区域,可见伸肌腱附着在指骨上。若在甲床检测到低速血流,那么检测区域通常靠近末节指骨缘处。尽管指甲周围的皮肤几乎没有脂肪组织,但指甲超声成像与皮肤超声成像差别不大。

3. 病理性指甲的超声检查

因为甲板的阻碍作用,故诊断甲下或者是甲周病变是很困难的。进行指甲活组织检查往往会使患者遭受痛苦,而且可能对指甲造成永久性的损伤。随着科技的进步,超声检查技术因其便捷性和无创性,使得甲周病变的无创诊断成为可能。

(1)炎症:炎症会促使血管扩张,继而引发水肿,甚至可能形成脓肿。彩色多普勒能清晰地显示出血管的变化,比如血流量增加。炎症在超声检查中通常表现为低回声区。

(2)肿瘤:超声图像的放大效应可诊断出较小的肿瘤,同时有助于了解肿瘤的位置、大小、组成以及供血量。

(3)脓肿或囊肿:脓肿或囊肿为充满液体或无空气的腔体,显示为无回声区,无多普勒效应,但有可能是增强的伪影,下方组织显示为高回声区。

指甲超声检查结果见表6-2。

表6-2　指甲超声检查结果

病理类型		典型症状
斑秃		在2/3的斑秃患者中,有不明确的指甲变形,这可能会先于头皮病变。最常见的变化类似于患牛皮癣时出现的指甲凹陷和指甲营养不良。与牛皮癣患者相比,通常斑秃患者的甲床在超声检查图像中显示供血量不足。
鱼鳞病		通常指甲变厚,背侧和腹侧甲板之间的低回声间隙不可分辨。
良性肿瘤	血管瘤	临床表现为指甲剧烈疼痛。超声检查图像显示为低回声区,边界清楚的结节代表血管增生,远端指骨缘常为扇形。
	甲肿瘤	指甲上出现黄色条纹,有时凸度增加甚至形成圆锥形。超声检查通常显示为低回声区,甲床和甲板间隙表现为斑点或线条的强回声区。
	角化棘皮瘤	这类鳞状细胞肿瘤罕见于甲床区。其通常表现为边界清楚的实性肿块,中央囊状灶为无回声区,周围为低回声组织和伪影增加。多普勒超声检查显示供血不足。
	肉芽肿	一种慢性炎性增生瘢痕,常见于甲周组织,也可见于甲床或基质。超声检查图像显示为分界不清的低回声区,甲床厚度增加,甲板形成向上倾斜的波纹。
	疣	甲状疣是一种低回声纺锤状结构,会导致甲板增厚。
皮肌炎		临床表现为钙沉积,若指尖表皮钙沉积,超声检查显示为明显的强回声沉积。
恶性肿瘤	鲍文氏病	鲍文氏病无法早期诊断,晚期可发现甲板的低回声区伴实性肿块。
	黑色素瘤	通常指甲上(包括新月区)可看到一条深色的纵向条纹。由于超声检测不到色素,早期诊断比较困难。但如果显示低回声的边界区域和局部的血管供血充足,就有可能早期发现并诊断。晚期超声检查可以显示出低回声区伴团状肿块。

（续表）

病理类型	典型症状
指甲脱落	可形成一条完全分离的博氏线，而不是一个凹痕。在指甲停止生长后，甲板与甲母质分离。超声检查显示为甲板和甲母质不再连接的断层高回声区，同时远端指甲板略增厚。
银屑病	超声检查图像多显示为甲板和指骨之间的距离增厚，腹侧指甲板模糊。晚期指甲背面斑点增多，可见波纹甲板。
牛皮癣	超声检查图像显示甲床区供血量过多。
红斑狼疮	超声检查图像显示为甲床和甲板不规则以及供血不足。
甲下脓肿	超声检查的窦道（坏死区域）表现为高回声区增强和甲床增厚，窦道会增加关节炎或骨炎的风险。

在临床应用中，虽然超声检查与组织学检查相比不够详细，无法分辨具有相同声阻抗的病变。但其操作方便，并能提供相关部位的实时功能信息。最典型的例子就是指甲板的双层图像，可反映出指甲具有水合作用，而组织学检查却无法反映出此作用。另外，组织密度和组织灌注可通过超声检查进行检测，却无法通过组织学检查获得，这使得超声检查成为研究皮肤临床表现的重要方法。简单、实时性以及无创性是超声检查成为常用诊断方法的重要原因。

二、伍德（wood）光检查

正常的指甲在 wood 光检查下呈白色荧光，口服四环素的患者指甲呈黄色荧光，服用去甲基氯四环素的患者指甲呈红色荧光，服用盐酸喹那林的患者指甲呈黄绿色荧光。因此，这项检查可以帮助区分指甲色素沉着是药物所致还是其他原因造成。

三、毛细血管镜检查

甲床沟的毛细血管镜检查是一项在体内进行的简单无创且可靠的技术，可用于评估指甲浅表微血管结构，毛细血管镜由一个放大倍数为 50～200 倍的光学显微镜和一个冷光源（以避免血管舒张）组成。

检查前，应用雪松油或凡士林涂抹双手，以获得较好的表皮结构透明度，接着依次对食指、中指、无名指和小拇指甲进行检查。通过对血管结构的全面检查来获得有用信息。甲床沟的微血管结构是由平行于皮肤表面的发夹状毛细血管袢纵向排列而成，通常每毫米有 12～18 个血管袢。有意义的血管袢的形态改变包括分枝血管、血管袢明显加长，毛细血管中断和微动脉瘤。在特发性雷诺病患者中可见甲床沟血管呈舒张状态；手足发绀患者的甲床沟血管呈收缩状态；在红斑狼疮患者中，血管状态则会出现激烈的收缩、舒张波动起伏。

毛细血管镜检查还可以使用荧光追踪剂来测量血细胞速度与动脉血压。因此，毛细血管镜检查已广泛用于研究人体微循环系统。此外，也可使用皮肤显微镜对甲床沟进行检查，其放大倍数虽足以放大细小血管，但不足以看到其内部结构。

四、透照

透照技术是一项成本低廉、操作简便的技术，可显示指(趾)甲板的表面变化和内部状况。透照技术具体方法为在黑暗环境中，通过一束强烈的光束向上照亮手指。透照技术有助于识别病变的性质，特别是当病变未处于特征性位置或组织深处时。透照技术也可用于诊断指甲下血管瘤，同时判断其大小。

五、光学相干断层扫描

光学相干断层扫描(optical coherence tomography，OCT)使用红外光代替声波检查，也被广泛应用于皮肤科，特别是在非黑色素瘤的诊断中。对于指甲病来说，OCT能够更好地区分形态学细节和指甲厚度，是诊断甲真菌病的有力工具之一。

六、反射共焦显微镜

反射共聚焦显微镜(reflectance confocal microscopy，RCM)是一种新技术，其通过实时共聚焦显微镜，利用反射光对不同深度的活组织进行光学切片，提供细胞水平分辨率的图像，且不改变组织表面结构。RCM可穿透皮肤组织$200\sim300\ \mu m$深度，从而观察到内部结构，因此RCM技术可观察甲板和甲床等深层结构。从甲板表面扫描到与甲床相邻部分的深处组织，根据RCM反射强度的不同，可区分成三个层次，这三个层次的亮度逐级递增，最深处最为明亮。

RCM具有图像分辨率高和非侵入性的巨大优势，且其对甲真菌病的诊断结果与常规涂片镜检的结果基本一致。因此，RCM技术在诊断甲真菌病方面具有快速和准确的优点。

第七章 皮　脂

皮肤表面覆盖有一层透明的脂质层,该脂质层由皮脂腺、汗腺分泌物和细胞碎片组成,起到隔热和疏水的作用。皮脂分泌和代谢异常与多种皮肤疾病有直接或间接的关系,如痤疮、特应性皮炎、皮肤干燥症等。

第一节　皮脂生理学

一、皮脂腺的发生与发展

1. 胚胎学

皮脂腺是由腺泡与导管构成的全浆分泌腺,其导管开口于毛囊。前额、鼻和上背部的皮脂腺分布密度最高,称为皮脂溢出部位;其余部位的皮脂腺较少,手掌和脚底部位皮肤没有皮脂腺分布。

皮脂腺的发育和表皮及毛囊有关,胚胎发育至第 13～15 周,就可以辨认出自毛囊发出的腺体,胚胎发育至第 17 周时腺体开始分泌脂质,在腺体中心可以看到脂滴。腺体的腺泡会附着在共同的排泄管上,排泄管由皮脂腺细胞组成,破裂后形成初始的毛囊皮脂腺管,新的腺泡起源于外胚层,并非所有腺泡都处于相同分化阶段。

2. 组织学

人类大部分皮脂腺导管开口于毛囊上方,与毛囊无关的皮脂腺称为游离皮脂腺,其分布局限于口腔黏膜、唇红、女性乳晕、包皮和眼睑处。皮脂腺被富含胶原蛋白的结缔组织小梁包围,细胞桥粒将皮脂腺细胞与其周围组织固定起来。

皮脂由皮脂腺分泌,分泌过程与角质层的形成有类似之处。皮脂腺的外周细胞为干细胞,皮脂腺不断产生脂肪生成细胞,脂肪生成细胞可以聚积脂质并向中央区域迁移,最终细胞崩解,同时释放脂质小滴与细胞碎片,与脱落的上皮细胞混合成皮脂后,经导管排泄到其附着的毛囊中,再沿毛发由毛囊口排出体外。打个比方,皮脂腺是个工厂,不停地生产"罐头",这个"罐头"也就是脂肪生成细胞,"罐头"里面装的都是脂肪。随着罐头的增多,新生成的罐头将旧罐头挤下流水线,旧罐头摔到地面,摔破了。罐头里面的脂肪混合了角质层脱落的上皮细胞,就形成了肉眼可见的黄色头痂。一般来说,皮脂腺细胞更新周期为 21~25 天,导管内皮脂的转运时间为 14 小时。

皮脂腺细胞与脂肪细胞有一定的相似性,它们都有大量的脂质积累,并有相似的受体和参与脂质代谢的酶,但二者脂质的产生、组成和分泌机制各不相同。此外,它们的起源不同,皮脂腺细胞是毛囊角质形成细胞,脂肪细胞是间充质细胞。识别皮脂腺细胞的最常用方法是使用苏丹 IV 和尼罗红等亲脂性染料或者脂质相关蛋白(如 perilipin 和 adipophilin)进行免疫染色,还可以使用脂肪酸合酶、角蛋白 7 或其他标记物来进行染色检测。

3. 分化成熟

人体的皮脂腺分泌有两个高峰期。第一个时期是刚出生的婴儿期,婴儿期刺激皮脂分泌的主要因素是雄激素,此时的雄激素来源于母亲,婴儿皮肤中皮脂腺的分布密度与成人相同,皮脂在出生后几小时内开始分泌,在 1 周内到达分泌峰值,这时就会出现俗称的"婴幼儿痤疮",但 6 个月后婴儿皮脂分泌会降到很低,并在儿童期保持较低水平。第二个时期是从 9 岁左右开始,在肾上腺素的作用下,不论男性还是女性,皮脂腺的分泌量开始逐渐增加,在 16~20 岁达到高峰,在这个时期合并痤疮丙酸杆菌感染会导致青春痘的产生。女性在 40 岁左右、男性在 50 岁后皮脂腺分泌开始减少,老年人的皮肤因为皮质分泌减少,可能开始出现干燥和脱屑。

皮脂腺细胞分化成熟的两个关键信号因子是 β-连环蛋白(β-catenin)和淋巴增强因子-1(Lef-1),干细胞根据 β-catenin 和 Lef-1 的表达水平选择分化方向,β-catenin 和 Lef-1 的低表达水平刺激干细胞分化为表皮和皮脂腺,而高水平表达则诱导干细胞朝着毛囊的方向分化。与毛囊的循环生长不同,皮脂腺的生长是连续的。皮脂腺的数量在整个生命过程中大致保持恒定,但腺体的体积会随着年龄的增长而增加,一般来说,中青年人群的皮脂腺体积较大,而在青春期之前的儿童、老年人和性腺功能减退的男性中,皮脂腺的分泌功能明显减退。中青年人群的皮脂腺细胞合成和分泌皮脂需要 1 周左右的时间,随着年龄的增长,皮脂腺的更新会变慢。

二、皮脂的成分

人体皮脂是皮脂腺分泌的油脂和细胞碎片的混合物,其主要成分为蜡酯(源于脂肪酸和脂肪醇)、甘油酯、角鲨烯、胆固醇、胆固醇酯和游离脂肪酸,其中甘油三酯、甘油二酯和游离脂肪酸占比为 57%,蜡酯占 26%~30%,角鲨烯占 12%~20%,胆固醇酯占 3%~6%,胆固醇 1.5%~2.5%。皮脂和表皮脂质的组成有很大差异,表皮脂质组分如下:甘油 30%~35%,游离脂肪酸 8%~16%,胆固醇酯 15%~20%,胆固醇 20%~25%,其余为无蜡酯和角鲨烯。另外,皮脂在不同物种间具有不同的成分。例如,仓鼠皮肤的皮脂腺分泌物缺乏在人类皮脂中常见的角鲨烯和蜡酯。

1. 甘油三酯

甘油三酯由一分子丙三醇和三分子脂肪酸组成。丙三醇是一个三碳结构,每个碳可连接一个脂肪酸。根据所连接脂肪酸的种类以及碳碳双键的数量,命名为不同的油脂。例如,棕榈酸的脂肪酸有 16 个碳,没有碳碳双键,脂肪酸链可以缩写成 16∶0;油酸有 18 个碳和 1 个双键,链的缩写是 18∶1;α-亚麻酸的脂肪酸链有 18 个碳和 3 个共轭双键,链的缩写是 18∶3。

哺乳动物的甘油三酯是细胞膜的主要成分,还可用作能量储存,刚分泌的皮脂中不含游离脂肪酸,它是甘油三酯经皮肤的寄生菌水解形成的。护肤品中所用的油性成分均包含甘油三酯,不同的脂肪酸有不同的护肤效果。为此,化妆品研发人员必须充分了解和掌握不同脂质的化学属性及功效作用。

2. 蜡酯

蜡酯是皮脂中特有的组分,其产生与皮脂腺分化程度有关。蜡酯是由长链脂肪酸和脂肪醇酯化形成,在皮脂中发现的蜡酯由脂肪醇、羟基脂肪酸、烷基-2,3-二醇和烷基-α,ω-二醇的羟基与脂肪酸酯化组成。蜡酯合成的关键酶为蜡酯合酶和酯酰辅酶 A 还原酶。酯酰辅酶 A 在酯酰辅酶 A 还原酶的作用下被还原成脂肪醇,脂肪醇和酯酰辅酶 A 在蜡酯合酶的作用下生成蜡酯。

蜡酯的化学性质非常稳定,具有较强的抗氧化、抗水解和隔热功能,对皮肤有润滑、保护和防止水分丢失等作用。蜡酯作为皮肤表面疏水性最强的分子,一方面可防止深层组织过度水合,另一方面蜡酯可形成疏水结构,从而抵挡外界灰尘、化妆品和细菌等各种物理或生物学因素的侵害,因此又称"莲花效应"。

3. 角鲨烯

角鲨烯是在鲨鱼肝油中发现的一种不饱和烃类化合物,又名三十碳六烯,化学式是 $C_{30}H_{50}$,含有 6 个异戊二烯双键,属于萜类化合物。角鲨烯也是构成人体皮脂的重要功能成分之一,具有较强的抗氧化性、渗透性和润滑性。角鲨烯完全由皮脂腺合成,人体的角鲨烯和蜡酯仅存在于皮脂腺细胞中,是胆固醇合成途径中的中间体,也被视为皮脂腺细胞分化成熟的标志物。

角鲨烯的抗氧化机制源于其低电离阈值,角鲨烯能够提供或接收电子而不破坏细胞的分子结构,并且角鲨烯可中断脂质过氧化途径中氢过氧化物的链式反应。虽然角鲨烯能够阻断脂质过氧化,但是角鲨烯的氧化产物,如不饱和脂肪酸等对皮肤也具有一定的刺激性。

4. 胆固醇

胆固醇,也称胆甾醇,存在于机体的各个组织中,如皮肤、神经、血液、胆汁、卵黄等。胆固醇是由甾醇部分和一条长的侧链组成。胆固醇是细胞膜的重要组成成分,占细胞膜脂类的 20% 以上。温度高时,胆固醇能阻止脂质双分子层的无序化,温度低时又可干扰其有序化,从而阻止液晶形成,保持细胞膜的流动性。因此,胆固醇在维持细胞正常生理功能中发挥重要作用。

胆固醇对皮肤无刺激性,可促进角质形成细胞的增殖,抑制水分丢失,同时抑制角质形成细胞释放白介素-1,从而降低皮肤的敏感性。在化妆品中添加一定量的胆固醇具有柔滑皮肤和保湿作用。另外,胆固醇具有一定的泡沫稳定作用,正是因为胆固醇具有诸多作用,所以胆固醇被广泛添加于化妆品中。

5. Δ6 去饱和酶

皮脂腺细胞中存在一种特殊的 Δ6 去饱和酶,皮脂腺细胞在这种酶的作用下将支链脂肪酸和脂质去饱和化,如亚油酸的 β 氧化过程是皮脂腺细胞独有的反应。因此,该酶可被视为皮脂腺细胞活性和分化成熟的功能标志物。

棕榈油酸和癸二酸是皮脂中主要的脂肪酸,且仅在人类中存在,Δ6 去饱和酶将棕榈酸转化为十六碳烯酸,十六碳烯酸占总脂肪酸的 25%,十六碳烯酸可通过 2 碳单元进一步延伸生成癸二酸。棕榈油酸对革兰氏阳性菌(如痤疮丙酸杆菌)有抗菌活性。

三、皮脂的理化性质

皮脂在 4 ℃时的密度为$(0.90\pm0.01)g \cdot cm^{-3}$,其凝固点在 15～17 ℃。游离脂肪酸和甘油三酯的熔点在 20～30 ℃。皮脂表面张力在 26.5～31.0 ℃时为$(24.9\pm2.6)mN/m$。皮脂黏度在 38 ℃时为 0.552,在 36 ℃时为 0.664,在 30 ℃时约为 0.5(皮脂某些组分在 30 ℃附近时的黏度开始无序增加)。

第二节 皮脂的作用和影响因素

一、皮脂的作用

皮脂在经历水解和氧化过程后,产生各种生物活性产物。皮脂有多方面功能,皮脂更多地被认为是一层皮肤保护膜,能保护皮肤深层组织器官免受环境伤害,并能维持角质层的半透膜作用。但实际上,皮脂还在表皮中发挥复杂的信号转导作用,皮脂与外界环境发生着广泛、复杂和积极的沟通作用。因此,不能仅仅关注皮脂数量的改变,还需进一步研究皮脂成分的变化。

1. 屏障作用

皮脂膜也称酸性保护膜,是由皮脂腺分泌的脂质、角质形成细胞崩解的脂质与汗腺分泌的汗液经乳化后形成并覆盖于皮肤表面的一层透明、弱酸性薄膜。皮脂膜是皮肤最重要的一层锁水屏障,可防止角质层水分过度挥发,同时阻止外界水分及物质大量进入,以维持皮肤的水合度。

2. 滋润皮肤

皮脂可有效滋润皮肤,使皮肤柔韧、润滑、富有光泽,同时可有效防止皮肤干裂。

3. 抗感染

皮脂膜是皮肤表面的免疫层,皮脂膜中的游离脂肪酸对病原微生物的生长有抑制作用。

4. 中和酸碱损害

皮脂膜的 pH 呈弱酸性,可对碱性物质的侵害起缓冲作用。皮肤和碱性溶液接触后,皮脂在最初 5 min 的中和作用最强。另外,皮脂膜对 pH 在 4.2～6.0 的弱酸性物质的侵害也有一定的屏障能力。

5. 维持人体皮肤表面常驻菌的生态稳定性

人体皮肤表面有大量的常驻菌群(约 1×10^{12} 个/m^2),包括葡萄球菌、丙酸杆菌和棒状杆菌这 3 种条件致病菌,这些常驻菌以角质形成细胞的碎屑或脂质为食,并且能够抑制其他有害菌的生长。它们在正常情况下不致病,并能起到抵抗酸性物质和外来细菌侵害的作用,但过度清洁和清洁不够都会导致皮肤菌群失衡。

皮脂中脂肪酸的主要作用之一是调节宿主与微生物的相互作用,脂肪酸是通过皮肤的寄生菌在脂肪酶的介导下水解皮脂中的甘油三酯而产生的。游离脂肪酸中的硬脂酸是一种很好的抗生素,尤其是对金黄色葡萄球菌具有良好的抗菌效果,其作用机制主要是硬脂酸能够破坏金黄色葡萄球菌的细胞壁,从而在繁殖期杀灭细菌。

6. 作为皮肤病和衰老的生物标志

不同的皮肤疾病和不同的衰老状态都存在不同程度的皮脂合成或代谢功能的异常,以及皮脂数量和组成上的变化,皮脂异常也可视为皮肤疾病和衰老的标志之一。

7. 重复利用

大多数皮脂会被皮肤重新吸收,尤其是角鲨烯会被角质形成细胞重复利用。

8. 内分泌

皮脂腺细胞产生的激素包括促肾上腺皮质激素释放激素(corticotropin releasing hormone,CRH)、雄激素、雌激素和皮质醇等。皮脂腺细胞合成的 CRH 可刺激 α-促黑素细胞激素的分泌,从而减少皮脂腺细胞中白细胞介素-8 的合成。

9. 皮脂对药物运输的影响

皮肤表面脂质(skin surface lipids,SSL)是大量皮脂与少量角质层脂质的混合物。

皮脂对皮肤渗透屏障有负面影响。电子衍射研究表明,人类角质层脂质以正交堆积模式(结晶相)排列,在与皮脂混合后,开始呈现六边形晶格(凝胶相)。因此,角质层脂质与皮脂腺细胞的脂质之间的相互作用增加了角质层脂质的流动性和渗透性,这可能是皮脂中的不饱和脂肪酸破坏了角质层脂质的有序结构,从而导致药物在角质层的渗透性发生变化。

皮脂属于低极性物质,但皮脂中含有较多的羟基等亲水性基团。因此,皮肤中皮脂的存在增加了亲脂性和亲水性分子的扩散,且对亲水性分子的影响更大。在临床上,某些可导致皮脂分泌增多的皮肤病,如脂溢性皮炎,可破坏角质层的屏障作用,使得亲水性分子的渗透性增强。而去除皮肤皮脂可能会减少局部应用的药物或化妆品中所含亲水性化合物的吸收。

二、皮脂的影响因素

1. 部位

人体皮脂腺越丰富的部位(面部、头皮、胸背部等),皮脂的分泌量越大。

2. 年龄

新生儿出生后1周受母亲体内雄激素的影响,皮脂腺功能活跃。青春期后,性腺及肾上腺产生的雄激素增多,皮脂腺增大,皮脂分泌增多。

3. 性别

由于男性和女性在生长激素、胰岛素样生长因子(IGF-1)、17β-雌二醇、孕酮、脱氢表雄酮和睾酮等激素水平上存在差异,因此,一般同年龄男性比女性皮脂分泌多,女性更年期后皮脂分泌水平出现显著下降,而男性70岁以后皮脂腺仍有一定分泌功能。

4. 人种

一般而言,非洲人比欧洲人皮脂分泌多,而亚洲人居中。

5. 饮食

食物能影响皮脂腺细胞的分泌。增加脂肪或碳水化合物的摄入可增加皮脂的产生,而减少热量的摄入可能会产生相反的效果。

6. 激素

糖皮质激素会减少皮脂分泌量,雄激素水平降低可能是糖皮质激素对皮脂分泌调节的机制原因;雌激素对皮脂腺活性具有抑制作用;催乳素可通过增加雄激素的作用间接影响皮脂腺的分泌。

7. 其他因素

免疫抑制、紫外线辐射、衰老相关基因 Smad 7 和甲状旁腺激素相关蛋白的过度表达等均可刺激皮脂分泌。

第三节 皮脂的测量

一、参数

1. 皮脂

皮脂的成分具有高度的特异性,与个体的年龄、激素水平以及分泌部位关系密切。皮脂由源自皮脂腺的脂质以及源自表皮的脂质(角质形成细胞间隙)组成。表皮细胞来源的脂质在富含皮脂腺的皮肤区域的皮脂中所占比例微乎其微,其主要由甘油三酯、蜡酯和角鲨烯构成;表皮来源的脂质如砂浆般填充在角质形成细胞之间的空隙,其主要成分是神经酰胺、游离脂肪酸和胆固醇。

皮脂的成分高度复杂,其中甘油三酯、甘油二酯和游离脂肪酸合计占比为 57%,皮肤表面的游离脂肪酸是甘油三酯水解的产物。另外,皮脂还包含蜡酯、角鲨烯和胆固醇酯等。

2. 皮脂的静态水平(CL)值

一直以来,根据个体不同的主观感受将皮肤分为三种类型:油性、中性和干性。有研究表明,油性和干性皮肤之间在皮脂分泌量上有统计学差异,而油性和中性皮肤以及中性和干性皮肤之间的皮脂分泌量没有统计学差异,所以主观的皮肤类型与实际分泌的皮脂量并不匹配。这对经典的皮肤分类方式提出了巨大挑战,这种简单和主观的皮肤分类方式的应用越来越受限,应该通过客观和标准化测量工具来重新评估皮肤类型。

目前有一种新的根据皮脂分泌量来衡量皮肤类型的方式。正常情况下,天然皮肤脂质以不均匀的薄层覆盖在皮肤表面,这个自然状态的薄层称为皮肤表面脂质的"静态水平",简称 CL,它是一个静态参数,表示自然状态下单位皮肤面积上存在的 SSL 总量,单位为 $\mu g/cm^2$。除了手掌、脚底和脚背外,皮脂腺遍布全身,其中 T 区、背部和胸部的皮质腺数量最多(400～900 个腺体/cm^2)。正常 CL 值通常为 100～700 $\mu g/cm^2$,"脂溢不足"定义为 CL 值小于 50 $\mu g/cm^2$,"过度脂溢"的 CL 值超过 500 $\mu g/cm^2$,这是皮脂分泌增加和皮脂腺的密度过高导致的。

活跃皮脂腺的数量和 CL 值因人而异,夜晚 CL 值下调 6%～7%,在早晨恢复基础水平。夏季 CL 值比秋季高约 30%,这种季节引起的差异并不是由于皮脂腺数量增加所致,而是由于皮脂腺的体积变化导致。

3. 加脂率

由于皮肤上的这层薄薄的脂质,污垢和细胞碎片可能会粘在皮肤上,这种污染使得真正有价值的皮脂分泌测量几乎不可能。污垢、细胞碎片和过多的脂质液滴可以用溶剂从皮肤表面去除。只有去除表面脂质,才有机会真正了解皮脂排泄情况。前额、鼻子和下巴皮肤的脱脂,需要用清洁剂轻轻清洗皮肤,然后再用酒精溶液擦拭 3 遍。而对于面颊和上背部皮肤,使用温和的肥皂就足够了。

加脂率是指皮肤从脱脂后,再次达到 CL 所需的时间,脱脂后 1 小时皮肤表面的皮脂水平称为自由加脂率。当皮肤表面脂质被除去后,皮脂在 30 min 内恢复一半左右,完全恢复所需的时间为 3~4 小时,这与皮肤油性程度无关。

二、收集皮脂的方法

1. 溶剂法

该技术基于皮脂在低极性溶剂中具有一定的溶解度。对于无毛皮肤的皮脂测量,可以用脱脂棉垫、聚氨酯海绵或棉签擦洗皮肤表面,然后用溶剂提取法来收集 SSL。

容器法可用于评估单位表面积的皮脂量。在这种方法中,将精确量的溶剂倒入一个金属、玻璃或塑料的空心量筒,将量筒放置在皮肤上静置 1~2 min,蒸发溶剂后再对脂质称重。此外,通过这种方法收集的皮脂还可以通过高效薄层色谱法或光密度测定法进行评估。研究中最常用的溶剂如表 7-1 所示,目前最好的选择是乙醚。

表 7-1　收集皮脂的溶剂及其特性

溶剂	特征
乙醚	最方便、用途最广、极性适中
乙醚-乙醇混合物	提取几乎所有已知的脂质
乙醇	耐受性好
石油醚	残留游离脂肪酸和水的极性基团
己烷	残留游离脂肪酸和水的极性基团
丙酮	难以溶解蜡酯
甲醇-氯仿混合物	会造成表皮损伤

2. 吸水纸垫

测量皮脂分泌率(sebum excretion rate, SER)最常见的方法是由 Strauss 和 Pochi 引入并由 Cunliffe 和 Shuster 改进的卷烟纸法。由于纸张的吸收能力不同,因此需要检查其吸收能力是否达到饱和点。为此,可使用合成脂质来检测纸张的性能。合成脂质已被广泛用于皮肤和头发特性的研究。研究表明,17%的脂肪酸、44.7%的甘油三酯、25%的蜡酯和 12.4% 的角鲨烯的混合物与人类皮脂非常相似。这种合成脂质在 32 ℃ 的环境中暴露 48 小时可保持稳定,在氯仿-甲醇溶液中可稳定储存至少 6 个月。这种合成皮脂可用于研究化妆品特性、化学物质对皮肤的渗透性以及开发洗涤剂的标准化测试。

卷烟纸法测量方法:首先清洁皮肤,去除表面脂质,然后将预先萃取过的香烟纸贴在皮肤上并用绷带固定,3 小时后取下卷烟纸,使用乙醚从纸张中提取脂质,通过称重或薄层色谱分析进行定量检测。卷烟吸水纸的组合方法是将吸水纸插入皮肤和紫外线摄像机之间。在规定时间(45 秒或更多)后,由计算机分析脂滴的照片。

3. 磨砂玻璃和皮脂计

Schaefer 和 Kuhn-Bussius 证明可以通过磨砂玻璃载玻片来收集皮脂,并测量皮脂分泌。即将载玻片在皮肤上放置 30 秒后,皮脂会吸附在粗糙的磨砂玻璃表面上,同时扩散并填充在细小间隙内,这会使玻璃表面变得光滑,当用光照射玻璃时会导致光散射减少,因为吸附的皮脂量和玻璃透光量之间呈正相关,所以通过测定透光量可以间接测得皮脂含量。

基于这一原理的首台测量仪器是由法国 L'Oreal 公司生产的,但目前较为流行的是德国 CK 公司生产的皮脂计(Sebumeter SM815),该仪器可以在几分钟内轻松完成皮肤表面的皮脂量或皮脂分泌率的测量,但不能确定皮脂腺的状态。

与 L'Oreal 公司生产的 Aulnaysous-Bois 皮脂计相比,Sebumeter SM815 皮脂计更易于使用,并且无须在每次评估时清洁探头。但这种测量仪器仍有诸多不足:① 仪器的校准很困难,除非皮脂腺贮存已经耗尽,不然测量结果非常失真;② 这种方法只能用于特定的温度和湿度;③ 玻璃表面必须在使用前进行清洁和脱脂;④ 皮肤表面温度必须至少在 30 ℃ 以上,因为在较低温度下,一些皮脂成分会变成半固体并导致光密度变化。尽管如此,由于该方法和配套皮脂计在准确性、可重复性、商业可用性、操作简易性和测量时间等方面具有较大优势,因此现在广泛用于皮脂评估研究。

目前皮脂计的应用领域有:① 客观地将皮肤类型分为干性、中性或油性;② 评估皮肤的"生物学年龄";③ 评估应用于头发和皮肤化妆品的有效性;④ 研究不同皮肤病的皮脂腺活性;⑤ 评估不同治疗方法对皮肤病的有效性。

4. 皮肤贴片

美国 CuDerm 公司生产的 Sebumeter® SM810 是一种广泛使用的皮肤贴片仪器,这种皮肤贴片是一种疏水性的白色膜状聚合物,可用于测量皮脂分泌和评估皮肤毛孔的分布。Sebutape® 皮肤贴片上有无数微小的气腔,表面涂有亲脂性的黏合剂,薄膜可以紧贴在皮肤上,每次测量时,压在皮肤上的探头由一个内置的弹簧传送 10 牛顿的持续压力。探头与皮肤接触时间为 30 秒,皮肤表面的皮脂可被迅速吸收到薄膜上。随着微腔内的空气被皮脂置换,充满脂质的微腔变得对光透明。每个皮脂腺的皮脂分泌形成一个清晰的点,其大小与脂滴的体积相当。但由于胶水的屏障作用,Sebutape® 皮肤贴片对皮脂的吸收很慢,而且不够完全。

首先,通常用肥皂和水清洗皮肤表面以去除碎屑和脂质,为了获得更高的准确度,可以用己烷纱布垫擦拭皮肤来完全脱脂。然后将 Sebutape® 皮肤贴片放置在前额皮肤1~3小时,再进行计算机图像分析。在皮脂已被吸收的皮肤区域,Sebutape® 皮肤贴片变得透明。在黑暗背景下的薄膜可以显现毛孔的形态,这些形态数据可参照由制造商提供的范例进行皮肤分类:青春期前、青春期、痤疮、成熟或衰老皮肤。用这种方法检测的脂质也可以提取出来,然后用薄层色谱法进行定量分析。

Sebutape® 皮肤贴片的这种自粘式的设计使得皮脂收集过程更加标准化,收集时间更短,大多数参数可以在 1 小时后确定。而且,大多数皮肤评估参数可以在一台 Sebumeter®SM810 上进行,包括动态颜色测量、采集期后的图像分析,以及从胶带中提取脂质后的定量和定性分析。

三、皮脂参数的测量

1. 皮脂静态水平(CL)的评估

CL 是一个静态参数,是在皮肤脱脂后至少 5 小时和使用化妆品至少 24 小时后,对皮肤表面的皮脂进行采样。CL 值的测量有两种方法。

(1)重量法

在用溶剂法对皮脂进行采样后,在氮气流下挥发溶剂,称重剩余皮脂。为确保结果的可靠性,有下列要求:

① 称量天平灵敏度不低于 0.01 mg。

② 场地洁净,免受气流影响。

③ 天平放置在特殊的桌子或混凝土底座上。

④ 使用铝制容器以减少静电。

⑤ 维持室内环境恒定的温度和湿度。

在使用溶剂法提取脂质的操作过程中,应严格按照操作流程和规范进行,绝对避免包括手指在内的可能引起误差的物品触碰滤纸。

(2)光度法

用于采样皮脂的材料(载玻片、Sebutape® 皮肤贴片等)均具有不同的采样系数,因此它们只能采集一部分皮脂。它们的采样能力取决于 3 个因素:① 材料对脂质的吸收能力;② 传感器上的可用区域;③ 皮肤表面脂质的黏度。

第一个因素影响材料的吸收能力,第二个因素包括传感器表面的粗糙度和清洁度,第三个因素主要受温度影响。在同一区域重复采样可尽量避免误差的产生。

2. 皮脂腺的密度和活性的评估

四氧化锇(OsO_4)染色的主要原理是当 OsO_4 遇到不饱和脂肪酸时就会被还原成锇而出现黑色背景。通过滤纸采样皮脂,然后再添加几滴 OsO_4,滤纸上残留的皮脂和 OsO_4 发生反应而呈黑点。使用光密度测定法或计算机图像分析法可评估皮脂腺的密度和活性。

四、头皮皮脂功能评估

头皮的毛囊密度最高,头发密度为 200 根/cm²,同时头皮是油脂分泌的主要部位,分泌水平一般为 150 μg/cm²。头皮区域的皮肤通常会接触到许多护发产品和化妆品。由于在正常情况下,大量毛发的存在会阻碍仪器测量皮脂功能,因此目前还缺乏关于头皮皮肤角质层功能以及皮脂腺功能的信息。

皮脂腺毛囊分为三种类型,根据皮脂腺的体积及其所连接毛发的粗细,分为末端毛囊、毳毛毛囊和皮脂毛囊。男性的末端毛囊存在于头皮和胡须区域,此类区域的毛干较粗且皮脂腺体积较大。头皮区域的皮脂一部分以分散液滴的形式由毛囊出口分泌出去,而其余部分则以头发涂层的形式排出。毛囊分泌出的皮脂液滴不均匀地分布在头发上。测量头皮皮脂量需要一种微型采样方法,再通过光度法和脂带法可以测量头皮皮脂量。现有收集头皮皮脂的方法主要有溶剂法、脂带法、皮脂计测量法等。

第八章　汗　腺

　　人体皮肤汗腺根据组织形态学可分为两种主要类型,即外分泌汗腺(小汗腺)和顶泌汗腺(大汗腺)。除此以外,还有少量顶外泌汗腺。小汗腺和大汗腺在身体不同区域的密度有所区别。各种生理和病理性因素都会干扰汗液分泌的量和组成。皮肤表面的细菌微生态是导致汗液异味的主要原因。尽管世界各个种族之间存在社会和文化差异,但过度出汗和体臭通常被认为是令人不快的情形。相比之下,少汗症甚至是无汗症就没有那么受人关注,但汗腺功能低下会影响体温调节,影响身体健康,并且还是多种全身性疾病的警告信号。

　　虽然组织形态学对汗腺提出了分型标准,但在有些情况下,仍然难以确定腺体是外分泌汗腺还是顶泌汗腺。因此,可以通过各种免疫组织化学标记来进一步鉴定汗腺类型,包括细胞角蛋白表型以及上皮膜抗原、癌胚抗原等。此外,糖聚合物也被用来进行某些皮肤病的标识。

第一节　汗腺的基本结构

一、外分泌腺(小汗腺)

1. 小汗腺的结构

　　除唇红、甲床和包皮等部位外,人体皮肤表面遍布 200 万～500 万个小汗腺,平均分布密度为 150～500 个/cm²,背部最少,手掌和脚底的密度最高。每个小汗腺都有一个位于真皮层的盘绕成不规则球状的结构,称之为小汗腺的分泌丝球部,并与一条皮内导管相连,导管自真皮深层上行,与表皮相连后,形成螺旋攀升的管道,最后通过单独的分泌导管开口于角质层(图 8-1)。分泌部约占小汗腺分泌丝球部的三分之二,分泌丝球部由明细胞和暗细胞组成。

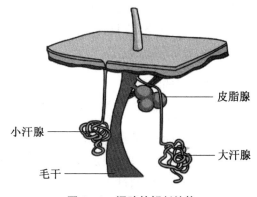

图 8-1　汗腺的解剖结构

明细胞数量较多,而且体积较大,明细胞含有较多的糖原和线粒体,是主要的汗液分泌细胞;暗细胞数量较少,而且体积也比较小,主要分泌黏蛋白;两种细胞被纺锤形肌上皮细胞包裹在一起。

2. 外分泌汗液的性状

外分泌汗液是一种透明、无色、无味、等渗的血浆超滤液,富含有机物和无机电解质。外分泌汗液中水分占99.0%~99.5%,其余为固体,汗液的数量和成分的个体差异很大。总体来说,固体成分从多到少依次为:钠、氯、钾、尿素、蛋白质、脂质、氨基酸、钙和磷,其中无机物和有机物各占一半。无机物中主要为氯化物,有机物中有一半为尿素。值得注意的是,外分泌汗液中含有一些具有临床意义的化合物,包括重金属、药物、有机物和过敏原等。

外分泌汗液的pH一般在4.5~5.5,但若持续出汗则pH可增加到7.4。外分泌汗液成分根据分泌率、醛固酮活性、体育锻炼以及环境湿度和温度的情况而变化。外分泌汗液中固体成分的浓度随出汗速度不同而有所差异。在皮内导管内的汗液分泌期间,发生离子的部分选择性吸收,特别是Na^+和Cl^-。其他电解质也会被重新吸收,尤其是在极度出汗的情况下,外分泌汗液会变得低渗,但汗腺对氯化钠的最大再吸收量仅为腺体分泌量的1/4,所以大量出汗时伴随着大量的钠离子丧失,因此在大量出汗后需要在补水的同时,额外补充一定的盐分。

3. 小汗腺的调节

小汗腺的活性主要由胆碱能神经支配,除了神经调节以外,高温、情绪、思维和味觉刺激都可不同程度激活大脑的汗腺分泌控制中枢。此外,低血糖症、甲状腺功能亢进和高碳酸血症也可以促进汗腺分泌。

正常情况下,小汗腺的活动在机体呈现出周期性的活跃与暂停的交替状态,小汗腺的分泌节律为每分钟0.3~12次。这种有节奏的活动在不同的环境和身体部位表现出明显差异。这可能是因为汗液首先储存在汗腺的分泌部,当汗液过度充盈时,会引起肌上皮细胞的痉挛性收缩,从而导致汗液大量排出。一般来说,相邻的小汗腺交替分泌汗液,即使在大量出汗的情况下,也只有大约50%的小汗腺同时释放汗液,但掌跖部位的小汗腺分泌汗液基本上是同步的。

4. 小汗腺的功能

(1) 散热降温

小汗腺分泌的汗液通过蒸发作用散热是机体最主要的散热机制。身体有两种出汗方式,一种是显性出汗,另一种是非显性出汗。显性出汗是由于外界温度升高引发的肉眼可见地出汗。一般气温超过31℃,人就开始冒汗了,通过汗液挥发带走体表的热量,使体温保持恒定,同时维持体内电解质平衡。当环境温度升高时,显性出汗量可提高10倍以上。当人从事重体力劳动和剧烈运动时,肌肉不断收缩,消耗大量的糖分,从而使体温升高,这时机体通过小汗腺大量分泌和排泄汗液以维持体温恒定。背部的小汗腺数目最少,如果连背部都汗流不止的话,可见劳累和剧烈运动的程度,所以古人创造出"汗流浃背"这一成语,既生动又贴切。而在 31 ℃以下,体表一直有看不到的汗液在挥发,这就是非显性出汗。在静止状态下,皮肤的小汗腺一直在分泌汗液,正常成人 24 小时非显性出汗量约为 500～700 mL。在出汗过程中,血流调节和浅表血管的舒张效应也在很大程度上有助于体温调节。

（2）柔化角质

显性出汗和非显性出汗可维持角质层水分的生理平衡,补充角质层的水分散失,以维持角质层的正常含水量,使皮肤柔软、光滑、湿润。

（3）抗菌

汗液在正常生理条件下呈酸性,可抑制微生物的繁殖,同时汗液中含有的抗菌肽能对抗很多已知病原体,如结核分枝杆菌和金黄色葡萄球菌等。出汗过多时,汗液与皮脂的比例失调,皮脂在汗液的冲刷下变得纤薄,正常的弱酸性皮肤会变为碱性,对细菌的抵抗力变弱。同时汗液中的有机物在细菌的作用下产生有害物质,细菌开始大量繁殖,从而导致多种皮肤疾病的产生,如汗斑、毛囊炎、湿疹、疖子、痱子等。

（4）乳化脂类

汗液可充当皮脂的乳化剂,在皮肤表面形成皮脂膜,从而保护皮肤。

（5）排泄药物

汗腺分泌细胞对与蛋白质结合率高的药物有很好的通透性,如磺胺类、氨基比林、巴比妥类、灰黄霉素、奎宁、酒精及铅等物质都可以从汗腺中分泌和排泄至体外。

5. 小汗腺的分泌方式

由于小汗腺所在部位不同,汗腺的数量也存在显著差异,汗腺对温度、情绪和心理刺激的反应也有所不同,小汗腺分泌汗液的方式根据刺激的种类可分为温热性出汗、精神性出汗和味觉性出汗。

（1）温热性出汗即为显性出汗。

（2）在紧张、恐惧、兴奋等精神因素影响下,神经冲动从大脑皮质传递到手掌的小汗腺,乙酰胆碱的浓度升高,导致小汗腺的分泌排泄活动在短期内迅速增强,产生手掌等部位地出汗,称为精神性出汗。精神性出汗从刺激到发汗的潜伏期极短,只有几秒钟到数十秒不等。精神性出汗在掌跖处表现最为明显,也可见于手背、头面、颈部、前臂和小腿等部位。少数人在精神高度紧张时,甚至会出现汗如雨下、汗流浃背的情况。

（3）机体口腔黏膜和舌背部位有丰富的神经末梢和味觉感受器,进食辛辣刺激食物时出现的口周、鼻、面颈部等部位出汗,称为味觉性出汗。进食大蒜和大葱等刺激性食物几天后,身上仍会散发出很重的蒜味和葱味,这主要与汗液的排泄功能有关。汗腺分泌细胞对药物及某些挥发性物质有很高的通透性,如磺胺类、氨基比林、巴比妥类、灰黄霉素、奎宁、酒精等药物,大蒜、大葱、洋葱、韭菜等蔬菜中的挥发性物质,这些物质都可以通过汗液排泄出去。

二、顶泌汗腺(大汗腺)

1. 大汗腺的结构

大多数大汗腺位于腋窝和腹股沟区皮肤,在脐周、会阴区和乳晕处皮肤中也有少量分布。另外,眼睑腺、耳道的耵聍腺以及生殖器腺体内也有典型的大汗腺分布(图 8 - 2)。每个大汗腺由位于真皮网状层的分泌部和开口于毛囊上部的导管构成,腺体部分由单层含有颗粒和液泡的立方体或柱状细胞构成,这些细胞与肌上皮细胞交错排列。大汗腺的排泄管与小汗腺导管的结构非常相似,由双层或三层相似的立方体细胞组成,外周基底层含有大量线粒体和微绒毛,大汗腺的排泄管直径较大,是小汗腺导管直径的 10 倍。

2. 大汗腺液的性状

大汗腺液量少且黏稠,一般呈乳白色,还可出现褐色、红色,甚至黑色,称为色汗症。大汗腺液的功能包括气味作用、性引诱、领土标记和警告信号。大汗腺分泌的汗液初始是无异味的,在微生物的作用下,生成具有特殊臭味的短链脂肪酸和氨,导致狐臭的发生。

3. 大汗腺的调节

大汗腺在儿童时期保持静止,青春期时在大量分泌的雄激素刺激下功能成熟。成年后,性激素不再对大汗腺发挥调节功能,取而代之的是去甲肾上腺素和乙酰胆碱。

三、顶外泌汗腺

目前仅在腋窝处皮肤发现顶外泌汗腺的存在,其数量大约为 25 000 个。顶外泌汗腺同时拥有小汗腺和大汗腺的特征,其与小汗腺和大汗腺之间主要根据大体形态来区分。顶外泌汗腺对生理和药理性刺激的反应与大汗腺有着显著差异。顶外泌汗腺对心理压力反应更加迅速,而且顶外泌汗腺被认为是腋窝产生大量汗水的主要原因。

第二节　汗腺的评估方法

一、外分泌汗液的生物计量学

小汗腺在机体生理性体温调节中发挥重要作用。温度、情绪和味觉等因素可通过胆碱能神经控制外分泌汗液的分泌。许多全身性疾病对小汗腺活性也有极大的影响,如糖尿病神经症通常累及末端的运动感觉神经,从而导致受累区域皮肤出汗减少,但发生神经病变的"少汗"皮肤以外的正常皮肤区域会补偿性地增加出汗。糖尿病患者还存在其他类型的出汗异常,如节段性少汗症,甚至全身性无汗症。据报道,体表无汗症的程度与临床自主神经功能障碍的严重程度相关。

考虑到各种病理生理因素对小汗腺活性的影响,目前有多种方法可用于测量小汗腺的数量并评估其功能状态,其中体内试验分为两大类。

第一类方法提供了关于汗液分泌总量的信息,但忽略了活性小汗腺数量的信息。此类评估方法有:① 在皮肤表面收集和称量汗液的称量法;② 将数小时内体重下降值作为该段时间内的出汗总量;③ 针对单个汗腺导管的置管法,这是一种辅助性的烦琐方法;④ 通过电阻法测量角质层的湿度来间接评估小汗腺所分泌的汗液。

第二类方法可评估既定皮肤上活性小汗腺的密度。值得一提的是,皮肤电容映射/成像(skin capacitance mapping/ imaging, SCMI)法可以将任意小汗腺的汗液分泌变得可视化,从而以非侵入性的方式提供实时皮肤汗腺分泌相关信息。

1. 称量法

称量分析法用于在一定的条件(持续时间、温度、部位等)下测量皮肤实际产生的汗液总量。具体方法是在封闭条件下,使用规定大小的吸水滤纸或手帕来吸收汗液,在接受药理学刺激或干扰因素后,分析吸水材料在实验前后的重量差异。但该方法至少需要采集100 mg 的汗水,适应能力良好的人在 24 小时内可以产生多达 10 L 的外分泌汗液。

2. 汗液染色法

汗液染色法推荐使用特殊的染料来检测汗液。在测试程序前应擦去皮肤上所有残余的汗水,然后用活性染料涂在皮肤上或用浸透试剂的吸汗材料覆盖皮肤。这种绘画式的方法方便进行连续图像记录和图像分析。

汗液染色法常用的染料是 1% 溴酚蓝的乙醇溶液,将浸渍该染料的滤纸放置于正在冒汗的皮肤表面上几秒钟,滤纸上的染料在接触 pH 高于 4.6 的汗液时变成淡蓝色,去除滤纸后,汗滴处出现蓝色斑点。此外,还可以使用溴酚蓝粉末,或将溴酚蓝分散在油性溶剂中并薄薄地覆盖到皮肤表面。

迄今为止,最简单和安全的染色方法是碘-淀粉反应。其中一种方式是将 2% 碘-乙醇溶液涂在皮肤上,待溶剂自然蒸发后,将淀粉滤纸抵靠在皮肤表面几秒钟。去除滤纸后,在出汗活跃的地方会出现深蓝色印记。另一种方式是将分散在蓖麻油中的淀粉涂在含碘的皮肤上,皮肤表面活跃的汗腺出口出现深蓝色斑点。最简单的碘-淀粉法采用一步法,即直接将碘化淀粉喷洒到皮肤表面,汗滴在皮肤表面直接显现为深蓝色或紫色斑点。擦去皮肤表面的碘化淀粉后,可在同一部位重复。但必须遵守安全规范,因为吸入碘化淀粉有一定的危险性。

另外,还有其他几种染料可供选择,如罗丹明,以及在自粘透明胶带上撒上普鲁士蓝粉,它们接触汗水后会变成蓝色。通过将每个汗滴的估算体积相加,可以尝试计算既定皮肤区域的汗液分泌量,利用计算机图像分析可以评估小汗腺的数量和活性。

3. 针对汗液中有机物的染色法

某些粉末或液体染料可以检测汗液中特定的有机化合物。例如,阿斯特拉蓝可检识各种有机离子;茚三酮与氨基酸接触后变成紫蓝色,但茚三酮对皮肤有刺激性,因此被禁止在局部皮肤使用。比较安全的方法是将饱蘸 1% 茚三酮的丙酮溶液的滤纸放在 120 ℃ 的恒温箱中加热数分钟后再置于皮肤上,有汗液分泌部位的皮肤会出现紫罗兰色斑。

4. 铸造法

将硅橡胶与疏水性聚合剂混合的材料制备成浇铸材料,将材料薄薄地浇铸在皮肤表面后,再将其从皮肤表面小心地剥离,然后在显微镜下观察与皮肤的接触面。从小汗腺孔中释放的任何汗滴都会阻止疏水材料的沉积,从而在浇铸材料表面留下小孔,这就可以方便地在既定皮肤表面计算小汗腺的数量。这种硅橡胶材料易于获得,简单且安全,可应用于身体表面的任何部位。但硅橡胶法依赖于材料的疏水性,铸造材料中夹杂的气泡可能影响观察结果。除此之外,还可以在皮肤表面涂上一层薄薄的凡士林果冻,记录汗滴的珠状,利用计算机图像分析每单位皮肤面积的小汗腺密度。

5. 电测法

皮肤表面湿度的变化会改变皮肤的电特性,汗液存在时会增加皮肤的电容和导电性。但电测法很少用于汗腺分泌的功能评估,因为这种测量是一种间接的方法。此外,当大量出汗时,角质层会迅速发生饱和效应。

二、顶泌汗液的生物计量学

1. 顶泌汗液穿刺置管

用 1∶2 000 比例的肾上腺素皮下注射收缩平滑肌细胞,可挤出存储于皮肤毛囊皮脂腺导管内的顶泌汗液,每个大汗腺分泌孔可获得大约 1 μL 乳白色的顶泌汗液,这个过程是痛苦的。此外,在肾上腺素作用的区域内,只有数量有限的毛囊皮脂腺导管会真正释放顶泌汗液。

2. 腋臭评估

在彻底清洗腋部皮肤后,将高压灭菌纱布垫放置在目标腋下部位,并保持 6～9 小时,之后使用色谱分析法检测导致恶臭的各种化学物质。但由于腋臭来源的复杂性以及个体差异,该分析方法不能进行定量的恶臭评估。

三、多汗症的出汗评估

多汗症是指局部或全身皮肤出汗量异常增多的现象。真正的全身性多汗症较为少见,即使是全身性疾病(如感染性高热等)所致的多汗症也主要发生在机体某些部位。局部性多汗症常初发于儿童或青少年,往往有家族史,成年后有自然减轻的倾向。有关多汗症的流行病学研究完全基于问卷调查数据。国外研究表明,多汗症的发病率约为 2.8%,手掌多汗症最常发生在 13 岁左右的青少年。我国在 2007 年对 33 000 人(年龄在 11 至

22 岁之间)进行研究分析,结果表明多汗症发病率为 4.36%。

1. 评估方法

虽然多汗症通常被认为是一个主观感知的疾病,但仅凭主观评价来评估患者手术必要性的方式受到越来越多的质疑。客观地评估出汗强度对评价手术指征和治疗效果至关重要。在一些案例中,尽管患者主观表现为明显的多汗症,但患者仍可能需要进行下一步治疗,这可能是由精神疾病引起的,如体象障碍综合征。对这些患者实施侵入性治疗不仅会引起躯体不适,还会导致严重的精神障碍,甚至自杀。

Vapometry 可提供有价值和可靠的评估方法,但不能对患者同时进行多部位的评估(如面部、手部、腋窝、躯干、脚部)。此外,该设备相当昂贵,不能在基层医院中常规配备。相反,称量法是一种简单、经济且快速地客观评估出汗强度的方法,即用棉签收集 1 分钟的汗液,棉签湿重和干重之间的差值即为净重。考虑到个体差异,可用出汗区域的汗液净重量除以整个身体表面积进行标准化处理。

流行病学发现,占人口比例 1%～4% 的人群遭受严重的多汗症困扰,针对多汗症可考虑进行交感神经切断术,该手术选择性切除第二至第四对胸交感神经,对手掌、腋窝、胸部及面部多汗症均有显著效果,但不适用于足跖多汗症患者。仅腋窝多汗者,可选择性切除腋下分泌最活跃的汗腺部分,此法有一定的疗效。但并非所有主观表现为多汗症的人群都应该手术治疗。为明确多汗症人群的手术指征,针对不同身体部位设置多汗症手术治疗的阈值(表 8-1)。

表 8-1 称量法测量身体不同部位的出汗参考值和手术指征

手术指征[mg/(min·m²)]	正常参考值[mg/(min·m²)]	部位
49	19	脸
46	18	手
136	42	腋窝
不适用	16	腹腰部
46	18	脚

2. 具体步骤

受试者在测试的 48 小时内不允许饮酒,并且至少空腹 6～8 小时,受试者在标准温度(24～25 ℃)和湿度(15%～17%)的空调测量室中坐姿休息 15 min 后开始测试。所有测试均使用一次性手套完成。测试需精确称量一个标准的小棉纱布垫,将垫子交给受试者,要求受试者仔细擦拭评估皮肤区域,每个部位持续 1 分钟,然后再次称量纱布垫并计算差值。为了避免受试者不同身体区域带来的偏差,将差值除以受试者的体表面积进行标准化处理。

体表面积(m²)=0.006 1×身高(cm)+0.012 8×体重(kg)-0.152 9

多汗症患者的面部皮肤在手术前出汗的平均重量强度为(24.49 ± 4.56)mg/(min · m^2)，手掌处为(153.37 ± 16.39)mg/(min · m^2)，腋下为(66.23 ± 5.62)mg/(min · m^2)，腹腰部为(31.24 ± 2.97)mg/(min · m^2)。手术后，手掌处为(14.48 ± 1.16)mg/(min · m^2)，腋下为(23.63 ± 2.46)mg/(min · m^2)，腹腰部为(28.86 ± 26.05)mg/(min · m^2)。健康志愿者的面部、手掌处、腋下和腰腹部的出汗强度的平均值分别为(19.15 ± 1.49)mg/(min · m^2)、(18.49 ± 1.41)mg/(min · m^2)、(42.39 ± 4.71)mg/(min · m^2)和(15.77 ± 1.69)mg/(min · m^2)。

3. 注意事项

在标准的称量法问世之前，有很多由于精神问题而非生理障碍的多汗症患者被错误地实施了手术治疗，称量法的出现极大地减少了这种主观评价带来的误差。某些情况下，主观多汗症评估通常与客观测试的结果不匹配，这通常是因为患者倾向于将自己与同龄人进行比较，而不是客观地看待自己。"主观-客观"差异的另一个原因是某些患者在比较"理想的我"和"真实的我"时出现偏差。由于这些差异的存在，我们经常可以看到他或她的主观多汗症评估被高估，同时某些符合多汗症手术治疗标准的患者往往看不到真正的问题。基于上述原因，更凸显出客观评估的重要性。称量法的特点是灵敏度高，可以对疑似多汗症的人群实施筛查。这种客观评估方法能够避免对有所谓"手术指征"的患者实施手术，实际上这部分患者可以通过非手术疗法治愈，如离子导入法或肉毒杆菌毒素治疗法等。因此，在评估多汗症时，有必要使用客观和主观相结合的评估方法。

另外，称量法还可以对5个不同部位（脸部、手部、腋下、腹腰区和脚）进行评估，从而增加对多汗症进行定性评估的准确性。在原发性多汗症中，2个部位（手和脚）的出汗值会增加，而其他部位则不一定升高，尤其是在腹腰区。5个部位的出汗值均增加需要考虑全身性疾病，其病因可能为内分泌紊乱、更年期、肥胖症或性激素紊乱等。

综上所述，称量法是一种简单、可重复、廉价且快速的出汗评估方法。参考值稳定可靠，可以评估多个部位的多汗症患者，同时还可作为一种术后随访工具。

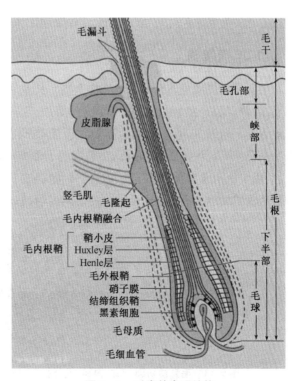

第九章　毛　发

　　毛发是由毛球下部的毛发干细胞分化而来，人体除掌、跖、指趾末节背面、唇红、龟头、包皮内板、小阴唇及阴蒂部位无毛外，全身皮肤皆有毛。毛分毳毛、短毛和长毛。毛发是人体必不可少的一个组织，首先，毛发作为一个保护屏障，可一定程度上抵抗外界机械损伤、热辐射和紫外线辐射给人体带来的侵害；其次，毛发也映射出社会习俗、宗教信仰和流行趋势，比如在某些地方，剃须象征着惩罚或断绝关系；最后，毛发起到区分性别的作用，对动物和人类来说，它还具有吸引异性的作用。总体来说，大多数人都渴望拥有更多的头发和更少的体毛。

第一节　毛发结构

一、毛发表观结构

　　人体头发总数为 10 万～12 万根，每平方厘米约有 224 根，毛发的横切面为圆形或椭圆形，毛发的直径为 50～150 μm。头发每日可生长 0.27 mm，每月平均生长约 1 cm。亚洲人毛发呈黑色，欧洲人和美洲人毛发呈金黄色、棕褐色或浅黄色。毛发从外向内又可分为毛干、毛根、毛球和毛乳头四个部分(图 9-1)。

　　1. 毛干

　　毛发露在皮肤外部的部分称为毛干，在表皮内呈楔形开口的部分称为毛漏斗部，此部分相对较窄。毛干由完全角化的细胞组成。毛干从内到外分为三个同心层：髓质层、皮质层和毛角质层。

图 9-1　毛发的表观结构

2. 毛根

毛根是毛发的皮内部分,下段可深入皮下组织。毛根由尚未完全角化的上皮细胞组成,由中心向外,可分为髓质、皮质和毛角质三部分。

（1）髓质

髓质由2～3层着色淡的立方形细胞组成,胞核退化,胞浆含黑素颗粒。它是毛发显黑色的物质基础。毛根向上生长,髓质逐渐消失,毳毛无髓质。

（2）皮质

皮质包裹在髓质外,作为毛发的主体结构,由多层棱形的角化细胞组成。胞核萎缩深染,呈杆状。在向皮肤表面生长的过程中胞核逐渐消失,细胞含有皮质纤维及纵行排列成串的黑素颗粒,有时可见气泡。

（3）毛角质

毛角质作为毛发最外一层,由单层鳞状排列的死亡细胞构成,呈叠瓦状排列,与毛囊毛内根鞘的鞘小皮细胞嵌合。毛角质是毛发表面光泽与否的决定性因素。

3. 毛球

毛根基底部的肥大部分称为毛球。此部分细胞核较大,细胞层次不清,可见核分裂,又称为毛母质,毛母质区可见黑素细胞。

4. 毛乳头

毛乳头为毛球底面向内的凹陷部,有结缔组织填充,内有黑素细胞及丰富的血管和神经。

二、毛囊解剖

毛囊是表皮细胞连续形成的袋样上皮。其基底是真皮凹进的真皮毛乳头,中心是一根毛发,附着点的上方为皮脂腺通入毛囊的短颈,毛囊在皮肤表面的开口是毛囊孔。毛囊位于真皮和皮下组织中,可分为毛囊漏斗部、毛囊峡部以及毛囊下部3部分。毛囊的末端部分是由毛基质和毛乳头组成的毛球。在毛囊的下侧壁有皮脂腺、顶泌汗腺,以及竖毛肌的插入处,上述结构构成毛囊的隆起处,毛囊干细胞就位于隆起处。退行期后每个新毛囊的发生都源自毛囊干细胞。毛囊由内至外分为毛内根鞘、毛外根鞘及结缔组织鞘(图9-2)。

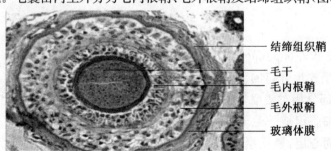

图9-2　毛囊横切面(毛内根鞘、毛外根鞘、玻璃体膜和结缔组织鞘包绕着毛干)

1. 毛内根鞘

毛内根鞘由内向外有三个垂直层：鞘小皮、赫胥黎（Huxley）层和汉勒（Henle）层。鞘小皮是紧贴在毛根上的一层鳞皮状死亡细胞，与毛小皮嵌合向上渐变为角质层毛小皮；Huxley 层由着色淡的 2～3 层细胞组成，可见毛透明蛋白颗粒；Henle 层在 Huxley 层外面，外层与毛外根鞘有明显的分界，由 1～2 层深染的扁平细胞组成，充满毛透明蛋白颗粒，故核不易辨认。

2. 毛外根鞘

毛外根鞘在毛内根鞘外，与 Henle 层分界清晰，直接与表皮基底层及皮脂腺导管相连接。由数层不规则的细胞构成，核及细胞界限清楚，可见细胞间桥，胞浆透明呈空泡样。最外层细胞呈矮柱状，毛外根鞘外有一个纤维结缔组织鞘，构成称为"玻璃体膜"的基底滤泡膜和神经血管结构所在的结膜囊。

在毛外根鞘和毛内根鞘之间，有一个称为"伴生层"的单细胞层的垂直结构，它伴随着毛外根鞘从球部下方直到峡部上部。伴生层细胞层内有一个明显的由压缩角蛋白形成的非对称性束状结构，指向毛囊中心，称为 Hoepke 循环束。伴生层在毛发伤口上皮化中发挥重要作用。

3. 毛囊特殊结构

由于毛发干细胞的激活，毛囊基质细胞开始活跃和分裂，形成毛干和毛内根鞘等分化良好的结构。在毛囊球部，未分化的基质细胞在上升到由细胞角化而成的角质形成区域时呈线状排列，未分化的基质细胞和分化完全细胞之间存在一定界线，称为 Auber 线（图 9 - 3）。在基质细胞的上方，Auber 线将临时性结构和永久性结构分隔开来。黑素细胞排列在真皮乳头的顶部。毛内根鞘的鞘小皮、Huxley 层和 Henle 层延续至球部，三层结构在球部被暗棘细胞分割开来。结缔组织鞘延续为真皮乳头层，被内部的玻璃体膜分割。

当毛囊进入退行期时，毛球基质细胞与乳头基质细胞一起形成"次级胚芽"并上移到位于隆起处的毛囊干细胞附近。经过静止期后，毛囊干细胞被激活，从而开始新的毛囊生长周期。当"次级胚芽"向隆起处移动时，它会以尾巴或"蛇形"的形式在身后留下一个纤维结构，其中充满了毛囊、血管和结缔组织鞘的残余物（图 9 - 4）。

4. 立毛肌

立毛肌为附着于毛囊壁上的一束平滑肌，其上端固定在真皮浅层结缔组织，下段附着于皮脂腺下方的毛囊结缔组织膜上，在毛根的钝角侧与毛囊形成锐角。立毛肌收缩时使毛发竖立，皮肤呈鸡皮疙瘩状。

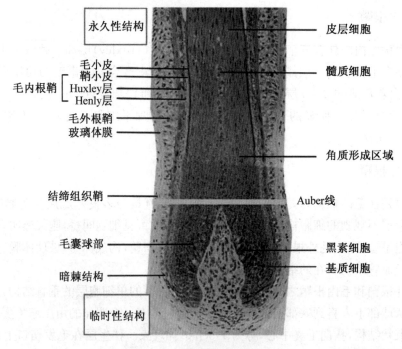

图 9-3 毛囊球部结构图

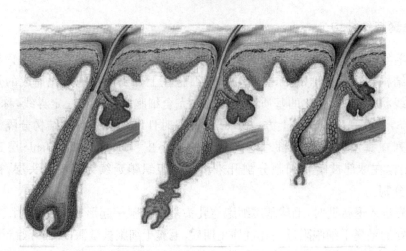

图 9-4 从左至右分别为毛发的生长期、休止期和退行期,显露"次级胚芽"向隆起处移动时残留的"蛇形"结构

5. 皮脂腺

皮脂腺是一个位于真皮的多小叶状结构,腺体的外围是被基底膜包绕的上皮细胞。除掌跖外,皮肤各处均有皮脂腺,只是数目存在区别。皮脂腺的分泌物即为皮脂,皮脂腺又称全浆式分泌腺。分泌物经导管排入毛囊,或直接排到皮肤表面。导管壁与毛外根鞘相连,由复层鳞状上皮构成。每个皮脂腺由数个小叶组成,小叶周边为一层深嗜酸性立方

细胞,为腺细胞的生发层。小叶内层细胞大,呈圆形或多边形。胞浆含有脂滴,多呈泡沫状,胞核渐退化,细胞破裂时脂滴排出。毛囊、立毛肌和皮脂腺称为毛囊皮脂腺单位。毛囊皮脂腺单位的分化发生在妊娠期的第 2 个月至第 4 个月,β-连环蛋白(β-catenin)、刺猬(hedgehog)信号通路均参与了胚胎时期毛囊皮脂腺单位的发育及其稳态维持。

在新生儿中,皮脂腺腺泡的组织细胞由未分化的、正在分化的和已经分化的成熟的胚胎细胞组成。成人皮脂腺可分为三个区域:外周区、成熟区和中央坏死区。皮脂腺的数量在整个生命过程中几乎是恒定不变的,而它们的大小会随着年龄的增长而增加,且周转速度会减慢。

(1) 皮脂腺和毛囊

毛囊可分为不同的部分,毛囊上部至皮脂腺管为毛漏斗部。在这个区域,由于毛干和皮肤之间没有紧密的连接,毛干可以移动。皮脂腺的分泌物填满了毛干和皮肤之间的空隙。在皮脂腺管的下面是峡部,一直向上延伸到竖毛肌与毛囊的附着区域。立毛肌附着部位是隆起区,也是毛发生长的调节部位。角化是毛发生长的重要过程,皮脂腺导管是毛发角质化的边界带,低于皮脂腺导管开口的外根鞘细胞几乎没有角质化,即使外根鞘细胞发生角质化,也是在皮脂腺管上方,更接近于表皮的细胞。

皮脂腺对于维持毛发正常功能很重要,皮脂腺缺乏与瘢痕性脱发有关。头皮区域的毛囊密度最高,头皮和前额皮肤的皮脂腺也比较旺盛。另外,皮脂腺可以作为外用药物的靶点,因为毛囊管和皮脂腺之间有直接的联系。

(2) 头皮皮脂腺

头皮是身体中毛囊密度最高的区域(350 根/cm²),头皮会产生大量皮脂(150 μg/cm²)。使用洗发水或局部脱脂后,头皮皮脂立即开始再生,完全重新生成可能需要 3 天。皮脂分泌量低于 50 μg/cm² 被认为是皮脂腺分泌过少。过多的皮脂分泌和过高的皮脂腺密度都会导致皮脂分泌过多,油性皮肤的皮脂分泌量可达 500 μg/cm²。

头皮和前额在皮脂代谢方面有显著差异,这不能仅仅用头皮和前额上的皮脂腺密度来解释,因为二者具有相似的皮脂腺分布密度(400~900 个/cm²)。头皮的皮脂再生率较慢可能是因为头皮的毛囊皮脂腺单位内储存的脂质量较少。

头皮皮脂腺的含量十分丰富,而且它对雄激素敏感。每天有数克皮脂被运送到头皮和头发表面,为头皮生物群落提供营养物质。据报道,雄激素性脱发患者头皮中的皮脂代谢率高于对照组人群的皮脂代谢率。与多毛头皮上的皮脂腺相比,秃头皮的皮脂腺对雄激素具有更大的结合亲和力。与有正常毛发的头皮皮脂腺相比,患有雄激素性脱发人群的皮脂腺表现出更高水平的谷胱甘肽 S-转移酶活性和活性氧水平。

6. 毛发周期与神经

毛发生长周期从出生起就建立起来,头发的生长周期分为三个阶段,生长期、休止期和退行期,其中以生长期和休止期的生理活动最明显。头发的生长期为 2~6 年,休止期 3~4 个月,退行期 2~4 周。正常人 86% 的头发处于生长期,13% 的头发处于休止期,1% 的头发处于退行期。在早发性脱发中,生长期毛发替代休止期毛发失败从而导致毛囊中空。生长期毛囊被密集的小动脉和毛细血管丛包围,这些小动脉和毛细血管起源于真皮丛的分支或直接来自肌皮动脉。毛囊的神经支配取决于毛发类型,一些有髓神经与毛囊的永久性结构相平行,而其他更细的神经则形成一个神经网络,形似袜套围绕毛囊其余部分。一束彼此平行的髓神经在毛囊附近形成栅栏样结构,其中一些神经在其远端附近分支形成多个隆起,形似叉子的尖齿(图9-5),因此可以将这些神经视为"毛囊触觉器官"。

三、毛囊的组织学与胚胎学特点

人类胎儿毛囊的分化始于细胞簇,细胞簇位于相对未分化的双层周皮(即未来的表皮)的基底层中。周皮基底层的细胞凝聚,它们的小而嗜碱性的细胞核呈细条状,并垂直排列于皮肤(图9-6a),这些细胞簇被称为原始毛胚,在周皮的下表面产生一个小隆起。一旦原始毛胚变得可识别,真皮下方的间充质细胞就会发出信号,表明毛囊真皮乳头的出现。毛胚的基底细胞群和乳头未来的间充质细胞群变得更加明显,并开始在呈棒状结构的上皮细胞柱的推动下斜向穿透真皮(图9-6b)。这种棒状结构的外围是呈放射状排列的大柱状细胞,而中央细胞则纵向排列。这就是原始毛囊的全部结构,在胚胎第二月末至第三个月初,原始毛囊已经在头皮初具雏形,在眉毛区、睫毛区、上嘴唇和下巴等组织中尤其明显。随后,额头出现毛囊。在胚胎第四到五月,体表其余部分陆续出现毛囊组织。原始毛囊的远端部分呈截短状,向真皮内部推向乳头状间充质细胞(图9-6c)。棒状结构的远端部分开始分裂,并将在那里收集乳头状间充质细胞。上皮细胞柱的背面有两个突起,一个开始较大但后来逐渐缩小,对应于竖毛肌插入的隆起区域,而另一个突起对应于原始皮脂腺(图9-6d)。在早期阶段,可以确定皮脂腺突起中部的细胞具有泡沫状细胞质,这是脂质最早合成和积累的证据。同样在这个阶段,结缔组织被证实存在,它和一些间充质细胞呈线性排列在皮脂腺下方,并朝向由未来竖毛肌轮廓组成的隆起区域。此时,毛囊开始分裂其截断的远端部分,以便在真皮乳头细胞周围生长。起初在毛球周围都可以观察到黑素细胞,但随后黑素细胞只出现在真皮乳头的上方。

毛囊的发育阶段是不同步的,在同一皮肤区域内可以见到处于不同分化阶段的毛囊组织。随着皮肤的扩张,可以观察到初级或次级毛囊紧邻那些已经成熟的毛囊组成三个或更多的毛囊组,这些毛囊被称为毛囊单位,在它们旁边可观察到汗腺组织。为了观察初级、次级甚至三级毛囊的排列,可以在表皮和真皮之间使用"单独的皮肤制剂"。如果我们破坏真皮和皮下组织,可以观察到毛球和毛囊朝向表皮,而当表皮被破坏时,可以观察到这些来自真皮的毛囊组的毛囊口。

毛球下部的大多数细胞都未分化成熟,并构成增殖性的滤泡基质。毛囊第一次分化发生在毛内根鞘中,其细胞呈纵向排列,围绕着真皮乳头,获得透明质蛋白颗粒后形成头发的衬里。当原始毛囊基本形成时,毛球内已包含乳头结构,毛球基底膜上也观察到未分化的基质细胞,两侧的隆起部位是竖毛肌与皮脂腺的附着区域(图9-6d)。在两侧的隆起出现后的15至20周之间,可观察到第三个隆起,这是顶泌汗腺的雏形。而当原始毛囊已经完全形成时,在倾斜的一侧,从下到上可以观察到三个隆起。在中心部位可以观察到皮层细胞开始分化,连同毛内根鞘的细胞构成表皮内毛囊管,此时还将出现第一个毛干,但只具有皮层细胞,无髓质或着色。

四、调控毛囊发育的分子机制

在成人皮肤的毛囊新生中,为了形成原始毛胚,真皮细胞被累积在上皮细胞下,该过程主要通过诱导 β-连环蛋白实现。目前尚不清楚用于传递信号的关键分子是否会单独在该阶段起作用。最近还有研究表明,神经营养因子受体 p75(p75NTR)在成纤维细胞中表达,后来发育成真皮乳头的成纤维细胞。虽然 p75NTR 的作用尚不清楚,但它可能作为一种受体,通过各种信号通路对毛囊进行负性控制。

目前为止,仍无法解答为什么灰白色头发的生长速度明显高于黑发。有研究表明,与黑色头发相比,灰白色头发中的角蛋白及其相关蛋白被过度刺激,这可能是其作用机制之一。

综上所述,随着对毛发的发生发展机制研究的不断深入,人们可能会从中获得更多新的毛发相关疾病的治疗方法。

第二节 毛发的生理学特点

毛发分长毛、短毛和毳毛三大类,其中头发、胡须、阴毛和腋毛属于长毛,眉毛、鼻毛、睫毛和外耳道毛属于短毛,而分布于面部、颈部、躯干和四肢的毫毛是毳毛。大多数长毛较浓密、坚硬,通常有色素和髓质。毳毛通常比较稀疏、无色素沉着、柔软,而且较短。然而,长在前臂、脸颊和乳房乳晕周围的毳毛也可能很长。人体大部分没有明显毛发的区域,如前额、眼睑、耳郭、耳屏以及外耳郭的内部和周围等区域,都有许多毳毛,在扫描电子显微镜下清晰可见。

毛发由毛囊产生,在青春期受内分泌和代谢因素影响而变化巨大。例如,在男性的头皮或面部,衰老期毛发转变为毳毛,在青春期激素依赖区域的毳毛可转变为长毛。在这些转变中,毛囊出现缩小或厚度增加。长毛的毛囊穿透真皮层深度为 3.6 mm,而毳毛的毛囊只能穿透真皮约 0.5 mm 的深度。

一、毛发的结构特点

毛发是角质化的皮肤附属器,具有特殊的结构以及机械和物理化学特性。毛发由毛囊内部的"根"和外部的"鞘"组成。从内向外,分别是头发的髓质、皮质和角质层。

毛干的中心是髓质,人类的髓质可能是连续的、不连续的、支离破碎的,甚至是不存在的。毛发髓质源自半球形结构的预髓质,由围绕 Auber 线(未分化的基质细胞和分化完全细胞之间的界线)以上毛乳头的细胞构成(图 9-3)。在人类中,髓质仅在阴毛和胡须中发现,其余体毛没有髓质。男性胡须中的髓质由不规则排列的水平细胞构成,水平细胞富含透明角质颗粒,并倾向于形成囊泡来充当绝缘体。

髓质周围是皮层,皮层起源于临近毛发干细胞的头发基质,位于 Auber 线以下,并从毛球上方一直延伸到无细胞核的角质增生区。作为毛发鞘的一层更紧凑的结构,皮层由纺锤形角化细胞组成,其中含有不同数量的色素和中间角蛋白束。

每根头发的最外层是角质层,它是毛干的保护层,由非常大、薄、扁平、鳞片状、有色、交织和倾斜的细胞形成,就像屋顶上的瓦片,末端朝上并指向头发的末端。角质层细胞将头发固定在毛囊组织并保持头发形状(图 9-7)。内根鞘的角质层细胞在毛囊球的正上方分化,在那里角质层细胞开始在前角化区发生角化,但外根鞘的细胞角质化程度更高。

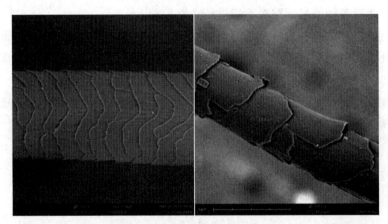

图 9-7 电子显微镜下可见头发表皮细胞边缘光滑,呈瓦片样结构

每根毛发都是独一无二的,不同毛发的结构存在着极大的差异,即使在同一个毛囊中形成的毛发也可能具有完全不同的结构。事实上,后续出现的毛发不是由同一个毛囊形成的,因为每个毛囊在退化期都会被破坏。基质中的角质形成细胞掺杂少量黑素细胞,角质形成细胞的繁殖速度很快,同时发生角化。但毛发缺乏颗粒层,角化过程在真皮乳头顶端上方 1 mm 内完成。

人类毛发颜色并不相同。不同颜色的毛发是产生黑素小体的数量和分布不同导致,黑素小体以黑色圆点的形式分布在髓质和皮质细胞上,角质层无黑素分布。大多数头发都含有真黑素,这种色素会根据其数量的差异产生黑色、深棕色、棕色、浅棕色和金色头发,而红色头发则含有相同数量的真黑素和褐黑素。毛发表面的结构会引起光的散射,这有助于毛发颜色和光泽的产生。

二、不同部位毛发特点

1. 睫毛

人类上眼睑睫毛较多,有 100~150 根睫毛,而下眼睑仅有 70~75 根,它们排成一排但处于不同的水平线上,如果相邻睫毛中的一根或两根丢失,也不会留下明显的空隙。睫毛生长 30~45 天后休息 105 天。在睫毛的基底部存在特殊汗腺(即莫尔腺体),以及分泌皮脂的睑板腺,睑板腺分泌的皮脂是眼屎的主要来源。

2. 眉毛

人类眉毛长 0.4~1 cm,位于前额和眼睑之间,由眉间区域分开,其毛囊生长周期为 112 天,每侧约有 600 根眉毛,密度约 100 根/cm²。

3. 胡须

胡须是身体最粗糙的毛发,每天生长 0.3 mm,可达 30 cm 或更长。

4. 阴毛

阴毛主要生长在男性和女性的倒三角形区域。许多人错误地认为,男性的阴毛呈菱形,长轴的顶点指向肚脐。实际上,不应将男性腹部的毛发与阴毛混淆。阴毛通常(但不总是)呈卷曲状,可达 16 cm。老年人的阴毛通常比年轻人更直、更细、更长。

5. 腋毛

和阴毛一样,年轻人的腋毛通常也是卷曲的,男性比女性粗。随着年龄的增长,腋毛变得又直又细,许多老年人的腋毛几乎消失。

三、毛发的周期特点

动物的毛发都会定期更换为相同大小和长度的新毛发,这意味着毛囊具有一定的生长和休息期,称为毛发生长周期。小鼠、兔子等啮齿动物的毛发生长是同步的,这意味着任何皮肤区域的每根毛发都处于相同的生长阶段。人体毛囊的总数约 500 万个,每个毛囊都有独特的生长周期,人类皮肤上相邻的毛发,甚至从相同毛囊中长出的毛发都处在不同的生长阶段。

毛发生长期平均为 3 年,休止期持续 3~4 个月,退行期为 2~4 周左右。脱发后,在 80% 的毛发周期中能观察到一个潜伏期,也就是外源性毛发脱落至新的毛发生长期开始,平均为 2~5 个月。毛发周期因区域和毛发类型而异,如手臂皮肤的生长期和休止期均为 13 周,腿部皮肤的生长期和休止期均为 20 周。不同区域皮肤毛囊的生长周期见表 9-1。在正常头皮中,86% 的毛囊处于生长期,13% 的毛囊处于休止期,1% 的毛囊处于退行期,正常情况下每日脱发数量为 70~100 根。毛发周期阶段的百分比因皮肤区域而异,顶叶和枕叶区域的休止期毛发数量低于额叶区域。男性和女性的毛发周期也存在不同,男性有 18.22% 的毛发处于休止期,女性有 16.48% 的毛发处于休止期,这就解释了女性额部毛发比男性更加致密且发际线更低的现象。

表 9-1　身体不同部位毛发的生长周期

部位	休止期比例（%）	生长期比例（%）	休止期持续时间	毛囊密度（个/cm²）	毛囊深度（mm）
头皮	10～15	86	3个月	350	3～5
眉毛	85～95	5～15	3～4个月	100	1.1～1.4
睫毛	60～70	30～40	3.5个月	a	1.9～2.3
胡子	35	65	6周	500	1～25
胡须	30	70	10周	500	2～4
腋窝	70	30	3个月	65	3.5～4.5
手臂	72～86	14～28	2～4周	80	
下肢	62～88	12～38	3～6周	60	2.5～4
大腿	64～83	17～36	2～3个月	60	2.5～4

注：a指两个眼睑之间有420根睫毛，上眼睑上有100～150根睫毛，长度为8～10 mm，下眼睑上有70～75根睫毛，长度为6～8 mm。

　　胎儿及出生后几周的婴儿的毛发生长周期与成人完全不同，因为胎儿的毛发生长周期非常短。在胚胎发育的第五个月，虽然毛囊都很小，但所有毛发都处于生长期阶段，能够产生非常细的毛发，但毛发生长周期非常短（约8周）。在妊娠期的第七个月，大部分额叶和顶叶区域的毛囊进入休止期，这两个区域在出生前5～6周又进入新的毛发生长期。因此，新生儿额叶和顶叶区域的头发在子宫内已经完成了两个或多个生长周期，而枕骨区域的毛发还处在第一次毛囊生长周期中。此外，在胎脂中也可以观察到毛发。

　　新生儿额区毛发处于退行期和休止期的百分比为31.6%，其中顶区有26.1%，枕区有16.1%。出生后，颞区和枕区的毛囊很快就进入了休止期，大约100%的毛囊在出生后第10周和第16周之间处于这个阶段，而只有50%的额叶区毛囊处于休止期。在出生后第32至40周，整个头皮处于生长期的毛发基本稳定下来。

　　妊娠期妇女毛发生长期的时间会延长，但月经周期不影响毛发的生长周期。

　　如前所述，毛发周期看起来像时钟一样有规律，但调控毛发周期的确切机制尚不十分明确。事实上，人们已经证实人类的毛囊没有固定的有规律的周期性表现方式，每个毛囊都有自主独立的表现方式，以一种随机的方式从休眠状态转变到活跃状态，反之亦然。这种独特的发育方式确保了我们的毛发数量在一段时间内保持相对恒定。

　　一直以来，休止期毛囊被认为处于完全休眠状态，但近来研究发现该时期的毛囊并非完全处于静止状态，也会受到毛囊生成促进因素的影响。骨形态发生蛋白（bone morphogenetic protein，BMP）的拮抗剂头蛋白（noggin）、β-catenin通路激活剂和转化生长因子β2（TGF-β2）在休止期内的表达逐渐增加，使休止期毛囊可接受附近真皮乳头分泌的成纤维生长因子7（FGF-7）的刺激，最终诱导毛发生长期的开始。

　　毛囊周期受许多因素控制，有些因素可刺激毛囊生长，有些因素触发毛囊退行性生长或维持休止期。早在1994年，就已经证实胰岛素样生长因子（IGF-1）可诱导血小板源性生长因子 A 和 B,以及增加凋亡相关因子 Bcl2/Bax 的比率,从而对毛发生长起到积极影响。值得注意的是,频率为 1763 MHz 的电磁波可诱导真皮乳头中 IGF-1 合成,并刺激毛发生长。胸腺素能促进毛发生长,胸腺素 α1 和胸腺素 β4(TB4)能轻微抑制毛干的生长。

在有关毛发生长的激素调节方面,雄激素和雌激素都会调节毛发的生长和(周期性)循环。最近研究表明,睾酮的活性形式二氢睾酮(dihydrotestosterone,DHT),可诱导真皮乳头产生 IL-6,同时诱导真皮乳头细胞产生 Dickkopf 相关蛋白 1(DKK-1),反过来通过抑制 Wnt/β-连环蛋白(Wnt/β-catenin)信号通路和诱导毛囊角质形成细胞凋亡,从而抑制毛发生长。除了雄激素和雌激素以外,前列腺素在毛发生长中也发挥关键调节作用。作为前列腺素 2α(PGF2α)类似物的拉坦前列素,可刺激毛发生长。前列腺素 D2(PGD2)通过与 G 蛋白偶联受体 44(GPR44)结合来抑制毛发的生长。值得注意的是,在脱发区域内,PGD2 的合成会增加。这些结果表明,毛发生长在 PGF2α 产生的积极影响和 PGD2 产生的负面影响间处于微妙的动态平衡。

综上所述,毛发的生长受到生长因子、细胞因子、神经肽、激素和环境因素的多重调节作用。

四、毛发的生长特点

毛发可厚或薄、长或短、直或卷。根据所在皮肤区域的不同,大多数毛发以某种特征从皮肤表面生长出来,比如手臂和腿部毛发为倾斜生长,倾斜方向为头部指向四肢远端,但在面部、头顶、背骶区、腹部等区域,毛发呈螺旋状生长。老年人毛发生长特征较难辨识。

1. 毛发形状

毛发的横截面在 2 岁内是圆形,后来变成椭圆形。3 岁时,头发的横截面积约为 $2.5 \times 10^3\ \mu m^2$,17 岁时逐渐扩大至 $4 \times 10^3\ \mu m^2$(图 9-8)。

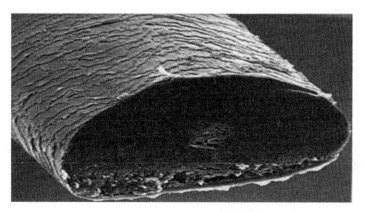

图 9-8 正常成人头发的横截面

2. 毛发直径

毛发直径与基质和毛球有关。头发的直径在 3～4 岁前缓慢增加,在 4～10 岁缩小,12 岁起又开始增加。成年人的头发直径约为 60～84 μm,分为粗发和细发。有 72.1% 的年轻人(21 岁)的头发是粗发,剩余的是细发,而老年人的头发直径一般会减少,这种现象与皮肤所在区域和毛囊密度无关。头发的生长阶段和粗细之间存在直接关系,84% 的浓密毛发处于生长期,只有 4% 处于退化期,12% 处于休止期。

毳毛直径小于 30 μm,短毛直径约为 50 μm。除了长毛、短毛和毳毛之间的这种粗细差异外,有色和无色毛发之间也存在差异,白灰色头发比有色头发的直径更粗。

3. 毛发长度

毛发长度与生长期的持续时间有关。成人头发生长速度为每天 0.37～0.50 mm;不同部位头发生长速度不同,如顶部头发每天生长 0.50 mm,而颞部头发每天生长 0.40 mm。其他部位的毛发生长速度也不同,胡须约为 0.27 mm/天,胸部为 0.44 mm/天,腋窝为 0.36 mm/天,大腿为 0.29 mm/天,耻骨区为 0.40 mm/天,眉部为 0.16 mm/天,背部为 0.13 mm/天,前额为 0.03 mm/天。儿童枕部区域的毛发生长速度大约是 0.05 mm/天,顶部区域是 0.30～0.35 mm/天,大腿处为 0.13～0.20 mm/天。

不同位置毛发生长的极量也不同,眉毛为 1 cm 左右,前额毛发为 1.5～2.2 mm,胸部毛发为 3.4～5.1 mm,背部毛发为 4.9～6.4 mm,男性胡须可达 30 cm,阴毛可达 6 cm,腋毛可达 1～6 cm。腋毛和阴毛从青春期开始生长,在 25 岁左右达到最大长度,此后开始下降。女性阴毛比男性阴毛更长更卷曲。

4. 毛囊密度

毛囊密度是指每平方厘米皮肤表面的毛囊数,其值随年龄的变化有明显差异(表 9 - 2)。新生儿的毛囊数量几乎是 20～30 岁人群的两倍,是 80～90 岁人群的 3 倍。另外,秃头人群的毛囊密度较低,两性之间的毛囊密度差别不大。值得注意的是毛囊密度与头发密度不同,在通常情况下,头发数量远小于该区域存在的毛囊数量。一个毛囊单位通常由四到五个毛囊组成,有时更多,它们具有共同的竖毛肌。一个低毛发密度的毛囊单位只产生 1～2 根头发,而一个高毛发密度的毛囊单位可产生 3～5 根头发。青春期人群的顶部区域的头发密度为 250 根/cm^2,枕部区域为 170～205 根/cm^2,男孩的头发密度略高于女孩。

头发密度随着年龄的增长而减少,这是由于衰老导致头发的生长周期变短、静止期延长,从而导致活跃的毛囊减少且更小。

表 9-2　不同年龄头皮毛囊密度

年龄	毛囊密度(个/cm²)
新生儿	1 135
3 月～11 岁	795
20～30 岁	615
30～50 岁	485
50～70 岁	465
70～80 岁	465
80～90 岁	435
秃发 45～70 岁	330
秃发 70～85 岁	280

5. 头旋

头皮上的发旋分为顺时针旋转发旋和逆时针旋转发旋,88.9%的人群为顺时针旋转发旋,但在非洲人头上很难看到发旋。发旋一般位于后囟门附近,发旋居右者占 40.4%,居中者占 44.3%,居左者占 15.3%,其形成原因也在研究中。

五、毛发生长的影响因素

影响人体毛发差异的因素包括身体部位、遗传、激素、性别、种族和年龄等。

1. 性别差异

男性和女性的毛发数量、分布密度以及生长速度大致相同。女性的头发直径从 22 岁开始增加,在 30 岁时达到最大,然后开始减少。女性身体上的毛囊和头发数量与男性相同,尽管男性的皮肤看起来"毛茸茸的"。绝经后妇女通常在任何地方都有可见的毛发,尤其是在胡须区域、上唇一侧和下巴区域。

无论男女,在 16～46 岁时头发生长得较快。50 岁以后,男女的毛发密度通常都会下降,即使是没有秃头迹象的成年人也是如此。女性额部头发的密度在 35 岁时为 229±61.3 根/cm²,到 70 岁时为(211±55.1)根/cm²。毛发生长的速度和方式也因性别和部位而异,如男性的胡须倾向于持续生长,且一般来说,胡须只能长到 30 cm。再如,男性头发的生长速度比女性稍快,男性头发在 10 天内平均增长 3.70 mm,而女性则为 3.39 mm。

男性和女性的额发际线存在差异,女性发际线更靠前(图 9-9 左),有时几乎占据整个前额,呈金字塔形(图 9-9 右)。

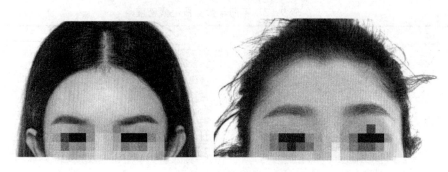

图 9-9　女性正常额叶发际线(左),女性金字塔形的发际线(右)

2. 种族差异

欧洲人的体毛比非洲人和亚洲人多,欧洲男性的胡须量也远大于亚洲人。非洲人头发相对稀疏,但他们头发的稀疏不是指头发数量少,而是非洲人的头发呈簇状分布,这样可暴露出更多的头顶皮肤,方便机体散热。非洲人头部的汗腺也较为发达,更有利于汗液的蒸发从而带走热量。亚洲人的头顶毛发是一个毛囊内含数根毛发,且毛孔分布更密集,这样可兼具保暖和排汗散热的需求。

欧洲人的头发横截面呈椭圆形,亚洲人呈圆形,而非洲人呈高度椭圆形(有时呈现"肾状")。这些特征差异造成了头发形状和弹性上的差异,如亚洲人的毛发是直的,因为其毛囊几乎垂直于皮肤表面;非洲人的头发呈羊毛一样的螺旋状,因为其毛囊是弯曲的,而且下部几乎与皮肤表面处于水平位置。此外,澳大利亚原住民的头发是波浪状的;欧洲人和亚洲人的头发可以是任何形状。直发由圆形管腔的毛囊产生,而卷发来自椭圆形管腔的毛囊。不论是螺旋状的头发还是直发,当毛囊与皮肤表面形成锐角时,头发往往会弯曲。

非洲人头发的生长速度为 0.256 mm/天,而欧洲人头发的生长速度为 0.396 mm/天。另外,头发开始变白的平均年龄因种族而异,欧洲人从 30 岁开始,亚洲人和非洲人在 35 岁左右。毛发变白通常以一个固定的顺序出现,即太阳穴、顶部、头皮的其他部分、胡须和身体。

3. 年龄差异

分析 14 至 18 岁青少年不同身体部位的毛发布满程度(表 9-3)可知,阴毛在 16 岁时完成 100%;腋毛在 14 岁时完成 40%,16 岁时完成 97%,18 岁时完成 100%。在 50 岁以上的成年人中,可以观察到毛发的许多变化:① 头发密度较低,分布范围较大;② 女性的头发密度低于男性;③ 在头皮和身体其他部位,老年人的浓密毛发数量低于 46 岁以下的人群;④ 处于休止期的头发比例较大,但因年龄而异,如 60 至 83 岁的男性处于休止期的头发比例低于 50 至 59 岁的男性。因此,老年人的毛发生长期变得不那么频繁,休止期更长。

表 9-3 三个年龄人群毛发生长完成百分比(%)

区域	14 岁	16 岁	18 岁
耻骨区	97	100	100
腋下区	40	97	100
前腿区域	46	90	100
大腿前区	30	67	95
前额	14	37	80
腹部	14	37	75
臀部	14	33	50
脸颊	3	7	40
腰椎区	3	7	20
手臂	0	0	10
肩部	0	0	0
胸部	0	0	0
耳道	0	0	0

4. 季节差异

在许多哺乳动物中,毛发生长与日照时长有关。环境变化可导致垂体和下丘脑激素改变,激素会改变哺乳动物的毛囊活跃程度,比如催乳素与马鹿、貂和山羊的季节性毛发活动变化有关。

人的毛发生长虽然与其他哺乳动物不同,但也会随着季节的变化而变化。人类头发有一个年度周期变化,即从每年 7 月开始,进入退行期的头发数量增多,导致 9、10 月份脱发数量增加。初春生长期的头发比例为 90%,夏季为 80%,秋季比例最低。胡须和腿毛的生长也与季节有关,它们在冬天长得较慢,但在夏天的生长速度甚至可能增加 50%。男性的腿毛比女性长得更快,这与夏季雄激素分泌增加有关。与其他哺乳动物一样,日光照射可引起脱发增多,在封闭场所长时间工作的男性,一旦长时间暴露在阳光下会导致脱发。

毛囊在夜间和睡眠期间具有较高活跃程度,但胡须和前臂的毛发在白天的生长速度更高。

第三节 毛发图像分析

理想的评估毛发生长的方法必须具有非侵袭性、精确性、可重复性和操作简便等优点。毛发图像分析技术(PTG)已经成为当前毛发研究领域公认的评估毛发生长状况的标准方法,被广泛地用于毛发基础研究和临床药物研究。临床医生可以通过毛发图像分析技术评估以下毛发的基本生长参数,包括毛发密度(根/cm^2)、生长速度(微米/天)、生长期比例(%)和毛发直径(μm),以确定毛发的生长情况和药物的疗效。

取志愿者头顶部(左右耳的耳前连线经头顶与眉间至枕外隆凸连线的交点)、颞部(双耳前连线耳上方 2 cm)及枕部(枕骨外隆凸)为观察部位,在上述三个部位紧贴头皮剃去约 1.5 cm^2 范围内的头发后微距照相。7 天后再对剃发部位微距照相,照相时将一块洁净的载玻片(载玻片中央刻有一框内面积为 1 cm^2 的正方形框)紧压在观察部位头皮上,使头发紧贴于头皮。垂直透过载玻片进行微距照相。

将数码照片放大并清晰打印。计数照片中从正方形框内的毛囊生长出的头发数量,毛囊在框外或边框处压线的均不计数。第 1 天的照片经计数可得到头发密度(生长期+静止期的头发,图 9-10 左),由第 7 天的照片的头发密度(仅有生长期头发,图 9-10 右)可得到头发的静止期比例(%)。第 7 天的照片可用 Stata 7.0 软件的完全随机分组程序选取其中 10 根头发,用游标卡尺测量这 10 根头发的长度,并与正方形框内径(1 cm)进行校准,再除以间隔时间(7 天),可计算出头发生长速度。

图 9-10　第 1 天(左)和第 7 天(右)载玻片和头皮的微距照片

第十章 皮肤颜色和评价

皮肤颜色的影响因素有黑素、类胡萝卜素、血红蛋白、胶原蛋白和血管等,这些因素在接受紫外线、药物及化妆品的刺激后会发生显著变化。化妆品领域(包括防晒霜、皮肤增色或脱色产品、抗衰老剂)和临床皮肤病学领域都需要对皮肤颜色和色素沉着进行准确评估。

第一节 色度学基础

一、颜色的形成

眼睛是化妆品研发人员和皮肤科医生的第一个诊断工具。颜色视觉是由眼睛收集波长范围在 $400 \sim 700$ nm 的电磁辐射,并经大脑解读后的主观感受。因此,颜色感知包括物理学和心理学两个阶段。颜色视觉有 3 个指标,从物理学角度是亮度、波长和纯度,其对应的心理学感受分别是明度、色调和饱和度。颜色的亮度越高,人眼感觉越明亮;色调是不同波长的光引起的视觉感觉,700 nm、546.1 nm 和 435.8 nm 波长的光线分别是红光、绿光和蓝光,红、绿、蓝三原色光混合后能产生各种颜色。在大自然中经常见到这样一种现象:不同颜色的物体或被笼罩在一片金色的阳光之中,或被笼罩在一片轻纱薄雾似的、淡蓝色的月色之中;或被笼罩在秋天迷人的金黄色之中;或被统一在冬季银白色的世界之中。这种在不同颜色的物体上笼罩着某一种色彩,使不同颜色的物体都带有同一色彩倾向的色彩现象就是色调(图 10 - 1)。纯色是指没有掺入白色的单色光,在视觉上就是高饱和度的颜色,光谱中混合白光成分越多,饱和度越低。

二、皮肤颜色的形成及影响因素

皮肤的颜色是评估皮肤状况的常用参数,不同个体的皮肤颜色迥异,可以说是"千人千色"。皮肤颜色主要取决于入射光源的光谱、皮肤质量以及皮肤的色素含量。如果在日光下皮肤反射 $480 \sim 560$ nm 波段的光,则皮肤颜色为绿色。当光照射在皮肤上,$4\% \sim 5\%$ 的光线在皮肤表面会发生各种反射、散射和透射等物理反应,大部分光线被不同层次皮肤的分子和结构所吸收,皮肤中的各种色素和细胞对光线的吸收程度的不同使得皮肤的光学特征非常复杂(图 10 - 2)。

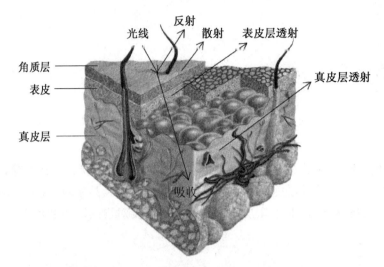

图 10-2　皮肤不同结构对光线的物理作用

三、皮肤颜色的影响因素

1. 角质层

角质层成分的不同是影响光线在皮肤表面反射特性的重要因素。光滑且含水丰富的角质层可有规则地发生镜面反射而形成明亮的光泽，而凹凸不平且干燥的角质层主要以散射的方式反射光线，表现为皮肤暗淡。

2. 黑素

皮肤的色素，也称为发色团，主要由表皮中的黑素和真皮中的血红蛋白构成。其他分子，如胆红素、氨基酸、核酸、卟啉和类胡萝卜素等均不同程度地参与光反射和吸收过程。

黑素主要分布在皮肤角质层、毛发及瞳孔组织中。皮肤的颜色主要与角质形成细胞中黑素的数量有关，角质形成细胞中不同黑素含量形成了不同种族人类的皮肤颜色。随着老化角质的不断剥脱，黑素细胞需要源源不断地合成黑素，并将黑素运输至角质形成细胞，从而维持皮肤固有颜色。黑素的合成和转运的调节机制是非常复杂的，需要黑素细胞与角质形成细胞的精密协调，当该调节机制出现紊乱时，就可能出现皮肤颜色异常，如白癜风。

（1）黑素的作用

黑素在屏蔽光辐射导致皮肤损伤过程中发挥关键作用。黑素自黑素细胞运输到角质形成细胞后，黑素形成帽状结构锚定在角质形成细胞核的上方。黑素对不同波长的光辐射发挥不同程度的吸收和散射效应，从而避免光辐射对细胞 DNA 的损伤。人类存在着两类黑素：棕色到黑色的真黑素和黄色到红褐色的棕黑素，棕黑素在红色毛发人群中的含量较多。

进化论学说认为，世界各地不同种族间皮肤颜色的迥异是自然选择的结果（图 10-3）。

热带地区阳光充沛,强烈的紫外线辐射可增强酪氨酸酶的活性,促进黑素的合成,使得当地居民的皮肤颜色加深,从而减少过量光辐射引起的机体损伤,所以这种较深的肤色对机体有保护作用。相反,高加索地区位于高寒的北欧,阳光不如赤道那么强烈,当地居民不会因紫外线的辐射而积累过多的黑素,所以肤色较白。随着人类的迁移,皮肤颜色也会随地理环境的不同而发生改变,但种族的肤色与遗传有直接的关联。比如,非洲原住民的肤色为黑色,虽然他们移居到美洲或欧洲,但黑色的皮肤仍然在他们的后代中被遗传下来。

(2)黑素与肤色的关系

虽然不同种族人群皮肤颜色的深浅程度存在差异,但不同种族人群皮肤中黑素细胞的数目大致相同,这表明种族间肤色的差异并非由黑素细胞的数目决定,而是由黑素小体的大小、数量、分布范围及黑素化程度共同决定。

非洲人皮肤中的黑素小体体积大、数量多,黑素化程度高,广泛分布于表皮的基底层、棘层及颗粒层,真黑素的含量较高,同时黑素的降解速度慢;欧洲人皮肤中黑素小体体积小、数量少,黑素化程度较低,多分布在表皮层的基底层,褐黑素的含量较高,同时黑素的降解速度快;亚洲人皮肤中黑素的含量介于非洲人和欧洲人之间(图 10-4),亚洲人皮肤的黄色主要来源于其真皮组织中较多的胡萝卜素。

不同肤色的人群被紫外线照射后的反应有较大差异,在此基础上皮肤科医师Fitzpatrick 提出了皮肤日光反应分型标准,其他学者对该标准进行了完善和补充,形成沿用至今的 Fitzpatrick 日光反应性皮肤分型标准。该标准将皮肤类型分为Ⅰ~Ⅵ型,Ⅰ型为总是灼伤,从不晒黑;Ⅱ型为总是灼伤,有时晒黑;Ⅲ型为有时灼伤,有时晒黑;Ⅳ型为很少灼伤,经常晒黑;Ⅴ型为从不灼伤,经常晒黑;Ⅵ型为从不灼伤,总是晒黑。一般认为欧美人皮肤基底层黑素含量少,皮肤属于Ⅰ、Ⅱ型;东南亚人为Ⅲ、Ⅳ型,皮肤基底层黑素含量中等;非洲棕黑色皮肤为Ⅴ、Ⅵ型,皮肤基底层黑素含量很高。

最小红斑剂量(MED)是指导致皮肤发红和发炎的最低紫外线剂量,低 MED 值提示皮肤对紫外线的敏感度高。

3. 血红蛋白

真皮血管中的 3 种色素对皮肤颜色均有一定影响,其中鲜红色来源于氧合血红蛋白,蓝色来源于去氧血红蛋白,黄色来源于胆红素。血红蛋白对皮肤颜色的贡献程度取决于角质形成细胞中的黑素总量,这在欧洲人中非常明显,但在非洲人的皮肤中几乎看不到。

4. 胡萝卜素

过多地摄入胡萝卜素会使皮肤颜色变黄,尤其是在角质层较厚的掌跖部位。

5. 胶原纤维

真皮组织中的胶原纤维随着年龄的增加而不断氧化,氧化的胶原纤维呈黄色,这可能是中老年人皮肤泛黄的原因。

6. 环境因素

紫外线辐射、内分泌失调、激素、药物等外源性因素也可诱导色素沉着。另外，个人的饮食、作息以及生活或工作环境对皮肤颜色也有一定影响。但环境因素导致的皮肤颜色改变并不持久，当影响因素去除后，肤色会逐渐恢复至固有肤色。

第二节　皮肤颜色测量的方法和影响因素

一、主观测量法

众所周知，人类的眼睛对于不同的颜色和色调有很强的区分能力。但通过视觉检查对皮肤颜色的评估不仅取决于观察者对颜色的主观感知，还取决于光源的性质和观察者相对于皮肤表面的几何位置。此外，关于颜色的视觉记忆不稳定，可重复性差。鉴于准确测量皮肤的颜色对于皮肤科医生和化妆品研发人员来说非常重要。因此，目前已经开发各种量表和方法以减少观察者的主观性误差，帮助更客观地评估皮肤颜色和色素沉着。例如，在对黄褐斑的评价中，黄褐斑的严重程度的指标有黄褐斑的面积（A）、黄褐斑的暗度（D）和色素沉着的均衡性（H）。鉴于主观测量法的不足，目前皮肤颜色定量和可重复评价主要依靠仪器测量。

二、客观测量法

目前市面上已有很多皮肤颜色定量分析的仪器，如三刺激值色度计、扫描反射分光光度计、窄谱反射分光光度计、反射共聚焦显微镜以及 VISIA 皮肤检测仪等。上述仪器中，除反射共聚焦显微镜以及 VISIA 皮肤检测仪外，其他仪器的基本原理是用可见光以 10 nm 波长为单位逐渐增加波长，照射皮肤表面，通过逐点测量反射光线来获得皮肤表面的分光光度曲线，再将检测结果转换成颜色空间系统值，如 CIE XYZ（国际照明委员会在 1931 年开发的颜色系统）。

1. 三刺激值色度法

（1）基本原理

三刺激值色度系统遵循的主要原则是每种颜色均可通过红、绿、蓝三原色光以适当的比例混合而成（图 10 - 5）。基于该原则，用国际照明委员会（CIE）规定的红、绿、蓝三原色光进行颜色混合匹配试验，匹配不同颜色所需要的红（X）、绿（Y）、蓝（Z）三原色数量，称为 CIE XYZ 三色刺激值。由 CIE XYZ 系统转换得到 CIE 1976 $L^* a^* b^*$ 颜色空间系统，该颜色空间系统最为接近人眼对颜色的敏感性，同时囊括了自然界的所有颜色，使得用数字化定量的方式来表述人眼的视觉感官成为可能。

（2）测量方法

临床上常用的三刺激值色度计型号为 Minolta CR 200，该仪器由脉冲氙灯提供输出光源，分别在 450 nm、560 nm、600 nm 波段对皮肤表面进行直接测量，检测皮肤表面反射光，经过换算得出受测皮肤颜色的 X、Y、Z 值，也可将这些数值转换成其他颜色空间的参数。$L^*a^*b^*$ 三维坐标体系由 L^*（亮度）轴、a^*（红色）轴和 b^*（黄色）轴构成（图 10-6）。L^* 是从 0（黑色）到 100（白色）的亮度值；a^* 是红色（正值）到绿色（负值）之间的颜色饱和度，其数值变化范围是 $+60\sim-60$；b^* 是黄色（正值）到蓝色（负值）之间的颜色饱和度，其数值变化范围是 $+60\sim-60$。

（3）参数意义

不同种族人群表皮中的黑素含量存在巨大差异，黑素含量与 L^* 值呈显著负相关。亚洲人的皮肤颜色相对较淡，黑素含量出现小的变化就可引起 L^* 值大幅度波动。真皮中的血红蛋白是皮肤中红色（a^*）的主要来源，不同种族皮肤中 a^* 值的变异很大，而种族间的皮肤血流灌注无明显差异，说明还有其他因素影响 a^* 值。a^* 值和黑素含量之间存在相关性，但这种相关程度比表皮中的黑素含量和 L^* 值之间的相关程度要弱得多。

b^*（黄色）在不同种族间也存在差别，肤色较深的种族皮肤的 b^* 值偏高，在肤色较淡的亚洲人中，黑素含量和 b^* 值之间呈明显正相关，这与黑素反射黄光有一定联系。基于三刺激色度法对人类皮肤颜色进行大样本测量的结果表明，所有人种的特定部位皮肤（如背部）的基础颜色（稳定状态）均位于 $L^*a^*b^*$ 色彩空间系统内（图 10-7）。在图中，从上到下分布的色点代表天然黑素强度，顶部为白化病皮肤，底部为颜色极深的黑色皮肤。这些色点构成了黑素化轴，并与其他天

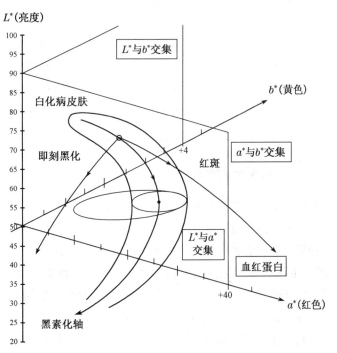

图 10-7 CIE $L^*a^*b^*$ 色彩空间系统评估皮肤颜色的示意图

然皮肤色素（血红蛋白、类胡萝卜素等）在其截面中混合后代表不同的色调和色度。例如，在紫外线照射后，诱导的即刻黑化（IPD）并不完全遵循黑素化轴的方向，因为 IPD 是由皮肤中已经存在的光氧化黑素产生的蓝色而形成的，这种蓝色在 $L^*a^*b^*$ 色彩系统中表现为 b^* 值减少。另外，诱导的红斑将黑素化轴外的皮肤色点向血红蛋白的比色坐标（$L^*\approx45$，$a^*\approx45$，$b^*\approx18$）平移。目前，这种方法已被广泛用于评估紫外线引起的色素

沉着、皮肤类型和光保护因素评估等领域(详见第十五章)。

（4）个体类型角与色差

皮肤颜色评价过程中可根据个体类型角(ITA°)表示皮肤颜色深浅程度,ITA°值越高,表示皮肤颜色越浅,ITA°值越低表示肤色越深(图 10-8),其计算公式为:

$$ITA° = \arctan[(L^* - 50)/b^*] \times 180/\pi \qquad (10-1)$$

$L^* a^* b^*$ 色彩系统可准确反映皮肤颜色在色彩空间的三维坐标,两种不同颜色在 CIE $L^* a^* b^*$ 色彩空间系统的 L^*、a^*、b^* 三维坐标之差(ΔE_{ab})代表两种颜色在色彩空间的位置变化,ΔE_{ab} 计算公式为:

$$\Delta E_{ab} = \sqrt{\Delta L^2 + \Delta a^2 + \Delta b^2} \qquad (10-2)$$

ΔE_{ab} 值越大代表色差越大(表 10-1)。ITA°值联合 ΔE_{ab} 值是对美白类化妆品进行功效评价的重要指标。

表 10-1 色差级别表

色差级别	ΔE_{ab}	色差程度	肉眼可见识别程度
第一级色差	0~0.5	极微色差	否
第二级色差	0.5~1.5	微小色差	否
第三级色差	1.5~3.0	可感色差	是
第四级色差	3.0~6.0	明显色差	是
第五级色差	6.0~12.0	较大色差	是
第六级色差	>12.0	极大色差	是

2. 扫描反射分光光度法

扫描反射分光光度计可在 400~700 nm 波长范围内分析皮肤反射的光谱,以获得皮肤的色素含量信息。皮肤的光学特性取决于光线穿过不同皮肤结构时的光谱吸收、反射和散射。扫描反射分光光度计可用来测量光的漫反射,即光照射进皮肤内部后发生吸收、反射和散射后,重新从皮肤发出的部分光,这种技术也被称为漫反射光谱学。仪器部件包括:一个短弧氙气灯或卤钨灯光源、一个测量球头、一个单色仪(用于分析由皮肤重新发射的光)、一个光电探测器(用来测量不同波长的光强度)、光导系统(将光从光源传导至皮肤)。

扫描反射分光光度计可对整个可见光范围内的光谱进行测量,但仪器的价格贵、体积大,因此主要用于实验室基础研究。目前某些手持式仪器(如美能达 CM2600D,日本大阪),光源与皮肤表面的距离仅 10 cm,反射光经单色仪衍射后,再经光电二极管分析即可获得皮肤颜色参数 $L^* a^* b^*$ 值。

3. 窄谱反射分光光度计

常规反射分光光度计较为昂贵和笨重,不太适合日常使用。由于分光光度法测量的往往是与皮肤主要色素的吸收带相对应的窄谱或谱峰,因此更简便和便宜的窄谱反射分光光度计应运而生,该设备可以根据黑素和血红蛋白在吸收光谱的不同而选用特定的波长,因此只能测量黑素指数和红斑指数。

德国 Courage-Khazaka 公司生产的 Mexameter MX18 窄谱反射分光光度计的探头配备 16 个圆形排列的 LED 光源,发射波长为 568 nm 的绿光、660 nm 的红光以及 880 nm 的红外线。黑素指数可通过两个波长(660 nm 和 880 nm)测量。对于红斑指数的测量,使用两种不同的波长来测量皮肤的吸收能力,其中一个波长对应血红蛋白的光谱吸收峰(568 nm),另一个波长(660 nm)用于避免其他色素干扰(如胆红素)。丹麦 Cortex Technology 公司的 Derma 反射分光光度计有两个 LED 光源,其发射光波段以绿色(568 nm)和红色(655 nm)为主,用光电管检测皮肤反射的光强度,再分别测量血红蛋白和黑素对红光和绿光的吸收及反射的比率,从而计算出黑素指数和红斑指数。

4. 皮肤镜及皮肤成像系统

皮肤镜又称皮表透光显微镜、入射光显微镜及皮表显微镜等。随着手持式光学和数字成像技术的发展,皮肤镜检查已被证明可提高色素性皮肤病变的诊断准确率,成为诊断黑色素瘤和其他色素性皮肤病变的主要无创诊断技术。检查前需先用油脂或乙醇的水溶液涂擦检查部位皮肤,一方面消除外界光线的表面反射,另一方面使得角质层呈半透明状。皮肤镜通过放大光学系统(表面显微镜、立体显微镜、手持显微镜)放大病变图像,可以看到表皮、真皮-表皮连接处和浅表真皮乳头层的色素结构,这是肉眼无法观察到的(图 10-9)。

皮肤镜最初用于皮肤黑素细胞痣及黑素细胞瘤等色素性疾病的诊断与鉴别,如在用于黑色素瘤诊断的 ABCD 系统中,临床医师对非对称性(A)、边界(B)、颜色(C)和皮肤镜下异常结构的数量(D)进行评

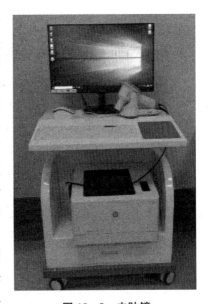

图 10-9 皮肤镜

分。目前其适用范围已经扩大到皮肤红斑性疾病的辅助诊断、甲病及毛发的无创评估和诊断,切除范围的皮肤病变评估及远程医疗应用等领域。由于其操作简便、适应症广、无痛无创、结果报告及时等优点,目前皮肤镜在临床和化妆品研发领域应用非常广泛。

5. 反射共聚焦显微镜——测量肤色的新工具

作为最新的皮肤成像技术,反射共聚焦显微镜(reflectance confocal microscopy,RCM)是一种通过对目标物体实施虚拟光学切片的激光辅助成像设备,通过检测内源性分子对激光的反射作用获得虚拟图像。RCM 最先应用于生物学领域中,用于观察细胞器。近年来,RCM 越来越多地应用于临床皮肤病的诊治以及化妆品的研发,其中,利用 RCM 对皮肤组织进行无创性可视化检查,对皮肤色素性疾病的诊断灵敏度高达 95%。

由于黑素是皮肤中最明显的颜色标志,因此 RCM 特别适合皮肤色素沉着研究。颜色较深的皮肤结构在 RCM 图像上看起来反而异常明亮,在真皮-表皮交界处的 RCM 切片上可以很容易地看到这一特征,明亮的角质形成细胞围绕着暗淡的真皮乳头。

6. 面部图像分析系统 VISIA‐CR

目前最新的面部图像拍照及分析系统 VISIA‐CR,结合最先进的数码摄影技术,为临床皮肤科医师和化妆品研发人员提供了一款专业皮肤状况分析设备(图 10‐10)。

该设备具有 5 种光源模式:标准光 1、标准光 2、紫外光、交叉偏振光和平行偏振光,在受试者正、左、右三个方向扫描皮肤表层和深层,配合数据库定量分析皮肤颜色的 L^* a^* b^* 值、肤色均一性、皮肤光泽度、皱纹、皮肤纹理、皮肤细菌状态、日光损伤程度和斑点等参数,在一定程度上弥补了光度计"不能可视化"的不足。化妆品功效评价人员可以利用该设备跟踪皮肤固定斑点在使用产品一定周期后的改变,观察斑点数量、颜色、面积等参数,从多个维度评估淡斑类化妆品的功效(图 10‐11)。

三、皮肤颜色测量方法的选择

准确测量皮肤颜色对于皮肤科临床医生和化妆品行业研发人员来说是非常重要的。目前评估皮肤颜色和色素沉着的方法有两类:第一类主要通过检测皮肤反射光的信息来分析皮肤颜色;第二类主要是针对色素性皮肤病变的诊断评估,结合形态学依据对于准确评估色素性皮肤病变的色调和色度非常重要,目前皮肤镜和反射共聚焦显微镜已被证实可以提高色素性皮肤病变的诊断准确性。合理选择皮肤颜色评价工具可帮助皮肤科医生以非侵入性的方式获取皮肤生理参数,从而准确诊断色素性皮肤病变(表 10‐2),同时化妆品研发人员也能简便地评估化妆品的功效性和安全性(表 10‐3)。

表 10‐2 皮肤生理参数的测量

应用范围	指标参数	影响因素
判断皮肤类型	L^*、b^* 值、ITA°	个体差异
皮肤红斑/黑化反应	L^*、a^*、b^* 值、黑素含量、红斑值	曝光情况
血管舒张对肤色的影响	a^* 值、红斑值	应激事件、肾上腺素、咖啡因、酒精、温度等
化学物质引发皮肤炎症	L^*、a^* 值、红斑值	外界药物刺激

表 10‐3 评价化妆品的功效性和安全性

应用范围	指标参数	化妆品作用机制
美白功效	L^*、a^*、b^* 值、ITA°	抑制络氨酸酶、多巴色素互变酶活性、角质剥落、黑素还原剂、内皮素拮抗剂
祛斑功效	L^*、b^* 值、ITA°、黑素含量	抑制络氨酸酶、多巴色素互变酶活性、黑素运输阻断剂、黑素还原剂、角质剥落、内皮素拮抗剂
防晒功效	黑素含量、红斑值	物理遮光剂、化学吸光剂

四、影响皮肤颜色测量的因素

1. 部位

机体不同部位的皮肤颜色差异较大,主要表现为黑素沉积程度和微循环状况等方面的差异,从而影响黑素指数、红斑指数以及 L^* a^* 值的变化。

2. 身体姿势

健康人的肢体下垂或久坐/蹲时,机体会通过反射性地调整外周血管的弹性来使低垂部分肢体的微循环血流量增加,而抬高肢体可减少毛细血管的静水压并引流部分血液。因此,肢体的姿势变化可在一定程度改变皮肤颜色。

3. 血管舒缩

皮肤颜色与血管舒缩效应有明显关联。环境的应激刺激和肾上腺素能通过增加外周血管的紧张度而改变皮肤的颜色;咖啡因、烟碱和乙醇等血管活性物对皮肤颜色也有一定影响。

4. 神经内分泌变化及疾病

月经周期、妊娠和绝经期所导致的神经内分泌变化都会对皮肤颜色产生影响。另外,某些疾病也能改变皮肤的颜色,如贫血、黄疸、肾上腺皮质功能不全、甲状腺功能亢进或减退、肾功能衰竭、糖尿病、心功能衰竭、肺功能障碍等。

5. 温度

环境温度变化可改变皮肤血管舒缩程度。环境温度升高可扩张皮肤血管,从而引起皮肤绯红,而温度降低可导致皮肤发绀或苍白。

6. 皮肤使用外用制剂

任何皮肤外用制剂均可不同程度改变角质层的光泽度,或通过遮挡改变皮肤的透明度,从而干扰皮肤颜色的测量。

7. 测量探头的压力

不同仪器测试探头的大小和重量存在差异,在使用时测试探头对皮肤产生的下压力不一致,使皮肤血管受压迫,可能会影响测试的准确性,从而产生测量误差。因此在测量人体皮肤组织时应避免由测量手法产生的误差。

总之,影响皮肤测量结果的因素很多,在测量时要尽量将测量条件控制在标准水平,如采用同样的姿势、保持室内温度在 23～24 ℃、湿度控制在 50%～60% 等,同时在同一部位多次测量来减少血流波动带来的影响。

第十一章 皮肤微生态

微生态学是细胞水平或分子水平的生态学，是研究微生物在细胞或分子水平上与宿主相互关系的科学。随着科学技术的不断发展，微生态学已经出现 100 多个分支，皮肤微生态学是其中之一。作为研究皮肤微生物种群的结构、功能及其与人体相互关系的一门学科，皮肤微生态学研究的是皮肤以及附属器上所栖居的微生物种群之间以及微生物与宿主、环境之间的相互作用、相互制约、相互竞争和相互依存的复杂关系（图 11-1）。皮肤是人体内外环境交界的一个生物活性界面，皮肤表面是一个生态系统，是由皮肤表面的微生物、皮脂腺和表皮分泌的脂质、桥粒和细胞间的酶降解蛋白、脱落的角质层降解产物、表皮的水和汗液组成的复杂环境。角质层细胞是构成皮肤表皮的最主要的细胞，尽管角质层细胞每天都会脱落，但这个生态系统会不断再生并

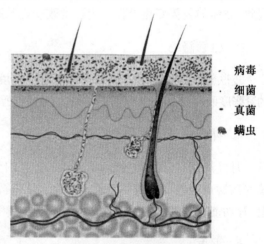

病毒
细菌
真菌
螨虫

图 11-1 皮肤微生态系统

保持稳定，为微生物的定居和繁衍提供一个稳定的场所。皮肤的微生物种类繁多、数量巨大，这些微生物在维持皮肤生态平衡、自净以及参与皮肤生理机能等方面都具有重要作用，当皮肤微生态失调时，就可能为条件致病菌的大量繁殖及进入体内创造条件，从而引发疾病。多方面证据表明痤疮、银屑病、异位性皮炎、酒糟鼻以及慢性创面的延迟愈合等疾病，都与皮肤微生态紊乱有关。

皮肤微生态系统因个体年龄、性别、环境等情况的差异而有所不同。皮肤微生态涉及皮肤微生态系统的结构、皮肤微生态平衡与失调、皮肤疾病生态防治和皮肤保健抗衰老的理念与实践等。虽然皮肤微生态组成复杂，研究困难，但知晓其组成、功能以及菌群平衡的作用，对于皮肤疾病的认知及治疗皮肤生理病理状态至关重要。

目前，皮肤病学专家、微生物学家和免疫学家采用现代的分子和基因组学技术，对皮肤微生态进行了深入的探究，建立皮肤正常微生物群数据库，研究微生物组成改变与炎症性皮肤病（如特应性皮炎、痤疮、银屑病等）发生和发展的关系，分析移植健康菌群对皮肤疾病的治疗作用等，对皮肤微生态相关皮肤疾病的治疗和研发功效型化妆品具有重大指导意义。

第一节 皮肤微生物组成

皮肤微生态系统,是由各类微生物、皮肤表面组织细胞及分泌物、微环境等因素共同组成的生态系统,它们共同维持皮肤微生态平衡,在皮肤表面形成第一道生物屏障,具有重要的生理作用。皮肤微生物是皮肤微生态系统的重要成员,包括细菌、真菌、病毒、螨虫和节肢动物这5大类,皮肤微生物、宿主及外环境三者相互作用构成了皮肤微生态平衡。人类身体很多疾病都和微生物有关,如细菌能导致伤口感染,真菌会导致皮炎,某些病毒能引发严重的疾病,螨虫会吞噬皮肤等。更可怕的是,它们基本都是肉眼看不见的,会在不经意间入侵身体,带来严重的后果。

据统计,正常情况下,成人每平方厘米的皮肤中有1 000万个微生物,牙齿和肠道内的微生物更多。健康的人体皮肤大约有1万亿个微生物,其中细菌是最多的,有1 000多种细菌,皮肤表面常见的细菌有葡萄球菌、类白喉杆菌、大肠杆菌等,最多的细菌是葡萄球菌(图11-2)。

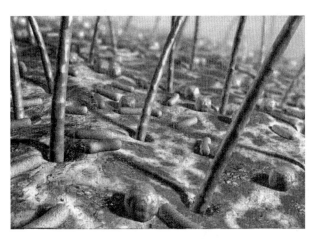

图11-2 皮肤表面的细菌

正常人体肠道内最主要的细菌有双歧杆菌、类杆菌、大肠杆菌、乳酸杆菌、变形杆菌等,其中99%是厌氧菌,厌氧菌中以双歧杆菌最常见,此外还有类杆菌、大肠杆菌。婴儿肠道内最主要的细菌为乳酸杆菌和双歧杆菌。这些细菌是肠道内的正常菌群,在正常情况下不会引起疾病。不仅如此,肠道菌群可合成人体所需的一些维生素,还可抑制肠道内致病菌的生长,对机体有利。

皮肤上的细菌可分为常驻菌和暂住菌两类,其中由相对固定的群落组成,有规律地定居于特定部位或特定年龄的称为常驻菌,它们的数量和种类比较恒定。暂住菌是指暂时着落于皮肤上的菌株,可在一定条件下产生克隆性生长,并引起皮肤感染,所以又称条件致病菌。暂住菌的数量是不恒定的,如果暂住菌的数量和种类出现异常,就有可能导致机体疾病。

一、常驻菌

常驻菌由相对固定的微生物类型组成,是一群有规律地在健康皮肤上定居的微生物,主要有表皮葡萄球菌、痤疮丙酸杆菌和马拉色菌等。常驻菌从我们离开母体就开始定植,在漫长的生物进化过程中,与人体处于共生状态,它们与机体已形成相互依存、相互协调又相互制约的统一。它们的存在和动态平衡对维持皮肤健康至关重要,平衡则健康,失衡则致病。简单来说,常驻菌是友军,而暂驻菌一般来说是敌军。常驻菌就像是塔防游戏中的防卫哨,随时处于待命状态,如果暂住菌非常固执,执意要定植在皮肤上,那么常驻菌就会启动防御机制,发射"子弹"来消灭暂住菌,这个"子弹"就是抗菌肽。

1. 表皮葡萄球菌

表皮葡萄球菌是滋生于皮肤的一种革兰氏阳性球菌(图 11 - 3),其在人体的皮肤、阴道等部位寄生,是正常皮肤表面占绝对优势的常驻菌,约占需氧菌群的 90% 以上。表皮葡萄球菌是维持皮肤微生物屏障的重要细菌,可有效抑制其他致病菌的入侵。这种细菌总体来说对皮肤是有益的,但它对人体有益的前提是要保证皮肤完整,如果皮肤的完整性被破坏,比如在实施侵入性操作时,使表皮葡萄球菌进入人体内部也会造成机体感染。有研究显示,表皮葡萄球菌可诱导人外周血单核细胞产生肿瘤坏死因子- α(TNF- α)、白细胞介素 1β(IL-1β)及白细胞介素 6(IL-6)等,从而直接诱导炎症反应。表皮葡萄球菌也可通过分解甘油三酯为游离脂肪酸,激活 Toll 样受体 2(TLR-2)等作用机制加重炎症反应。

2. 痤疮丙酸杆菌

痤疮丙酸杆菌喜欢生活在皮脂腺开口周围的皮肤上(图 11-4),这种细菌可以把皮脂转化成脂肪酸和氨基酸,这些小分子能被皮肤吸收。同时这种细菌所营造的皮肤弱酸性环境能有效抑制条件致病菌的生长,所以这种细菌也是对人体有益的,但痤疮丙酸杆菌过度繁殖是导致痤疮的罪魁祸首之一。

二、暂住菌群

暂住菌是指通过接触外界环境而获得的一类微生物,由条件致病菌或潜在致病性的细菌组成,包括金黄色葡萄球菌、大肠杆菌、溶血链球菌及奈瑟菌属等。它们暂时附着于皮肤或黏膜上,一般不引起疾病,也不能长期定居,但通常它们是引起皮肤感染的主要病原菌。

1. 金黄色葡萄球菌

金黄色葡萄球菌在体外培养基中表现为金黄色,形态如葡萄一样一串串的(图 11-5),它是皮肤表面最常见的暂住菌之一,在鼻腔、呼吸道也存在。这种细菌的危害性很大,是造成皮肤以及软组织脓肿、疖以及蜂窝组织炎的首要原因;在体内能导致血液感染、肺炎、骨关节感染等疾病。它占食源性微生物食物中毒事件的 25% 左右,是仅次于沙门氏菌和副溶血杆菌的第三大微生物致病菌。

2. 大肠杆菌

大肠杆菌是一种常见的条件致病菌(图 11-6),主要寄生在大肠里面,如果它离开肠道或者发生变异,就会导致疾病和感染,尤其是对孩子及老人。大肠杆菌不仅能导致胃、肠道感染,还会引起尿道感染、关节炎、脑膜炎以及败血型感染等。它在人与人之间大部分是通过粪—口传播的,也就是说人们进食用的手在传播这种细菌的过程中起到很大的作用。

2022 年 1 月,《化妆品生产经营监督管理办法》正式实施,在法规中明确指出在化妆品中不得检出大肠杆菌和金黄色葡萄球菌,从而对化妆品的安全提出了更高的要求。

三、真菌

真菌是一种具真核的、产孢的、无叶绿体的真核生物,包含霉菌、酵母、蕈菌以及其他人类所熟知的菌菇类,目前已经发现了超过十二万种真菌。真菌也是一种典型的条件致病菌,皮肤表面最常见的真菌是白色念珠菌(图 11-7),它可以导致足癣、手癣、体癣、股癣、甲癣以及头癣等各类癣病,大多数真菌比较喜欢潮湿和偏碱性的环境。在正常情况下,常驻菌可以把皮脂分解成脂肪酸,从而营造出酸性环境,这种环境是不利于真菌生长的,所以在正常情况下真菌是不会导致机体感染的。人体绝大部分皮肤区域为弱酸性,而腹股沟区、腋下和脚底部位皮肤的 pH 相对比较高,这些部位也是皮肤真菌感染的好发部位(图 11-8)。

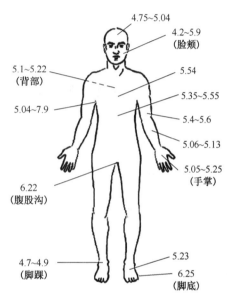

图 11-8 人体不同部位皮肤表面的 pH

四、病毒

病毒是一种非细胞生命形态,它由一个核酸长链和蛋白质外壳构成,病毒没有自己的代谢机构,没有酶系统,它的复制、转录和转译都是在宿主细胞中进行的。当它进入宿主细胞后,可以利用细胞中的物质和能量完成生命活动,按照它自己的核酸所包含的遗传信息产生和它一样的新一代病毒。因此,病毒离开宿主细胞,就没有任何生命活动,也不能独立自我繁殖。病毒引起的传染病大概占所有传染病的 2/3,比如人们比较熟悉的新型冠状肺炎病毒(图 11-9)。目前没有一种药物能有效杀灭病毒,人们只能依靠自身的抗体去对

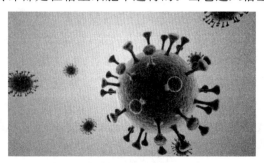

图 11-9 新型冠状肺炎病毒

抗它。

细菌、病毒与人类之间是相互依存的共生关系。噬菌体必须依附于细菌才能存活,而每天有大约 40% 的细菌被噬菌体所消灭。不难想象,如果没有病毒的遏制,地球很快就会被细菌占领。所以,噬菌体可以作为治疗细菌感染的特效药,比如烧伤病人缺乏皮肤的屏障作用,这时外界病原微生物开始大举入侵人体,这时可以在皮肤烧伤部位涂抹绿脓杆菌噬菌体的稀释液来防止绿脓杆菌的感染。除此以外,病毒在激发人体免疫反应和产生免疫抗体中有着不可或缺的作用。

病毒离开人体后存活时间很短,而很多细菌也必须寄生在人体才能生活下来。这就是自然之道的完美体现,也是阴阳对立和矛盾统一的奇妙演绎。

第二节　皮肤微生态的影响因素和生理功能

一、影响皮肤微生态的因素

受宿主年龄、性别、皮肤表面结构和外源性因素(如温度、酸碱度、湿度、化妆品)的影响,不同部位皮肤寄居的细菌数量和种类有明显差别。

1. 宿主年龄因素

年龄对皮肤微生物的定植具有较大的影响。母体子宫是无菌环境,未出生前,胎儿的皮肤是无菌的,分娩后微生物便立即定植于皮肤。新生儿由于自身防御能力差,皮肤黏膜屏障功能较弱。在出生后一年,新生儿皮肤及其他部位的微生物群落才逐步建立和稳定,婴儿免疫系统逐渐成熟。由于男性和女性在生理和解剖学上的差异,两性之间的皮肤微生物也具有显著差异。研究显示,女性手上的细菌种类多于男性,但目前尚不清楚是由于生理因素还是不同卫生习惯或美容引起。

2. 皮肤表面结构

皮肤菌群的定植依赖于身体部位,与特定的潮湿、干燥、皮脂腺微环境等因素有关。在一般情况下,皮肤附属器包括汗腺、皮脂腺和毛囊,各部位都有自己独特的菌群。皮脂腺分泌丰富的脂质物质即皮脂,皮脂腺部位的细菌多样性似乎是最低的,因为皮脂是一种疏水性保护膜,起到抗菌屏蔽作用。丙酸杆菌在毛囊皮脂腺密集部位,如额、耳后皱褶、背和鼻翼皱褶等部位占主导地位。痤疮丙酸杆菌是兼性厌氧菌,而皮脂腺相对缺氧,这表明微生物菌群选择定植位置具有苛刻的条件。痤疮丙酸杆菌分泌的脂肪酶可水解皮脂,使皮脂中的甘油三酯释放游离脂肪酸,降低环境的 pH 与氧化还原电势,这有助于痤疮丙酸杆菌在皮脂腺定植,同时游离脂肪酸在皮肤表面形成一层酸性保护膜,可抑制许多常见病原菌的生长繁殖,如金黄色葡萄球菌和化脓性链球菌等。

对比不同个体皮脂腺周围皮肤、潮湿部位皮肤和干燥皮肤中细菌的分布情况,不难发现,不论在何种类型的皮肤中,这不同个体皮肤之间的细菌分布情况是存在差异的。比如,在皮脂腺周围皮肤中,丙酸杆菌占优势地位,个体差异不是特别明显;但在潮湿皮肤中,有些个体中是棒状杆菌占优势,有些是阿尔法变形杆菌占优势,同时个体间的差异逐渐增大;在干燥皮肤中,大部分个体是阿尔法变形杆菌占主导,也有少部分个体是棒状杆菌占绝对优势,这种类型皮肤的个体间差异是最大的。因此,每个人可能都有一个独特的"微生物指纹",这为法医学鉴定提供了新的发展方向。

即使是在同一个个体中,不同部位皮肤的细菌分布状况也有很大不同。比如,靠近皮脂腺部位皮肤中最多的细菌是丙酸杆菌,潮湿部位皮肤(如腋下部位)中最多的细菌是棒状杆菌,干燥部位皮肤中占据优势的细菌又变成了丙酸杆菌和阿尔法变形杆菌。

除此以外,人体同一部位在不同时间的菌群分布也有变化,这是因为人体皮肤的皮脂腺和汗腺在不同时间的分泌量存在差异,同时皮肤温度在不同时间也存在差异。

3. 湿度变化

采用分子生物学方法研究湿度对皮肤菌群的影响发现,身体相对封闭的高湿度部位(肚脐、外耳道、腋窝、腹股沟、鼻孔、臀皱褶、脚掌、腘窝和肘窝等)的细菌密度较大,但细菌种类较少,像葡萄球菌和棒状杆菌喜欢封闭的高湿度环境,它们在皮肤有氧区域,使用汗液中的尿素作为氮源。在皮肤干燥的部位,如前臂、臀部、手部等与外界接触较多的部位,曾一度被认为很少有菌群定植,但随着研究的深入,人们发现这些部位的定植菌具有更大的多样性,如手掌部位的细菌种类达到 150 种之多,且同一个个体的两只手之间只有17%的细菌是相同的,其中大部分细菌是葡萄球菌和大肠杆菌。

早在 100 多年前,生物学家就发现,医生在为产妇接生前洗手可使产妇的死亡率降低90%。现代科学已经证实,保持手卫生是降低医院感染发生率的最简单且行之有效的手段。现如今,有效清洗双手已成为预防多种病原微生物的有效手段,也是化妆品从业人员所必备的基本素养。

4. 酸碱度变化

正常生理状态下,皮肤表面呈弱酸性,可以抑制微生物生长,并保护机体免受感染。研究结果证明,刚出生的婴儿皮肤表面的 pH 接近中性,因此新生儿较成人更易发生细菌和真菌感染。随着年龄增长,皮肤的 pH 会逐渐下降,呈酸性的皮肤可以减少表面致病菌的繁殖和聚集,并利于非致病菌在角质层的附着。因此,角质层的酸性环境被认为是角质层发挥其抗感染功能的重要因素。

实际上大多数正常菌生长没有严格的 pH 要求,可在较广的 pH 环境下生长,而不同的 pH 环境下细菌生长的状态并不相同。酸性或偏酸性环境会抑制某些细菌的生长,但也会促进另外一些细菌的生长,如腋下、腹股沟、脚趾间等闭塞部位皮肤的 pH 较高时(图11-8),微生物数量较高。

二、皮肤微生态的生理功能

微生物与人类的生活息息相关,皮肤作为人体最大的器官,承载的生命活动非常复杂。常驻菌群具有较强的自身稳定性,与皮肤形成极为紧密的共生关系,辅佐人体完善自身的免疫系统,能阻止暂住菌的定植。在正常情况下,微生物与微生物之间、微生物与宿主之间保持动态的微生态平衡。

1. 抗菌作用

(1) 抗菌肽

皮肤被视为人体的第一道防线,通过多种机制主动或被动地保护宿主。尽管外界病原菌会影响宿主的生理机能,但常驻菌可通过调节宿主抗菌肽的产生,或直接分泌抗菌肽,来抵御外界病原菌在皮肤表面的生长,抵御致病菌的入侵。从研究结果来看,抗菌肽的杀菌机理主要是抗菌肽通过静电作用吸附于细菌细胞膜表面,疏水性的 C 端插入膜内疏水区并改变膜的构象,在细胞膜上形成离子通道而导致胞内物质逸出,从而达到杀死细菌的目的。不同类别的抗菌肽的作用机理可能不同。

抗菌肽对革兰氏阴性及阳性细菌均有高效、广谱的杀伤作用。国内外已报道至少有113 种以上细菌能被抗菌肽杀灭。已发现的细菌抗菌肽有杆菌肽、短杆菌肽 S、多黏菌素E 和乳链菌肽 4 种类型。例如,口腔中的唾液链球菌通过产生过氧化氢,对白喉杆菌和脑膜炎双球菌起到抑制作用;乳球菌产生耐酸性的乳酸链球菌肽,在胃部低 pH 环境中,仍保持高度稳定,可抑制革兰氏阳性菌如梭状芽孢杆菌和李氏杆菌;肠道大肠杆菌通过分泌大肠菌素,抑制金黄色葡萄球菌、白色念珠菌的生长;肠道中的乳酸杆菌能抑制腐败菌生长;表皮葡萄球菌可释放一种称为脂磷壁酸的小分子,不但可抑制角质形成细胞释放炎症因子,还能抑制角质形成细胞触发的炎症反应。因此,表皮葡萄球菌通过分泌外源性抗菌肽可直接或间接增强宿主固有的抗菌肽作用,加强皮肤固有免疫防御功能。

(2) 抗生素与皮肤微生态的关系

抗生素一度被认为是抗菌"神器",而滥用抗生素,尤其是广谱抗生素,会在有效杀灭有害菌的同时也大量杀灭机体常驻菌。这一方面破坏了皮肤微生态平衡,另一方面也直接导致了对抗生素产生耐药性的严重后果,如耐甲氧西林金黄色葡萄球菌、超级细菌等一系列耐药菌的出现已然成为医学界难以攻克的问题。

痤疮的罪魁祸首之一是痤疮丙酸杆菌,可以使用红霉素乳膏来杀灭痤疮丙酸杆菌。但使用抗生素治疗的目的是杀灭异常增殖的痤疮丙酸杆菌,而不是将所有的痤疮丙酸杆菌从皮肤表面彻底清除。如果彻底清除,那么皮肤表面微生物的动态平衡就会被破坏,这将导致皮肤上的微生物屏障功能减弱。此时平时处于弱势地位的条件致病菌,如真菌就开始大量繁殖,形成所谓的二重感染,这种感染治疗起来非常棘手。因此,需不需要用抗生素,以及该用多少,这都需要严格按照专业医生处方来执行。

2. 营养作用

皮肤具有自我更新的能力,表皮的角质形成细胞随着时间的推移逐渐转化为无活性的扁平细胞,细胞器消失,逐渐角质化。皮肤角质化细胞脱落崩解为磷脂、氨基酸等,可供细菌生长,也可供细胞吸收。皮肤菌群可将大分子的磷脂、固醇类、角质蛋白等分解成小分子物质,供皮肤吸收利用,以滋养皮肤,促进细胞生长、延缓老化和减少皱纹产生。

3. 自净保护作用

皮肤菌群中的常驻菌(如丙酸杆菌)可分解皮脂形成一层乳化脂膜,其中含有游离脂肪酸,可维持皮肤的偏酸性环境(pH 为 3～5),可拮抗多种有害菌的定植,起到皮肤自净保护作用,是皮肤抵御外来病原菌感染的主要机制之一。

4. 屏障作用

有层次且有序地定植在皮肤上的正常微生物菌群可以形成一层生物膜,对裸露的皮肤表面产生"占位作用"。即常驻菌作为皮肤微生态系统中的优势种群,可使外来致病菌无法定植于皮肤表面,从而保护机体免受病原菌的侵害。皮肤常驻菌群和宿主有着互利共生的关系,通过维持皮肤微生态的平衡,可保持皮肤健康的状态。同时,皮肤微生物刺激宿主的免疫系统,增强宿主的免疫力与抵抗力,以便能够及时有效地清除入侵的病原菌。皮肤固有免疫系统联合皮肤微生物菌群构成人体抵御致病微生物的第一道屏障。

第三节 皮肤菌群行为

一、皮肤微生态与皮肤微生物

皮肤表面的微生物种类繁多、数量巨大。大量研究已证实微生物对人体的贡献,如常驻菌通过提高宿主皮肤黏膜的免疫功能,缓解多种过敏性皮肤疾病。皮肤微生物菌群与皮肤固有免疫系统一起,共同维持皮肤健康所需的微妙平衡。微生态平衡可起到肌肤防御、修复屏障等作用,而微生态的失衡则与特应性皮炎、牛皮癣、粉刺、皮肤老化、敏感肌、头屑、皮肤异味等多种类型的肌肤问题存在关联。

人体皮肤表面分布着大量的细菌、真菌、病毒及小型节肢类动物,共同构成皮肤的微生物群。生态学领域的研究人员一致认为,保持皮肤微生物多样性对皮肤生态系统的健康和功能完善有极大作用,生物多样性的减少会对生态系统产生负面影响。

二、维持正常皮肤微生态环境的保护膜

1. 皮脂膜

皮脂膜是一个天然的屏障,它有润泽皮肤、抗菌、抗氧化损伤的作用,同时可维持皮肤酸碱、油-水的平衡。皮脂膜还具有抗感染的作用,皮脂膜中的一些游离脂肪酸能够抑制某些致病性微生物的生长,使皮肤拥有自我净化的作用。皮脂膜还能预防皮肤过敏,防止细菌感染,避免皮肤受到酸碱的侵害,皮脂膜的丧失会导致皮肤干燥及抵抗力下降。

2. 角质层

角质层是表皮最外层的部分,主要由已死亡的无核角质形成细胞组成。角质层脱落后,表皮层角质形成细胞会迅速增殖,并将角质形成细胞向皮肤表面运送,形成新的角质层,总过程需要 14 天左右。角质层可抵抗外界各类如高温、寒冷、摩擦、酸碱、紫外线等刺激,同时有效防止营养和水分的丢失。

3. 细菌膜

皮肤表面的菌群种类繁多,构成皮肤表面的一层细菌膜,维持皮肤细菌膜的平衡,对皮肤健康至关重要。正常的皮肤微生态系统存在着竞争和制约关系,皮肤菌群不正常的增加、减少甚至消失,都会导致皮肤微生态被破坏。当皮肤受损时,细菌可趁机侵入,引起化脓性炎症,如疖、痈。在进行医疗操作时,如未严格进行无菌操作,病人和医务工作者皮肤表面的细菌也可侵入病人体内,引起医院内化脓性感染,给治疗带来困难。

三、皮肤微生态与皮肤问题

导致皮肤微生态失衡的因素有内源性和外源性两种。外源性因素主要是外来菌的侵入竞争,使得常驻菌的数量大幅减少甚至消失,从而导致皮肤损伤。内源性因素主要来源于正常微生物群的比例失调、定位转移和二重感染,如皮肤清洁不当、清洁过度或清洁力度不够,外界环境(如紫外线等)的影响,刺激性产品(激素、果酸)的不当使用,使用添加过量防腐剂原料的化妆品等。

1. 痤疮

在众多的微生物当中,与痤疮的发生关系最密切的是痤疮丙酸杆菌、糠秕孢子菌、葡萄球菌等细菌(详见第十六章)。

虽然至今关于痤疮形成的机理还不完全清楚,但现在普遍认为这种皮肤问题是由激素、痤疮丙酸杆菌和皮脂分泌旺盛等多种因素造成的。分析重度痤疮患者面部微生物组成,发现痤疮患者中痤疮丙酸杆菌的阳性率高达 90%,足见其与痤疮的密切联系。痤疮丙酸杆菌是一种革兰阳性厌氧短杆菌,属于皮肤的常驻菌群,是造成痤疮的主要细菌,一般寄居在皮肤的毛囊及皮脂腺中。随着青少年的发育成熟,毛囊口出现角栓,皮脂腺分泌功能也明显增加,因皮脂含有较多脂肪酸等成分,适合痤疮丙酸杆菌的生长及繁殖,从而成为痤疮主要的病因之一。

痤疮丙酸杆菌生活在毛孔中,当毛孔被堵塞时,它们就会疯狂生长,产生大量的游离脂肪酸,这些脂肪酸通过毛孔渗入皮肤,引起皮肤应激反应,产生粉刺、红肿等。利用过氧化苯甲酰和抗生素等抗菌药物可杀死痤疮丙酸杆菌。

2. 毛囊炎

毛囊炎多在 30 岁左右发病,女性发病率高于男性,多发于背、胸、颈、面及肩等处,常与痤疮合并出现。圆形糠秕孢子菌或卵圆形糠秕孢子菌均可引起毛囊炎,已有研究发现,痤疮患者中糠秕孢子菌的带菌率高达 83%,且病情的轻重程度与糠秕孢子菌带菌数量正相关。皮脂分泌过多,导致糠秕孢子菌过度繁殖,从而引起局部炎症,导致痤疮加重。部分毛囊炎患者的发病还受遗传、免疫、内分泌、情绪及饮食等因素影响。

3. 黄褐斑

黄褐斑是一种常见的对称性斑片状色素沉着病,大多累及面部、颈部等曝光部位。一般患者无自觉症状,一部分黄褐斑在分娩后或停用避孕药后可缓慢消退。对于不能自行消退的黄褐斑,可以通过药物、激光等方法治疗,且通常能够消退。研究发现黄褐斑皮损区菌群与健康人比较,常驻菌中表皮葡萄球菌的活菌数无显著变化,但产生褐色素和菊黄色素的微球菌数显著增加,同时微球菌数随温度升高而增多,产生的色素也明显加深。这就可以解释黄褐斑患者的病情在日晒后会加重,并且呈现夏季色斑加深、冬季色斑变淡的现象。紫外线照射被认为是黄褐斑发生及加重的主要原因,紫外线照射可引起色素细胞功能活化,使得表皮屏障受损,炎症细胞因子释放增多,刺激黑素细胞中酪氨酸酶活性增加,并促进黑素合成及转运。维护皮肤菌群的生态平衡,增强皮肤常驻菌的定植力和皮肤黏膜免疫及代谢功能,是防治皮肤黄褐斑的重要手段之一。

4. 特应性皮炎

特应性皮炎(atopic dermatitis,AD)是一种慢性炎症性、瘙痒性皮肤病,主要表现为皮肤广泛红斑、丘疹、脱屑和顽固性瘙痒和皮肤干燥。AD 的发病机制尚未明确,遗传易感性、皮肤屏障功能缺陷和免疫调节异常是发病的主要病理基础。近年研究证实,皮肤的屏障功能减弱或异常是造成 AD 发病的重要始发环节。婴幼儿的身体发育不完善,皮肤的抵抗力较差,皮肤屏障功能弱,因此特应性皮炎好发于婴幼儿。

皮肤的屏障功能被破坏,会引起皮肤通透性增加和经皮水分丢失增多,导致皮肤干燥,从而导致定植在皮肤表面的微生物发生失衡。有实验结果显示,AD 病情发作或加重与皮损处皮肤微生物多样性的减少有关,金黄色葡萄球菌过度增殖会诱发炎症反应并进一步破坏皮肤屏障,二者相互影响。在 AD 急性期,皮肤菌群多样性显著下降,以金黄色葡萄球菌数量明显上升为主,且与疾病的严重程度密切相关。经过正规治疗(外用抗菌药物)后,金黄色葡萄球菌数量下降,皮肤菌群的多样性恢复,尤其是链球菌、棒状杆菌以及丙酸杆菌的数量上升。

综上所述,正常情况下,皮肤微生态中的各种微生物维持着相对平衡状态,并且在一定条件下相互制约、相互依赖,这在抵御外界感染中发挥重要作用。菌群平衡一旦失调,可使某些受正常菌群拮抗的细菌过度繁殖,从而引发疾病。

第十二章 皮肤屏障和吸收

　　皮肤是最大的人体器官,覆盖于体表,直接与外界接触,是免疫系统中重要的生理屏障。皮肤使体内各种组织和器官免受机械性、物理性、化学性或生物性刺激物的侵袭,同时具有防止水分、营养物质和其他物质丢失的重要作用。这种高效的屏障,新生儿时已具有。另外皮肤可阻止外界有害的或不需要的物质入侵,保持机体内环境的恒定,在生理学上起着重要的保护作用。

　　皮肤屏障的含义具有广义和狭义之分。广义的皮肤屏障主要包括与皮肤各层结构相关的屏障;狭义的皮肤屏障主要是指角质层,即皮肤角质层(SC)结构相关的屏障。本章主要探讨和角质层结构相关的屏障。

　　皮肤并不是绝对严密无缝不能通透的屏障,角质层的通透性依赖于细胞间隙,这些间隙由疏水脂质组成,排列成双分子层。皮肤具有一定的渗透和吸收外界物质的能力,主要吸收途径是渗透进入角质层细胞,再经表皮、真皮从而被吸收。除此之外,还可通过毛囊、皮脂腺和汗腺导管吸收外界物质。

第一节　皮肤屏障功能

　　皮肤屏障的结构基础主要是角质层、表皮脂质、天然保湿因子等。表皮角质层脂质由胆固醇酯(15%)、胆固醇(32%)、长链饱和脂肪酸(16%)和神经酰胺(37%)组成,这些脂质在基底层细胞向角质层分化的过程中,含量逐渐增高,到达角质层时被排出至细胞间隙,形成防止水分丢失的屏障。天然保湿因子是由表皮中的中间丝相关蛋白分解形成,包含氨基酸、吡咯烷酮羧酸、尿苷酸、乳酸、尿素等多种低分子量物质,在角质层内与水结合,维持皮肤屏障功能。

　　角质层的主要成分——角蛋白及脂质紧密有序地排列,能抵御外界各种物理、化学和生物性有害因素对皮肤的侵袭,这些屏障可以分为物理性屏障、化学性屏障、经皮水分丢失(transepidermal water loss, TEWL)屏障、抗微生物及免疫屏障。

一、物理性屏障

　　皮肤的物理性屏障有赖于角质层的完整结构,由皮脂膜、角质层角蛋白、细胞间脂质、砖墙结构、糖胺聚糖类等共同构成,可抵御外界有害刺激物进入皮肤,同时具有保湿及抗炎作用。

1. 限制侵入和外流

角质层位于皮肤的最外层,角质形成细胞作为"砖块",角质形成细胞间隙中的脂质(含神经酰胺、脂肪酸、胆固醇)作为"灰浆",在皮肤表皮形成牢固的"砖墙结构",限制水分在细胞内外及细胞间流动,防止体内水分、电解质和营养物质丢失,维持内环境稳态,并阻止外界物质侵入,使皮肤维持重要的屏障功能。不同部位皮肤的角质层厚度存在较大差异(表 12-1)。

表 12-1　人体不同部位皮肤的角质层厚度

皮肤区域	角质层厚度(μm)	皮肤区域	角质层厚度(μm)
腹部	15	阴囊	5
手掌的前臂	16	手背	49
背部	10.5	手掌	400
前额	13	脚底	600

细胞间脂质主要包括神经酰胺、胆固醇、游离脂肪酸等,其具有典型的生物膜双分子层结构。因其具有生物膜的半通透性而成为具有高度选择性的通透屏障。水、氧气及其他小分子营养物质可以透过细胞间脂质,利于渗透吸收。

皮肤表面附属结构,如毛囊、皮脂腺和汗腺也可作为物质透过的通道。用组织化学、放射自显影以及荧光显微镜等方法可见物质沿毛囊进入皮肤深层。

2. 防御环境射线

正常皮肤对光有吸收能力,以保护机体内的器官和组织免受光辐射的损伤。研究证明,一般光的波长愈短,透入皮肤的程度愈表浅。200~300 nm 波长的光,只有约 10% 可以透过真皮层;350~450 nm 波长的光,约有 52% 可以到达真皮层;500~1 400 nm 波长的光,全部可以通过表皮层和真皮层,其中约有 50% 可以达到皮下组织。

波长为 290~320 nm 的紫外线,照射皮肤后能到达真皮层,使皮肤发红,导致皮肤产生光老化,严重时会产生皮肤癌。基底层中的黑素细胞对防止紫外线损伤有重要作用,黑素细胞产生的黑素有吸收紫外线的能力。黑素被输送到角质形成细胞中,赋予角质层吸收紫外线的能力,可以防止紫外线对皮肤辐射导致的细胞染色体受损。

二、化学性屏障

1. 酸碱缓冲

正常皮肤对各种化学物质都有一定的屏障作用,可防止化学物质进入体内。皮肤发挥化学屏障功能的部位主要在角质层,其主要机制是皮肤表面的氢离子浓度对酸、碱有一定缓冲能力。另外,排列紧密的角质形成细胞、细胞膜及细胞间隙物质都对化学物质有屏障作用。

人体皮肤表面存留着盐分、乳酸、氨基酸、尿酸等酸性物质,正常皮肤表面偏酸性,其pH 为 5.5~7.0。皮肤表面 pH 最低可到 4.0,最高可到 9.6,这种弱酸性环境对酸、碱均有一定的缓冲能力。皮肤弱酸性环境的维持,使得皮肤处于吸收营养的最佳状态,此时抵御外界侵蚀的能力也为最佳。

2. 抗氧化防御系统

皮肤细胞在紫外线作用下可以产生活性氧(reactive oxygen species,ROS),破坏细胞中的核酸、蛋白质等大分子,最终导致辐射病。这种辐射的效果与辐射强度和射线对皮肤的穿透力有关。ROS是具有一个或多个未配对电子的原子或分子,包括过氧化氢、单线态氧分子、羟自由基及超氧阴离子自由基等,这些均可引起皮肤红斑、水肿、光老化及光致癌等。

皮肤具有完善的抗氧化防御系统拮抗外界氧化压力,该系统包括多种酶及非酶性抗氧化物质。酶性抗氧化物质的作用主要是使环境中有害因素和内生活性氧中间产物失活。表皮中抗氧化剂的含量明显高于真皮层,角质层中非酶性抗氧化物质包括维生素 E、维生素 C 及谷胱甘肽等。另外,角质层表面的皮脂可滋润皮肤并在其表面产生和补充一定量的维生素 E,也具有一定抗氧化作用。

三、经皮水分丢失(TEWL)屏障

角质层对外界物质的吸收和内部物质的流失具有明显的限制作用。角质层是皮肤吸收外界物质的主要部位,占皮肤全部吸收能力的 90% 以上。各种内在、外在因素都会影响皮肤的渗透屏障,皮肤角质层能够有效阻碍皮肤水分的丢失。TEWL 反映的是水分从皮肤表面的蒸发量,是评价皮肤功能的重要指标。正常角质层中的脂质、天然保湿因子使角质层保持一定的含水量,稳定的水合状态是维持角质层正常生理功能的必需条件。角质层与皮肤锁水能力关系密切,角质层能保持经皮失水量仅为 $2 \sim 5 \ g/(h \cdot cm^2)$,使皮肤光滑柔韧而有弹性。另外,角质层中的细胞间脂质能防止水分的蒸发,其仅允许有限数量的呈蒸气相的水分通过。正常情况下,皮肤角质层含水量为 $10\% \sim 20\%$,如果低于 10%,皮肤就会出现干燥、脱屑。当角质层受到破坏时,经表皮水分丢失将增加;如果角质层全层剥落,水分经皮肤外渗可增加 30 倍。在标准实验室温度(24 ℃)和相对湿度为 $40\% \sim 50\%$ 的条件下,评估离体皮肤模型 TEWL 的大小与皮肤完整性之间的关系,结果显示皮肤厚度与所测的 TEWL 大小呈负相关。由此可以得出:皮肤角质层越厚,皮肤的 TEWL 值越小,皮肤屏障功能越完善,反之亦然。

四、抗微生物及免疫屏障

人体皮肤表面具有多样的微生态系统,包括细菌、真菌、病毒等。天然皮肤防御系统可保护人类免受皮肤表面微生物的感染,防止病原性或有害性生物的入侵。皮肤作为一个生态系统存在系统的平衡,在平衡被破坏时会引发皮肤疾病或感染。角质层对微生物有良好的屏障作用,正常情况下,直径 20 nm 以上的细菌及病毒都不能通过角质层。此外,皮肤表面呈偏酸性的环境对寄生菌的生长是不利的,皮肤表面脂质中的某些游离脂肪酸对寄生菌的生长也有抑制作用。覆盖于皮肤表面的皮脂膜主要由皮脂腺分泌的皮脂、角质层细胞崩解产生的脂质与汗腺分泌的汗液乳化形成,呈弱酸性,具有锁水及一定的抗炎作用。角质形成细胞作为效应细胞,可分泌抗菌肽,抑制皮肤表面微生物的生长。

皮肤的免疫功能主要与表皮内抗原递呈细胞,如朗格汉斯细胞的功能相关,同时皮肤表面的微生物也可通过分泌防御素、内源性抗菌肽等发挥免疫作用。

第二节　皮肤吸收功能

一、皮肤吸收的定义

皮肤吸收是一个全球性的术语,描述化学物质从皮肤表面到体循环的运输过程。皮肤接触化妆品和药品时具有吸收外界物质的能力,处于表皮最外面的角质层是皮肤吸收的最重要途径。角质层是高度分化、代谢不活跃的组织,水分经表皮向外渗出是一个被动过程,取决于外界湿度和角质层温度、厚度及其完整性。皮肤吸收对维护身体健康是非常重要的,是现代皮肤美容及外用药物治疗皮肤病的理论基础。外用药物通过皮肤的吸收,到达病灶发挥治疗疾病的作用。

皮肤主要通过两种途径吸收外界物质,即角质层渗透路径和孔渗透路径。其中,皮肤的主要吸收途径是角质层渗透路径。

角质层渗透路径主要依赖于角质层,即物质渗透入角质层细胞,再经表皮其他各层到达真皮而被机体吸收。皮肤主要吸收脂溶性物质,极少量的物质如钾、钠、汞等可通过角质层细胞间隙吸收。角质层在皮肤表面形成一个完整的半透膜,在一定的条件下水分可以自由通过,经过细胞膜进入细胞内。角质层渗透路径可以分为穿透角质层细胞膜进而穿越角质形成细胞,以及通过角质形成细胞之间的间隙渗透进入皮肤深层。穿越角质形成细胞是物质(药物)最常见的皮肤吸收方式,抗原等生物大分子就是经角质形成细胞间隙穿透连续的角质层。

孔渗透路径则是物质通过皮肤附属器(毛囊和汗腺)等空隙较大的地方渗透进而被皮肤吸收(图 12-1)。皮肤附属器与整个皮肤表面积相比,占人类皮肤总面积的 1% 以下。

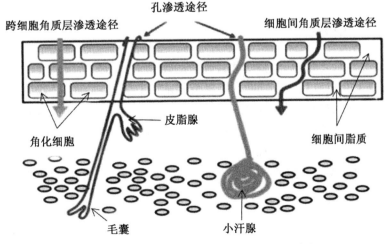

图 12-1　外用药物透过皮肤的转运过程示意图

因此,孔渗透路径不是药物渗透的主要途径,该路径主要吸收水溶性物质。孔渗透提供物质穿透角质层的途径,加强皮肤的渗透力。例如,咖啡因通过毛囊的吸收力是通过角质层的 10 倍,而且相较于角质层有 10 分钟的滞延,毛囊吸收未观察到任何的推迟。极少数重金属及其化学物质也可通过毛囊、皮脂腺和汗腺管侧壁弥散到真皮中。物质被皮肤、淋巴和局部血管吸收后,大多数情况下会进入体循环。

二、体外经皮吸收测量装置

在毒理学、药理学和皮肤病学等学科中,大多数测量皮肤吸收的目的是研究有多少化合物会在特定情况下被皮肤吸收,化合物在皮下组织、真皮和整个皮肤中的分布状况,以及化合物进入血液循环的药代动力学特征。正在研究中的多种新型经皮给药技术都是为了提高药物的经皮吸收,其促渗机理多种多样,如使用促渗剂或改造化合物的化学结构;使用微乳、脂质体等纳米药物载体提高渗透率;利用物理作用如电致孔、离子渗透、超声、激光、无针注射系统或纳米晶片,在角质层上形成纳米级孔洞;造成角质层的轻度损伤,以达到促渗效果。

Franz 扩散池方法的体外经皮吸收实验通常是在开放条件下进行的。不论在开放条件下,皮肤表面与实验室周围环境相接触,还是在封闭条件下,皮肤被不透膜覆盖,都不能真实地反映皮肤的自然状况。事实上,皮肤表面每天都受到外部温度和湿度的影响,室内和室外的空气都随着季节、地理区域以及个人的生活方式和日常活动而变化。由于皮肤与外界环境之间的热量和物质传递会在皮肤表面产生微气候,从而影响皮肤特性,进而与皮肤接触的外源性物质相互作用,对经皮给药系统产生影响。因此,在评估经皮吸收时必须考虑环境参数的变化。Franz 扩散池经过逐步改良,可以用来评价药物、化妆品等在离体皮肤上的经皮渗透行为。

第三节　影响皮肤屏障和吸收作用的因素

一、年龄、性别差异

由于婴幼儿尚未建立健全的解毒机制,且正处于生长发育阶段的婴幼儿具有较大的比表面积,即婴幼儿皮肤具有比其他年龄组更强的吸收能力,因此,婴幼儿一般视为用药高危人群。给婴幼儿皮肤用药时,要注意使用范围和用量,避免引起不良反应。

实验证明,不同性别之间,皮肤吸收能力无明显差异。但老人在面对环境污染物时,由于皮肤表面充当中间媒介的油脂含量较少,使得皮肤对亲水性物质的渗透作用降低,因此,老人可能是另一类潜在高危人群。随着皮肤的老化与生理代谢机制的退化,肤龄较大的皮肤渗透量变少。

二、皮肤局部的差异性

人体皮肤的屏障和吸收作用并不一致,如阴囊部位皮肤最易透入水分;面部、前额、手背比躯干、前臂和小腿容易透过水分;掌跖角质层最厚,吸收能力最差,除水分外几乎一切分子均不能透过等。人体对化合物的吸收程度取决于该化合物的作用部位,人体不同部位皮肤的角质层厚度也会影响皮肤对化合物的吸收。此外,皮肤渗透率与角质层的脂肪含量正相关。

三、角质层的水合程度

角质层水合程度越高,吸收能力越强;皮肤浸渍时可增加透皮吸收量。局部用药后用塑料薄膜封包后,吸收系数会显著增高。此法可提高局部用药的疗效,但是会增加中毒的可能。角质层水合后,细胞的通透性增加,其屏障作用减弱,但该效应的作用机理还不十分明确。

四、化合物的极性和分子量

表皮的通透性很大程度上由细胞膜的脂蛋白结构所决定。脂溶性物质可透入含脂质细胞膜,较易被皮肤吸收。而完整的皮肤只能吸收很少的水分和微量的气体,水溶性物质不易被吸收,但因细胞膜中含蛋白质,也可允许水分透入。透入物分子量与皮肤的吸收率之间无明显关系,噬菌体颗粒和葡聚糖分子均可透过皮肤。

五、外界环境因素

外界环境温度增高可不同程度地增加物质的皮肤渗透率,因为温度升高可增加弥散率,引起血管扩张,导致扩散活化能增大。将裸鼠置入扩散装置中,在不同温度(10~37℃)下暴露于测试物(正丁醇、苯酚和对硝基苯酚)的水溶液,以测试皮肤渗透率与温度变化的相关性。结果表明,这三类化合物的皮肤渗透率系数(K_p)与温度变化正相关。因此,泡热水澡或高温天气时,污染物经皮肤吸收的潜在风险将有所升高。

环境湿度也可影响皮肤对水分的吸收,当环境湿度增大时,角质层水合程度增加,皮肤对水分的吸收增强,相反则减弱。

六、物理性创伤

各种外界分子易透入磨损和缺损后的皮肤,损伤面积越大吸收能力越强。若用胶布将角质层全部剥离,水分经皮肤外渗可增加30倍。局部药物治疗时应注意药物过量吸收而引起的不良反应。

七、化学性损伤

对于大多数的化合物,经皮肤吸收主要是指物质以分子扩散的形式通过角质层。然而,酸、碱等损伤性物质会伤害屏障细胞使其通透性增加;机械性损伤(如割伤、创伤和擦伤)或其他损伤(如晒伤)皆可导致皮肤损伤。不完整的表皮屏障导致皮肤吸收环境污染物的可能性增加。此外,皮肤的半透性质取决于皮肤脂质的含量。若用乙醚反复洗涤皮肤以去除表面脂质后,其屏障功能无明显差异。但若将离体表皮长期浸于脂溶剂或放在脂溶剂中煮沸,其屏障作用可完全丧失。

八、皮肤疾患

皮肤的任何异常都可能损害角质层的屏障能力,如牛皮癣、湿疹、银屑病、皮疹和皮肤炎等皮肤疾患,可能导致污染物经皮吸收量增加。银屑病和湿疹可使皮肤屏障功能减弱,皮损处水分弥散增速,在该处使用药物也比正常皮肤更易透入。而角化过度性湿疹,其屏障作用减弱是因为增厚的角质层本身性质不正常,它比同样厚度的角质层更易透水。患有湿疹性皮炎的猴子皮肤,对皮质醇的吸收率是正常猴子的两倍左右,受损的皮肤可显著增强对原本难以吸收物质的吸收能力。

九、钙离子

胞内外离子浓度差的维持主要靠离子通道。维持角质形成细胞包膜内外离子相对浓度差在皮肤屏障功能中起重要的作用。胞内游离钙离子浓度为 100 nmol/L,胞外钙离子浓度约为 1～3 nmol/L。人工培养的角质形成细胞在钙离子浓度为 0.02～0.1 mmol/L 的培养基中培养时呈快速增殖状态。有研究发现,钙离子浓度的波动还会影响丝蛋白酶原的表达,所以细胞外钙离子浓度对皮肤屏障功能的形成至关重要。胞内外钙离子浓度差的增加可引起包膜去极化,扰乱包膜内向移动和板层体胞吐,从而影响细胞间的复层板层膜的形成,使得皮肤屏障修复延迟。

十、酶

蛋白酶可导致皮肤屏障功能缺失或受损,同时增强机体对过敏原的敏感性,从而进一步恶化过敏性疾病。例如,人组织激肽释放酶(kallikrein, KLK)可调节皮肤屏障功能的自我平衡,同时参与蛋白水解,避免脱皮、细菌入侵和脂质渗透等。

第四节　皮肤屏障的分子机制

皮肤的基本功能是在身体和环境之间构成一道防水屏障,人类皮肤屏障功能的建立始于孕 20～24 周左右,在孕 30～32 周时具有完全的功能。与其他陆生高等脊椎动物一样,人类的这道屏障本质上是由位于皮肤表层的独特组织——脂质所构成的。以往由于缺乏对角质层脂质分子的了解,人们对健康和疾病状态皮肤的了解都受到一定限制。近年来,随着超高倍率冷冻电子显微镜的使用,使得人们在原位和接近天然状态下,可以直接测定皮肤中脂质成分的分子结构。

一、皮肤屏障研究简史

1853 年以来,表皮这一认识变得清晰之后,皮肤屏障的分子结构和功能引起了研究人员的兴趣,皮肤屏障功能本质才得以被人们认识。1944 年,Winsor 和 Burch 用砂纸打磨皮肤表面,发现皮肤的屏障实际上存在于表皮角质层。1951 年 Berenson 和 Burch,以及 1963 年 Onken 和 Moyer 都各自证实了角质层的抗渗性本质上取决于其脂质含量。1966 年,Brody 设法将角质层脂质定位到细胞外空间。Breathnach 等人(1973)和 Elias(1975)首次用电子显微镜揭示了脂质材料的堆叠层状形态。在 20 世纪 80 年代,人们基本明确脂类物质的组成成分是饱和长链神经酰胺、游离脂肪酸和胆固醇的多相混合物,摩尔比约为 1∶1∶1。另一个重要发现是 1987 年 Madison 等人采用四氧化钌染色,揭示脂质材料的特征宽-窄-宽的电子透明带染色模式。随后,White(1988)、Garson(1991)和 Bouwstra(1991)用小角度 X 射线衍射在角质层上发现了两个长短不同的与脂质有关的衍射峰。此外,McIntosh(2003)观察到胆固醇分子在角质层脂质组成模型系统中的不对称分布。20 世纪 90 年代初,脂质材料的相态对其屏障性质的重要性开始受到重视。2001 年,Norlén 提出脂质物质以单一的凝胶相存在,后来 Iwai 等人的实验工作支持了这一观点。2012 年,Iwai 等人证实角质层的脂质物质是由完全伸展的神经酰胺和与神经酰胺鞘状部分相关的胆固醇分子组成的堆叠双层结构。

二、皮肤脂质组成

在表皮细胞从基底层向角质层迁移的过程中,脂质含量也发生着变化。角质层细胞中固醇类较高,但几乎不含磷脂,脂质被挤至细胞间隙内并与角质形成细胞形成"砖墙"结构。在角质层中尚有蜡酯和神经酰胺积聚,角质层细胞外的疏水性脂质阻止水分向外流失。不同分化阶段的表皮细胞,其脂质的组成有显著的不同(表 3-1)。角质层细胞间脂质由大约 50% 神经酰胺、25% 胆固醇、15% 游离脂肪酸和一些次要的脂质组成。各种结构脂质以不同比例形成非极性疏水性脂质,组成具有成熟屏障功能的复层板层膜,在皮肤屏障中起着至关重要的作用。

1. 板层小体

板层小体位于表皮,是一个复杂的分泌结构,内含葡萄糖基神经酰胺、胆固醇及一些酶类物质。这些脂质(或其前体)由表皮板层小体分泌到颗粒层-角质层分界面的细胞间隙,葡萄糖神经酰胺和磷脂在分泌后分别被葡萄糖苷酶和脂肪酶转化为神经酰胺和游离脂肪酸。角质层中的胆固醇来自细胞间隙中胆固醇硫酸盐的水解,以及板层小体的分泌。随着角质层的形成,板层小体传递脂质成分(胆固醇)、脂质前体(葡糖神经酰胺和磷脂)、一些生成神经酰胺和游离脂肪酸的酶(β-葡糖脑苷脂酶、酸性鞘磷脂酶和分泌性磷脂酶 A2)。葡萄糖基神经酰胺和鞘磷脂分别被 β-葡糖脑苷脂酶和酸性鞘磷脂酶转变为神经酰胺,磷脂被分泌性磷脂酶 A2 转变为游离脂肪酸和甘油。神经酰胺、胆固醇、游离脂肪酸等成分都是皮脂膜结构所必需的。板层小体内含有脂质水解酶和蛋白酶,这些酶对细胞间脂质进一步处理、加工非常重要。神经酰胺、胆固醇、游离脂肪酸在板层小体内酶的作用下,以适当的比例组成具有成熟屏障功能的复层板层膜,维持皮肤屏障的完整性。这些酶从板层小体分泌至角质层细胞间,脂质前体经酶催化后释放,这一过程称为"脂质加工"。而板层小体的合成需要棘层、颗粒层的细胞产生大量的胆固醇、磷脂类物质及葡萄糖基神经酰胺等原料。内源性或外源性因素如皮肤表面酸性、Ca^{2+}浓度梯度都会影响脂质转化,从而抑制脂质的合成,进而引起皮肤屏障的异常。

2. 胆固醇

胆固醇主要来源于表皮细胞,是角质层最主要的醇类物质,对于形成角质层细胞外板层结构,构成皮肤的渗透性屏障具有十分重要的意义。鲨烯是合成人体皮肤固醇的直接前体,表皮细胞的内质网含有把乙酸转变为鲨烯的酶。胆固醇硫酸酯在类固醇硫酸酯酶的催化下生成胆固醇,用以维持皮肤屏障功能。因细胞间隙含有类胆固醇硫酸酯酶,所以胆固醇的生成受板层小体的影响较小,即使板层小体受阻,胆固醇也同样可在细胞间生成。但当胆固醇合成受阻或含量下降时,会同时伴随皮肤屏障功能异常。

3. 神经酰胺

神经酰胺占表皮脂质的 51.9%,其在调节皮肤的生物活性及表皮的生理功能中起重要作用。神经酰胺的主要结构为鞘氨醇、二氢神经鞘氨醇、植物鞘氨醇。作为角质层细胞间脂质的标志性成分,神经酰胺含量会随着年龄的增长不断减少,其含量或某些亚类成分的变化和皮肤屏障功能的改变有着密不可分的关系。神经酰胺的减少可引起皮肤功能异常,如神经酰胺与角质层胞膜表面蛋白质通过酯键连接起到黏合细胞的作用,若表皮角质层中神经酰胺含量减少可使角化细胞间黏着力下降,导致皮肤干燥、脱屑、呈鳞片状。银屑病患者的干燥皮肤中神经酰胺的含量明显低于正常皮肤。此外,不同碳链长度的神经酰胺同样影响皮肤的屏障功能,长链神经酰胺在维持皮肤屏障功能中有着重要作用。

皮肤屏障功能的生理学机制异常复杂,目前仍有很多未解问题。屏障功能的关键在于角质层,即皮肤-环境界面。皮肤屏障功能的完整性可以通过测量水分流失情况来评估。虽然现在通过角质层测量水的传输是相对的,但这种被动现象仍然是当前研究和争议的焦点,部分原因是皮肤半透膜具有显著的各向异性特征。尽管皮肤有这种各向异性特征,但水在角质层的扩散似乎是一个均质过程。水在脂质中的扩散被认为是通过脂质烃链中由热波动产生的自由体积空隙而发生的,因此水分子可以通过角质层进行运输。这种现象与温度、相对湿度和膜的水化状态有关。但是,即使能在一定程度上确定角质层的厚度,水的输运途径及其扩散途径仍存在争议。

第十三章 皮肤感觉功能

皮肤具有丰富的神经纤维,外界刺激物作用于皮肤后引起的各种感觉称为皮肤感觉。皮肤感觉功能的维持受多种因素影响,其中最主要的就是神经调节。皮肤的神经支配分感觉神经和运动神经,前者在数目和功能上占主要地位。感觉神经是传入神经,分布在表皮、真皮及皮下组织的感觉神经末梢,可以感知体内、外的各种刺激,产生皮肤感觉;运动神经为传出神经,可引起相应的神经反射,以维护机体的健康。

第一节 皮肤感觉结构的组成与功能

皮肤感觉结构主要由神经纤维和梅克尔细胞构成。神经纤维的支配程度高、密度大,其中,感觉神经纤维使皮肤能感受触觉、温觉、冷觉、痛觉和压觉;运动神经纤维主要分布于皮肤附属器周围,支配肌肉活动。梅克尔细胞是分布于全身表皮基底细胞之间的一种具有短指状突起的细胞,具有神经内分泌功能。

皮肤中的神经纤维主要分布在真皮和皮下组织。随着免疫组织化学技术的飞速发展,通过光镜和电镜可以清楚地观察到皮肤中丰富的神经纤维,包括小纤维神经、有髓神经纤维和自主神经等。自 1868 年首次描述人类表皮内神经纤维(intraepidermal nerve fiber, IENF),人们发现神经纤维通过表皮层到达皮肤表面,后来有一些学者陆续发现表皮中也含有丰富的神经纤维。

一、周围神经纤维的解剖分类

周围神经纤维根据直径大小和传输速度的不同,可分为 A、B、C 三类纤维。A 类纤维(A-α、A-β、A-γ 和 A-δ)为有髓鞘的躯体传出及传入纤维,其直径最大;B 类纤维为自主神经节前有髓鞘纤维;C 类纤维为无髓鞘纤维,主要为自主神经节后传出神经及周围神经中传出的小纤维。A-α 和 A-β 神经纤维与运动、振动觉和触觉有关。A-γ 纤维传送到达肌梭的运动信号。A-δ 纤维和 C 纤维与痛觉、温觉及自主神经功能有关,包括调节皮肤血管和汗腺的分泌,它们的直径均小于 7 μm,因此被称为小直径神经纤维。其中分布最多的是 C 类无髓纤维,占皮肤内神经纤维总数的 90% 以上。

二、皮肤神经的分类和功能

皮肤中神经支配丰富,可分为感觉神经和运动神经,帮助产生各种感觉、支配肌肉运动和完成各种反射活动。感觉神经来自脑脊神经,为传入神经。运动神经来自交感神经的节后纤维,为传出神经。皮肤的神经支配有节段性的特点,但相邻节段间有部分重叠。

1. 感觉神经

皮肤的感觉神经末梢可分为三类。

(1) 末端变细的游离神经末梢:该类末梢分布于皮肤浅层和毛囊周围,能感受痛觉、温觉、触觉及振动觉等以及某些复杂的感觉,使皮肤成为体表的一个保护性感觉器官,但感觉功能的专一性较差。

(2) 末端膨大的游离神经末梢:主要是指梅克尔触盘,可以感受触觉。

(3) 有被囊的神经末梢:该类神经末梢外面均有结缔组织被囊包裹,种类多,大小形状不一,如麦氏小体、环层小体等。主要集中在脸、手、脚和生殖器。其中较为主要的有以下几种。

触觉小体为真皮乳头的球状末梢($30 \sim 150~\mu m$),其主要功能是感受触觉,其主要分布于皮肤的真皮乳头内,以手指、足趾掌侧的皮肤居多,其数量随着年龄的增长而逐渐减少。有髓神经纤维进入小体时失去髓鞘,其终末分成细支,呈螺旋状盘绕于细胞间。

环层小体(图4-1)分布广泛,多呈圆形或椭圆形,大小不一,其直径为$0.5 \sim 3~mm$,位于真皮深层和皮下组织之间,主要见于手和足掌面及手指和足趾的皮下组织中,主要作用是感受压力、振动和张力觉等。

鲁菲尼氏小体呈卵球形,长度为$0.2 \sim 1~mm$,主要位于皮肤真皮、皮下组织及关节囊结缔组织中,主要分布在毛囊和血管周围,是一种本体感觉器、触觉感受器,负责感受机械性刺激。

在真皮和表皮中,末端变细的游离神经末梢非常多(图13-1),直径从$1 \sim 2~\mu m$(C纤维)到$2 \sim 5~\mu m$(A-δ纤维)不等。它们分泌神经肽,如P物质或降钙素基因相关肽(CGRP)。毛发被神经纤维密集的网络所包围,该网络受毛发周期的调节,皮脂腺开口处有游离神经末梢。末端膨大的游离神经末梢主要为梅克尔(Merkel)触盘,Merkel触盘与Merkel细胞接触,位于真皮-表皮交界处的真皮侧。

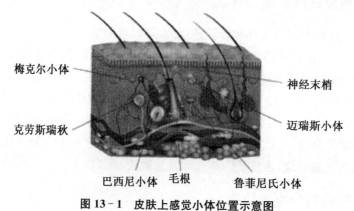

图13-1 皮肤上感觉小体位置示意图

2. 运动神经

皮肤运动神经在汗腺功能及体温平衡调节方面具有重要作用。皮肤的运动神经来自交感神经的节后纤维,面神经支配面部横纹肌,交感神经的肾上腺素能神经纤维支配立毛肌、血管和大、小汗腺的肌上皮细胞,交感神经的胆碱能神经纤维支配小汗腺的分泌细胞。心房钠尿肽(ANP)在皮肤中的功能与其在肾脏中的类似,主要调节水、电解质平衡,主要分布在汗腺周围的胆碱能交感神经纤维中。运动神经在皮肤血管的调节中也具有重要作用。交感神经纤维释放去甲肾上腺素支配小动脉、动静脉吻合、静脉窦的血管收缩,而副交感神经介导血管扩张。

三、自主神经系统纤维

自主神经系统是外周传出神经系统的一部分,它支配内脏、血管网络、毛发、肌肉和腺体,不受意志的控制。自主神经系统由交感神经系统和副交感神经系统两部分组成。每个脏器同时接受交感和副交感两套神经系统的控制,二者的作用是相反的,一个使器官的活动增强,另一个使器官的活动减弱,神经网络与血管网络重叠。

1. 梅克尔细胞

1875年,F. S. Merkel首次描述梅克尔细胞(Merkel's cell)。梅克尔细胞是神经内分泌细胞,分布于全身表皮基底细胞之间及皮肤附件和触觉感受器丰富的部位(如指尖、鼻尖、口腔黏膜、掌跖、指趾、口唇及生殖器、毛囊);数目少,通常是单个的,但也可以排列成梅克尔小体或复合体;不分枝,具短指状突起和神经分泌颗粒,通过桥粒与角质形成细胞相连。它们表达神经内分泌物(神经递质和激素),以神经分泌颗粒的形式分泌,然后排出体外。梅克尔细胞可能和角质形成细胞来自相同的干细胞,它们通常与神经末梢相关,但是梅克尔细胞与神经末梢之间的关联功能尚不清楚。

2. 神经肽

神经肽是存在于神经组织中并参与神经系统功能作用的内源性活性物质,是除神经递质乙酰胆碱、单胺类、氨基酸外的第三类神经活性物质,其特点是含量低、活性高、作用广泛而又复杂,在神经元和不同效应细胞群间传递神经冲动,广泛存在于中枢和外周神经系统。神经肽一般由一个或更多个氨基酸构成,它并不是在神经末梢合成的,而是在特定的细胞内合成,其具体合成过程为先由基因转录成mRNA,在核糖体上合成无活性的前体蛋白,装入囊泡后,经酶切、修饰等加工成有活性的神经肽,转送到神经末梢,受刺激时即可释放。神经肽在体内调节多种多样的生理功能,包括神经系统本身的分化和发育。神经肽受体为蛋白偶联受体超家族成员,具有多个跨膜结构域。迄今已证实的神经肽物质有很多,包括P物质、神经降压素、血管活性肠肽(VIP)、甘丙肽、内啡肽、生长激素抑制素、强啡肽、去甲肾上腺素等。目前研究较多的神经肽有速激肽家族的SP及CGRP家族。神经肽在炎症、血管增生、细胞外基质分泌、细胞凋亡等方面都具有重要的作用。

第二节 皮肤感觉及其受体

皮肤的感觉可分为两大类:一类是单一感觉,如触觉、压觉、冷觉、温觉、痛觉、痒觉等。如刺激物在未与皮肤接触时,皮肤并无感觉,刺激物接触皮肤表面时出现的感觉,称为触觉;随着刺激的加强,皮肤出现明显变形,则形成压觉。另一类是复合感觉,如湿潮、干燥、平滑、粗糙、坚硬及柔软等。

1897年,弗雷首次阐明皮肤感觉包括多种感觉,并证实存在多种不同的感受器,这些感受器距皮肤表面的深度各不相同。单一感觉是由于神经末梢或特殊的囊状感受器接受体内外单一性刺激引起的。复合感觉不是某一种特殊的感受器能完全感知的,而是由几种不同的感受器或神经末梢共同感知,并由大脑皮层进行综合分析的结果。正常皮肤内感觉神经末梢分为三种,即游离神经末梢、毛囊周围末梢神经网及特殊形状的囊状感受器(图13-2)。

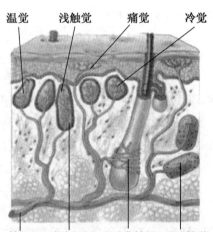

图 13-2 皮肤不同感觉神经末梢示意图

一、常见的皮肤感觉

皮肤感觉包含很多种。例如,当前臂的触觉发生麻痹时,便会失去正常的位置感;季节变化会引起皮肤瘙痒;日晒会导致皮肤烧灼;进食刺激性食物会引起刺痛;使用化妆品导致皮肤紧绷等。近年来,随着化妆品行业的兴起,敏感皮肤一词使用频率逐年上升。敏感皮肤可以被认定为一种极易致敏、高度不耐受的皮肤状态,该状态下的皮肤对任何外界轻微的刺激均不耐受,极易产生瘙痒、刺痛、烧灼、紧绷等多种主观症状。近年来,研发抗过敏化妆品成为行业热点。

1. 痒觉

瘙痒是一种能引起搔抓欲望或搔抓反应的不愉快的感觉,瘙痒并不像通常认为的那样是轻微的疼痛,而是另一种不同的感觉。瘙痒是皮肤病的主要症状之一。瘙痒发生在皮肤和外部黏膜(生殖器、嘴唇),热或吗啡相关药物会加重瘙痒,冷则会缓解,非常低的刺激也会引发瘙痒。疼痛则相反,受冷疼痛加重,热和吗啡相关药物可缓解疼痛。短暂的瘙痒对于机体是一种保护机制,提示机体正在接触外界有害刺激,从而使人做出相应的反应避免伤害扩大。

瘙痒的产生过程如下,当皮肤被致痒物质刺激后,刺激通过相应的受体和离子通道等激活瘙痒感受器,瘙痒感受器是皮肤中对组胺敏感的特殊无髓鞘神经末梢C纤维的亚型,分布广泛。感受器将这些刺激转化为长程电信号,产生神经冲动,神经冲动传导至脊髓后角,与次级神经元发生突触联系,由此发出轴突并交叉至对侧脊髓丘脑束而上行至丘脑,最后由第3级神经元将冲动传达至大脑皮层中央后回的躯体感觉中枢,产生瘙痒的感觉,从而提醒我们皮肤上潜在的破坏性刺激。功能不同的皮肤伤害感受器群体的激活及其传递的信息提供了丰富多样的瘙痒特征。一般认为,痒觉感受器是表皮和真皮交界处的游离神经末梢,属痛觉C纤维,若除去这部分皮肤结构则痒觉消失。实验表明,刺激无髓的痛觉C纤维可引起瘙痒。

瘙痒的发生机制是很复杂的,体内外各种机械性、物理性、化学性刺激作用于神经末梢,如机械性的搔抓、酸、碱、气味、机体细胞受损后所产生的组胺、激肽、蛋白分解酶及多肽类物质等,皆可引起痒觉的神经传导,引起痒感。细菌、真菌所致的表皮感染,如各种湿疹、皮炎,也可产生痒觉。大脑皮质的活动对痒觉也有明显的影响,如情绪不稳、激动、焦虑、烦躁能降低瘙痒阈,使痒觉加重。炎症、温度增高、夜间注意力较集中时,往往也会加剧瘙痒的症状。

近年来,瘙痒的机制研究取得巨大进步,瘙痒神经传导通路越来越清晰,许多和瘙痒相关的受体、离子通道、神经递质以及神经元被陆续报道出来。传统的瘙痒介质,如组胺、血清素、乙酰胆碱等,通过刺激C类神经纤维产生瘙痒。根据瘙痒产生过程中是否有组胺的参与,瘙痒可以分为组胺依赖性瘙痒和非组胺依赖性瘙痒。在上皮感觉神经细胞中发现的G蛋白偶联受体(G protein-coupled receptors, GPCRs)被证实是外源性或者内源性致痒刺激物的受体。神经多肽也参与瘙痒的产生,其中胃泌素释放肽(gastrin-releasing peptide, GRP)和尿钠肽b(natriuretic peptide b, Nppb)就是两种重要的神经多肽。当单独敲除GRP或者其受体GRPR或者Nppb后,小鼠对多种致痒剂引起的急性瘙痒反应明显减弱,这说明GRP和Nppb都是特定和瘙痒相关的神经递质,而且有证据表明Nppb在瘙痒神经通路中位于GRP的上游。

2. 痛觉

国际上对疼痛的定义是一种感觉和情感体验,它是令人不快的,与潜在或现有的组织损伤有关。痛觉是由使机体组织受损伤或破坏的刺激作用所引起的一种感觉,属于知觉范畴,它对应的是过度的痛觉,因此,疼痛出现在阈值之外。

强烈的机械性刺激、过热、过冷以及强酸等不同的伤害性刺激都会引起机体疼痛。痛觉是一种复杂的、躯体某一部分的厌恶和不愿忍受的感觉,是一种对周围环境的保护性适应方式。一般认为痛觉感受器在游离神经末梢,致痛刺激在痛觉感受器接收之后,经过不同水平的痛觉传导路,最后到达大脑,在中枢神经系统参与下,机体对伤害性刺激做出有规律的应答。局部受到伤害性刺激会出现血管扩张,组织水肿。疼痛也是皮肤过敏引起的主要临床症状之一,因此值得化妆品研究人员关注。

伤害性刺激作用于皮肤时,根据疼痛发生时程可分为急性痛和慢性痛。急性痛是一种尖锐而定位清楚的刺痛,由物理、化学或热创伤引起,在刺激时很快发生,撤除刺激后很快消失。慢性痛是一种定位不明确的烧灼痛,在刺激后0.5～1.0秒才能被感觉到,慢性痛通常还会伴随着焦虑和抑郁等情绪障碍,痛感强烈而难以忍受,撤除刺激后还持续几秒钟,严重影响患者的生活质量。疼痛在皮肤病病程中并不常见(主要是在皮肤溃疡或莱尔综合征等脱去表皮过程中),但在神经或神经皮肤病的病程中可能出现。

皮肤痛觉发生机制一般认为痛觉的感受器为游离神经末梢,分布广泛,表皮、真皮、皮下组织、小血管和毛细血管旁结缔组织、腹膜脏层和壁层、黏膜下层等都有分布。体内、外的伤害性刺激,只要达到感觉阈值,都能引起痛觉,但其机制还不清楚。通常认为游离神经末梢是一种化学感受器,对缓激肽等化学刺激特别敏感,由此得名。当各种伤害性刺激作用时,均可导致局部组织破坏,释放某些致痛物质,这些损伤组织释放的致痛化学物质,根据其来源有:

(1)由伤害性感受器本身释放的致痛物质,如 K^+、H^+、组胺、乙酰胆碱、腺嘌呤核苷三磷酸、5-羟色胺、缓激肽(BK)、前列腺素和 P 物质等内源性致痛因子。

(2)神经细胞及免疫细胞释放的细胞因子,如表皮生长因子、白介素、肿瘤坏死因子等,这些物质损伤性刺激可引起伤害性感受器兴奋。

致痛物质通过损伤组织释放 K^+ 和合成缓激肽,直接兴奋伤害性感受器的末梢,或者通过引起血管舒张和组织水肿,增加致痛物质的积累和促使其他致痛物质的合成释放,产生协同作用,间接激活伤害性感受器。致痛物质作用于游离神经末梢,神经末梢去极化使感受器兴奋,化学信号变为电信号,进入中枢引起痛觉。

伤害性感受器是背根神经节和三叉神经节,是感受和传递伤害性冲动的初级感觉神经元的外周部分。传导痛觉冲动的纤维属于最细的 A-δ 和 C 纤维,并认为 A-δ 纤维传导刺痛,而 C 纤维则传导灼痛。痛觉传入纤维进入脊髓后,这些纤维有赖于脊髓后角,脊髓后角是躯干、四肢痛觉信号处理的初级整合中枢。痛觉传到脊髓后,引起脊髓后角传递痛觉信息,在后角更换神经元并发出纤维交叉到对侧,接着进行脊髓伤害性信息上行传导,共有六种:和刺痛形成有关的脊丘束,和灼痛(慢痛)所伴随的强烈情绪反应有关的脊网束,脊中脑束,传导痛觉信息的主要通路的脊颈束,C 纤维传入末梢可能与其形成单突触联系的背柱突触后纤维,参与介导伤害性刺激引起的自主神经、内分泌和情绪反应。

3. 触觉

触觉是皮肤基本感觉之一,是指分布于全身皮肤浅层的触觉感受器接受来自外界的温度、湿度、疼痛、压力、振动等微弱的机械刺激的感觉。

正常皮肤内感知触觉的特殊感受器有三种:

(1)触觉小体又称迈斯纳(Meissner)小体,呈椭圆形,其数量可随年龄增长而减少,分布在皮肤真皮乳头层内,以手指、足趾的掌侧皮肤居多,其主要功能为感受触觉。有髓神经纤维进入小体时失去髓鞘,其终末分成细支进入小体呈螺旋状盘绕于细胞间。

(2)梅克尔(Mekel)细胞,分布于表皮基底层,具有短指状突起,为皮肤表皮中的非角质形成细胞,数目很少,常与感觉神经末梢接触,其主要功能为感受触觉。

(3)平库斯(Pinkus)小体,分布于有毛皮肤处,这些感受器接受的外界刺激,实际上是一种机械能,如刺激毛发的末梢引起的感觉,主要是由于对毛囊周围末梢神经网的压力及毛发出口处皮肤受到牵拉变形的结果。

皮肤表面触点遍布全身,触点的大小不同,有的直径可以达到0.5 mm,其分布也不规则,在头面、嘴唇、舌和手指等部位的分布都极为丰富。一般指腹面触点最多,其次是头部、小腿外侧,所以指腹的触觉最为敏感,而小腿及背部最为迟钝,故有十指连心的说法。

4. 温觉与冷觉

温度感知是大部分动物具有的重要基本能力之一,皮肤表面的温度称为生理零度。高于生理零度的温度刺激会引起温觉,故温觉又称为热觉。低于生理零度的温度刺激,引起冷觉。刺激温度等于生理零度,不产生温度觉。

热感受器的形态特征不能将它们与其他神经元的游离末梢区分开来,只能通过它们的功能特征来区分。热感受器激活阈值较低,反应模式是阶段性的。与温觉相关的游离神经末梢主要是C型的,它们的数量比冷觉相关的游离神经末梢要少,直径约为1 mm。在温度为30~45 ℃时被激活,在41~45 ℃性最大。在45 ℃以上,热痛觉感受器也被激活,而热感受器放电频率降低。

冷觉一般认为是由皮肤内的克劳斯(Krause)小体传导的,与冷觉相关的神经主要是A-δ和C型的,直径约为100 μm。在温度由基础状态变化至0.5~20 ℃时被激活,当温度变化回到基础状态时,它们被抑制。皮肤表面每平方厘米内约有16个克劳斯小体存在。克劳斯小体的数目一般和皮肤的温度变化成正比,皮肤温度愈低,活动性克劳斯小体数目愈少,反之,则克劳斯小体数目增多。在某些特定的条件下,冷感受器可以被热感受器刺激激活。当把45 ℃的温度施加在一小块皮肤上时,冷感受器就会被激活,产生一种"反常冷"的感觉。

5. 压觉

压觉是指较强的机械刺激导致深部组织变形时引起的感觉。压觉感受器是位于皮肤深层结构内的帕齐尼(Pacini)小体,主要分布在平滑皮肤如指、外阴及乳房等部位,胰腺、腹后壁、浆膜及淋巴结等处也有,属机械刺激的感受装置。较强的机械刺激导致皮肤变形,引起感受器及神经末梢变形,帕齐尼小体进入兴奋状态,引起神经末梢发出冲动,产生压觉。若压力均匀地分布于皮肤表面,则不能引起压觉。压觉感受器常和其他的感受器或游离神经末梢共同感知各种复杂的复合感觉。

二、皮肤感觉受体

基于动物电生理学和人类微神经学研究的发展,单一神经纤维对电刺激或敏感刺激的反应可以被记录,人们对各种类型的皮肤感受器的功能特征更为了解。皮肤感觉受体可分为三种类型:低阈值机械感受器、热感受器和痛觉感受器。

1. 低阈值机械感受器

低阈值机械感受器的分布因皮肤的类型而异。在无毛皮肤中,Ⅰ型受体(梅克尔细胞和触觉小体)的感受器小而有限,传导速度为55~60 m/s;Ⅱ型受体(鲁菲尼氏小体和环层小体)的接受范围更广,限制更少,传导速度为 $45\sim50$ m/s。在有毛的皮肤中,机械感受器是滤泡周围游离神经末梢、梅克尔复合体、披针形末梢和鲁菲尼氏小体。

2. 热感受器

热感受器主要是 C 纤维,传导速度非常慢(0.5 m/s),脉冲频率与刺激强度和频率呈正比。现在主要分离到两种不同的受体:冷受体($\leqslant30$ ℃)和热受体($32\sim48$ ℃)。两种受体在 $30\sim40$ ℃附近有一个重叠区域,在这个区域,温度变化对这些受体的激活比温度本身更重要,这就解释了反常冷的可能性。温度低于 20 ℃或高于 45 ℃被认为是难以忍受的。

3. 痛觉感受器

痛觉感受器是无髓鞘的游离神经末梢,有三种类型:A-δ 纤维,对强机械刺激(咬、掐、切)敏感;常见的 C 纤维,对机械、热、化学刺激和许多介质(神经递质、细胞因子、二十烷类物质等)敏感;沉默的 C 纤维,只有在化学或生化致敏作用后才被激活,特别是炎症介质。

4. 瘙痒感受器

瘙痒感受器对瘙痒症具有特异性或选择性,瘙痒是皮肤和一些紧密黏膜的特异性疾病,可能起源于表皮,也可能起源于表皮下神经纤维。最初的研究表明,有机械不敏感和热不敏感的 C 纤维在组胺电离透入时放电,其放电频率与视觉模拟量的瘙痒程度等级平行。在猫体内发现了组胺敏感、机械不敏感脊髓神经元,其传导速度非常低,并将脉冲传递到下丘脑部分。目前,瘙痒感受器可分为两类:组胺依赖性瘙痒感受器和不依赖于组胺的瘙痒感受器,后者主要由半胱氨酸或丝氨酸蛋白酶或类胰蛋白酶通过蛋白酶激活受体-2(PAR-2)激活。

三、皮肤感觉定位

对皮肤刺激的定位能力在不同个体之间有相当大的差异。一般来说,对触觉的定位比对其他感觉准确。触觉定位在神经支配较密及相邻神经末梢有许多重叠的部位较好,而在神经支配稀少的部位较差。

对邻近两点刺激的区别能力可通过实践而改进,也会因疲劳或注意力不集中而减弱。皮肤温度对此也有影响,皮肤温暖时两点区别能力提高,皮肤冷却时两点区别能力减弱。某些部位的刺激可扩散,如用棉花轻轻刺激口唇,可引起面部广泛的、长期的瘙痒感;虫咬后刚开始瘙痒是局限的,但以后可扩展到相当大的范围;刺激皮肤某一特定点,偶尔可在远处也有感觉,此为牵涉性感觉。

神经系统功能正常时,牵涉性感觉限于痛、痒,但在病理情况下触觉也可有牵涉性感觉。不仅皮肤上的刺激可引起牵涉性感觉,深部组织不论是内脏、肌肉、骨骼,还是结缔组织的疾病和刺激,都可在皮肤上产生牵涉性痛。牵涉性感觉的发生机制可用抽索反射来解释，或用内脏和皮肤的感觉通路在脊髓或脑中会聚来解释。

感觉和刺激的时间不一定完全相符，刺激未去除时感觉可消退，这称为适应。感觉在刺激停止后可持续存在一段相当长的时间，称为后感觉。人对衣服的压觉在穿着后不久即消失，这就是适应。对冷热觉的适应也一样，如手置于 23 ℃ 的环境中，不久后不再感觉冷，再置于 34 ℃ 的环境中过一段时间也就没有温暖的感觉。但当超过某些限度时，则不能完全适应。后感觉可以发生于各种感觉，皮肤的某些部位更易发生后感觉，如鼻、上唇周围、外耳道内等，但相似的刺激在眼睑、指端和手背就不易产生后感觉。

四、皮肤感觉阈值

作用于皮肤的刺激达到一定的程度，使皮肤感受器起作用，产生皮肤感觉，此最低程度的刺激称为感觉阈值。感觉阈值主要取决于感受器的阈值，但也受许多其他因素的影响。触觉、温觉和冷觉的阈值有个体差异，也随不同部位而有所不同。在某一特定部位，各种感觉阈值之间不一定有关，可相互不同。例如，指端对触觉极敏感，但对温觉相对不敏感。

皮肤温度是能改变各种感觉阈值的主要因素。众所周知，对某一温度的物体感觉是冷还是热，与接触该物体时的皮肤温度有关；触觉和痛觉阈值也可因皮肤温度的改变而有所不同。此外，许多其他局部因素，如该处以前受刺激的多少、刺激是否作用于心理敏感区、皮肤局部出汗量等，都可影响结果。性别、年龄对感觉阈值也有影响，女子的温度阈值较低，而男子的振动阈值较低等。各种感觉的阈值下肢比上肢高，因此，线状物品接触手指有感觉，而接触足或小腿则无知觉；温度刺激手掌比足底更易感受。触觉阈值在指端、舌尖和口唇等处最低。这些部位差异很显著，可能也与神经支配的密度不同有关。

第十四章 皮肤病的体征与诊断

皮肤病是发生在皮肤和皮肤附属器的疾病总称,其产生原因多种多样,如感染性、机械性、物理性、化学性、生物性、内分泌性、免疫性等,目前皮肤病越来越受到人们的重视。有些皮肤疾病的体征非常独特,以至于一眼就可以诊断。而大部分病例,仅凭主观症状和体征是远远不够的,往往还需要完整的病史和实验室检查,甚至需要依靠活检,才能做出正确诊断。

相同疾病在不同个体中的临床表现存在较大差异。皮损的表现可因之前的治疗而发生改变,或因诸如搔抓或继发感染等外部因素而出现混淆。主观症状可能是某种疾病的唯一临床表现,如瘙痒症,其皮损症状轻微。尽管皮肤病的诊断依赖病史,但皮损体征是较为客观的诊断依据,尤其是发现一个或多个较为典型的皮损或分布状况。因此,仔细的物理检查是正确诊断皮肤病的重要手段。

第一节 皮肤病的体征

一般来说,大部分皮肤病会产生或多或少的特异性损害。这些损害在大小、形状和颜色上可一致,也可各不相同,进展期或消退期的不同阶段还可以同时存在。最初的损害称为原发损害,对原发损害的鉴定是皮肤病物理检查最重要的内容。皮肤病可以继续发展,或者因创伤等外在因素而发生改变,形成继发性损害。

一、原发性损害

1. 斑疹

斑疹是各种大小不等、分布较为局限的皮肤颜色改变,不凸出也不凹陷(图 14 - 1)。其形状不固定,可表现为环状或卵圆形等多种形状,与周围正常皮肤有清晰界线或模糊不清。斑疹可表现为某些皮肤病的全部或部分皮疹,也可作为早期皮疹。如果皮损轻微隆起可触及,就称为丘疹,有时也可称为麻疹样皮疹。

2. 斑片

斑片指范围较大(直径大于等于 1 cm)的斑疹,可见于鲜红斑痣或白癜风(图 14 - 2)。

3. 丘疹

丘疹是局限性皮肤凸起,质地韧,直径从针头大小至 1 cm 不等。其外观可呈尖顶、圆顶或圆锥形。顶部平坦或脐窝状,颜色较丰富,可为白色(如粟丘疹)(图 14-3)、红色(如湿疹)、淡黄色(如黄瘤病)或黑色(如黑色素瘤)等。

丘疹中心多位于真皮,在汗腺导管开口处或毛囊部位,表面光滑或粗糙。如果表面覆盖有鳞屑,则称为鳞屑性丘疹。有些丘疹表现为散在和不规则分布,如丘疹性荨麻疹,而有些丘疹可成群分布,如光泽苔藓。有些炎性丘疹甚至可形成水疱或脓疱,并发生糜烂或溃疡。

4. 斑块

斑块是较大的丘疹或丘疹发生融合,直径往往超过 1 cm(图 14-4)。其形状较为扁平,但中央多有凹陷,甚至可表现为正常皮肤。

5. 结节

结节在形态上与丘疹较为相似,但结节的直径较大(直径大于等于 1 cm),多位于真皮或皮下脂肪中。

6. 肿瘤

通常"肿瘤"是专指新生物,皮肤肿瘤大多隆起于体表,其大小和形状不一,但其直径多超过 1 cm。良性肿瘤的活动性良好且柔软,恶性肿瘤多固定且质地坚韧。良性肿瘤可多年不发生变化,如脂肪瘤。恶性肿瘤可短期发生溃烂或转移,如黑色素瘤(图 14-5)。

7. 风团

风团是大小不等的平顶样隆起(图 14-6),是由于皮肤、黏膜小血管扩张及渗透性增加而出现的一种局限性水肿反应,多为卵圆形或不规则外观,颜色为粉红色至红色,周围有粉红色晕,散在分布或融合成片。风团发展迅速(数分钟至数小时),通常在 2~24 小时内消退,但也可反复迁延数日至数月。风团是荨麻疹的原发损害,因此以风团为主要表现的皮肤病常被描述成"荨麻疹性损害"。

8. 水疱

水疱是指高出皮肤的表皮隆起物,内含有液体,直径为 1~10 mm,一般呈灰白色或因浆液性渗出物而呈黄色,有时因浆液中混有血液而呈粉红色(图 14-7)。水疱顶部可呈圆形、尖顶状,或火山口状,如疱疹性湿疹。水疱可簇状分布如带状疱疹,或呈线性分布如过敏性接触性皮炎。疱疹的皮损特征是在外观正常的皮肤和黏膜上发生大水疱,并有表皮剥离,好发于中年人皮肤皱褶部位。疱疹样皮炎、带状疱疹则为多形性皮损。水疱大多是由细菌、病毒、寄生虫(疥虫)或变态反应引起的炎症反应的产物,常见有天疱疮、疱疹样皮炎、带状疱疹等。

9. 大疱

大疱是圆形或不规则的较大水疱(直径大于等于 1 cm),内含浆性或脓性液体。大疱多为单房性,多位于表皮浅层,所以其疱壁较为松弛且薄,较易自行破裂。破裂后可残留薄壁,并与渗出物一起干燥后形成薄痂覆盖于皮损部位。有时破裂的大疱留下肉色潮湿的创面,可被浆液或脓性渗出物覆盖,而基底部较少出现不规则增生(如增生型天疱疮)。当大疱位于表皮下部位时,则疱壁较为紧实,不易破溃,可触及明显的大疱。

尼科尔斯基(Nikolsky)征是一种简易的大疱诊断方法,对大疱性皮疹周围正常的皮肤施加一定压力,会导致上皮剥脱。阿斯伯-汉森(Asboe-Hansen)征指对水疱顶部施压时,水疱向相邻的无水疱的正常皮肤处发生扩展。实际上在某些皮肤病中,显微镜下所见的水疱形成范围比目测往往要更严重。另外,检查大疱中的细胞成分有助于对天疱疮、带状疱疹和单纯疱疹的诊断。

10. 脓疱

脓疱是内含脓性物的皮肤小隆起,常为坏死的炎性细胞(图 14-8)。其形状与水疱类似,且常有炎性外晕,中央部位颜色多为白色或黄色,当含有血液时则为红色。脓疱可在早期就表现为脓疱,或由丘疹或水疱迁延而来,后者一般需经过短暂的丘疹脓疱或水疱脓疱阶段。

二、继发性损害

继发性损害的主要表现形式有鳞屑、结痂、裂隙、糜烂、溃疡和瘢痕等。

1. 鳞屑

鳞屑是一种干性或油腻的层状角蛋白团块。细薄的角质层碎片会不断从身体脱落,正常情况下这一过程难于觉察。当表皮中角质形成细胞生成加速或正常角化过程受到干扰时,会导致病理性表皮剥脱,从而导致鳞屑的产生。鳞屑的大小不等,有些呈细小而柔软的糠秕状,如花斑癣;有些质地较粗糙,如湿疹和鱼鳞病(图 14-9);还有一些为层状,如银屑病。大片的表皮剥脱较为少见,可见于中毒性表皮坏死松解症、葡萄球菌性烫伤样皮肤综合征及与感染相关的脱屑,如猩红热。鳞屑的颜色各异,有些呈灰白色,也有一些因掺杂灰尘或黑素而表现为黄褐色。银白色的云母状鳞屑是银屑病的特征性表现。鳞屑的出现多提示表皮出现病理性损伤,多伴有角化不全。

2. 结痂

创面愈合过程中渗出的血清、脓液以及渗出物干燥后形成痂,痂中通常混有上皮细胞和细菌碎片。当痂脱落时,可见红而湿润的基底部。

3. 裂隙

裂隙是指深达真皮的线状裂纹,可为单发性或多发性,其直径从仅显微镜下可见至数厘米不等,边缘一般较为锐利。其基底部可干可湿,颜色多为红色。当皮肤增厚、含水量降低而弹性减弱时,常出现裂隙,尤其是在活动频繁的部位,如手指、掌部、足跟边缘、指/

趾间隙、口角、鼻孔、耳郭与肛周。当皮肤出现干燥、遭受冷刺激、风吹、酸、碱或表面活性剂刺激时出现刺痛和烧灼感,这往往表明已存在裂隙了,也就是所谓的皲裂,运动常会造成裂隙进一步加深,或形成新的裂隙,同时伴随疼痛感。

4. 糜烂

糜烂形成于皮肤表皮层全部或部分缺失后,如脓疱疮,其愈合后一般不残留瘢痕。

5. 溃疡

溃疡是由于表皮全层和部分真皮缺失所导致的皮肤局部凹陷,其形状为圆形或不规则形状,直径从数毫米到数厘米不等(图14-10)。浅表性溃疡的深度一般不超过表皮层,如营养不良性大疱性表皮松解症。较深的溃疡可深达真皮层,甚至皮下层或更深,如腿部溃疡。溃疡愈合后往往残留瘢痕。

6. 瘢痕

瘢痕组织一般由新鲜结缔组织构成,其大小和形状由原发皮损部位的形状所决定。由其替代缺失的真皮或皮下组织,这是皮肤创伤或疾病造成的皮损的正常修复过程。瘢痕的类型可以是某些疾病的特征性表现,因此临床诊断意义较大。例如,扁平苔藓和盘状红斑狼疮均多发于面部和四肢部位,但盘状红斑狼疮愈合后可残留特征性瘢痕,而扁平苔藓愈合后少见皮肤瘢痕。瘢痕在新生组织中可出现纤维组织过度生长,如增生性瘢痕和瘢痕疙瘩(图14-11)。瘢痕开始时呈粉红色或紫色,随后逐渐变成有光泽的白色,少见色素沉着。瘢痕在数年之后可变得柔软和扁平。

第二节 皮肤病的诊断

某些皮肤病的临床诊断较为简单,有些则极为复杂,因为不同的皮肤病可出现完全相同的临床表现,同一种皮肤病在不同的个体上可表现为完全不同的皮损。因此,对每一种原发性皮损或继发性皮损,都应进行仔细检查和鉴别诊断。例如,扁平苔藓大多数情况下表现为紫红色、多角形扁平丘疹,表面有光泽,可见白色网状条纹,少数情况下可出现微小的丘疹或囊肿。一般来说,皮损多裸露于皮肤表面,可较容易地观察和触摸到,通过放大镜放大后,可更为清晰地观察到皮损的细节特征,有时还需依靠涂片和培养检查才可准确诊断皮肤的细菌性和真菌性感染。难以诊断时,皮损的活组织学检查被视为皮肤病诊断的"金标准",尤其是针对炎症性皮肤病、潜在恶性皮损和临床形态不典型的患者,病理检查的意义尤为重要。应当强调早期活检,因为一旦开始进行经验性治疗,组织学特征可能会有所改变,从而干扰正确诊断。

一、病史

完整了解患者的年龄、发病情况、持续时间和疾病转归过程,以及既往身体健康状况、职业、饮食、生活环境等情况具有十分重要的意义。

1. 用药史

用药史是皮肤病诊断问诊中重要的环节,其中包括处方药、非处方药、保健品和中药等。药物导致的药疹十分常见,与多种皮肤病的临床表现和组织学改变具有一定的相似性。另外,询问皮肤和黏膜是否与外界环境接触的病史也有重要意义,这些环境因素包括衣物、空气和工作环境等。

2. 家族史

完整病史不应遗漏完整的个人和家族疾病史。某些皮肤病可以与机体系统性疾病具有相似的皮损表现。例如,克罗恩病的肠外表现有虹膜睫状体炎、葡萄膜炎、杵状指、关节炎、结节性红斑坏疽性脓皮病、口腔黏膜溃疡等。季节更替、温度、湿度及天气状况都可能是导致皮肤病发生的原因。生活在特定的地理位置可能好发某些特殊的皮肤病,如圣华金河热。皮肤病也和性活动有关,如人类免疫缺陷病毒(HIV)感染。

二、检查

皮肤科诊室的房间要求有较好的光照条件,最好是自然光。检查时一般需触摸皮损以明确其硬度和是否合并有波动感。轻轻摩挲皮损能了解鳞屑的一般性质,刮除少量表面组织可揭示病变基底部状况。对于婴幼儿色素沉着性损害,应该摩擦皮肤观察是否能触发风团,如色素性荨麻疹,必要时可借助皮肤镜检查以明确色素性皮损。

1. 体格检查

皮肤病诊断中必须全面观察所有皮疹,以明确其分布和形状,最好是让患者完全脱去衣服,站在 $1\sim2\,m$ 的距离进行仔细观察,以便从整体角度观察全部皮疹。在一定距离仔细观察患者后,就应对单个皮损进行全面分析和检查,以确定哪些是原发性损害,哪些是继发性损害。重点检查皮损的分布范围和部位,皮损的种类、数目、大小、形态、表面及基底情况,水疱内容物及其颜色,排列特点及边界是否清楚等特征。放大镜在检查细小皮损时的价值较大。

(1)分布

皮损可能只有几个,也可以大量存在,它们可散在分布,也可融合成片,甚至覆盖整个身体,也可沿皮纹(玫瑰糠疹)、皮节(带状疱疹)分布。皮损可呈簇状(各种大小的皮损聚集起来,称为簇状分布)、火山口状、月牙状或其他特殊形状。典型双侧对称性分布是疱疹样皮炎、白癜风和银屑病的特征性皮损表现。

(2)发育

有些皮损出现就完全固定,而某些皮损由其他微小病变迁延而来,经过进一步发育后保持相同外形,如皮肤疣。新旧皮损相继发生时,形成无定形皮疹,可在皮肤上呈现不同发育阶段的皮疹,如水痘和疱疹样皮炎。

（3）消退

有些皮疹在病程结束后可完全消退，而有些可残留色素沉着或瘢痕，甚至影响外观形象。皮疹的特殊消退方式有助于诊断，如急性苔藓样糠疹有典型的角化性丘疹；幼儿急疹具有"热退疹出"的特点。

（4）群集

群集是某些特殊类型的皮损，如疱疹样皮炎、单纯疱疹和带状疱疹的特征性症状。较小的皮损包绕着较大的皮损被称为"伞房花形"排列，麻风病和多形红斑的典型表现是同心圆形损害，跳蚤和其他节肢动物（翅隐虫）叮咬所导致的皮损常呈线状分布（图 14 - 12）。

（5）形状

皮疹的形状不仅可提示原发性损害的情况，也可提示皮疹扩大或融合的情况。皮损可呈融合或散在分布的形状，也可形成一个完整的环形、椭圆形、螺旋状、相互交叉的环形、匐行状、水滴状、钱币状等多种多样的形状。

（6）颜色

皮肤颜色由黑素、氧合血红蛋白、还原血红蛋白、脂质和胡萝卜素等共同决定。这些皮肤色素的不同比例影响皮肤颜色，而且它们在皮肤中的分布深度、表皮厚度及表皮含水率也影响皮肤颜色。丁达尔（Tyndall）效应能影响正常皮肤和皮损的颜色，这是由于皮肤对不同波长的光波有选择性散射作用。蓝痣和蒙古斑就是这种光线散射效应的典型例子，此时真皮中的褐色素呈现出蓝灰色的色调。

皮损颜色的诊断价值非常大，皮损颜色的细微差别可能提示某种皮肤病或疾病类型。例如，扁平苔藓或红斑狼疮的皮损颜色多为青紫色；黄瘤病的皮损含脂质较为丰富，其皮损以黄色多见（图 14 - 13）；毛发红糠疹的特征颜色是橙红色。皮肤的颜色类型决定了特定皮肤病的皮损所表现的色调，如红斑在深色皮肤的人群中难以察觉，浅色斑纹在欧洲人中较难发现。

皮肤色素部分减退可导致该处皮肤形成颜色较淡的斑片，如花斑癣和特发性点滴状色素减少病等。完全的色素脱失如白癜风、脱色痣、晕痣、硬皮病、硬斑病或硬化性萎缩性苔藓等。

色素增多可由表皮或真皮的原因造成，如黑素增多和胶原蛋白氧化有关。表皮色素增多见于痣、黑色素瘤、咖啡斑、黄褐斑和雀斑样痣，在伍德（wood）灯的照射下上述病变更明显。皮肤色素沉着可继发于光辐射、炎症反应、金属、药物等因素导致的真皮层皮肤色素沉积。例如，炎症反应可导致真皮层黑素大量沉积，铁元素的沉积可引起金黄色苔藓，从而导致皮肤呈黄褐色或金黄色。

（7）触感

触诊是对皮损进行常规物理检查时不可或缺的部分。触之发烫提示炎症反应，波动感提示皮肤肿块内有游离的液体存在，按压引起皮损褪色则可能为紫癜。如果触及结节或肿块，一般来说，活动度差常提示肿块与皮下组织浸润；结合较为致密，不排除肿瘤可能；有些触感较为坚韧，如同触及鼻尖，如瘢痕疙瘩或皮肤纤维瘤；有些触感很硬，如同触及额头，如硬肿病。

（8）感觉异常

某些皮肤病的皮损同时伴发局部皮肤感觉增强或减退，如麻风病的皮损中央区域常常伴有感觉缺失；在带状疱疹患者中，皮损部位皮肤常伴随着瘙痒和感觉异常，甚至伴随明显热感或烧灼感。一般来说，出现瘙痒或其他神经症状时，提示病变累及神经。

（9）毛发、甲与口腔黏膜

某些皮肤病累及头皮区域可产生特异性皮疹，如盘状狼疮会导致瘢痕性秃发，并伴有特异性色素异常；某些全身疾病如肠病性肢端皮炎可出现弥漫性脱发，可成为该病的诊断依据之一；毛囊性黏蛋白沉积症的肿胀斑块上出现脱发即可获得正确诊断。有些皮肤病还可导致指（趾）甲出现特异性改变，如银屑病与斑秃可导致甲板凹点。另外，甲与邻近组织还可以成为病理诊断的取材部位，如念珠菌性甲沟炎。全面的皮肤检查还包括口腔黏膜检查，如手足口病、扁平苔藓、HIV 相关性卡波西肉瘤和天疱疮等疾病均可出现较为典型的口腔黏膜症状。

2. 辅助物理检查

（1）玻片压诊法

将玻片用力压在皮损上 10～20 秒，炎症性红斑及血管瘤颜色可消失。该方法可用于鉴别红斑和紫斑，以及观察狼疮结节。

（2）皮肤划痕症

用钝器轻划皮肤，如在划过处产生风团，称为皮肤划痕症阳性。荨麻疹患者常为阳性。患有异位性皮炎、红皮病的皮肤给以机械刺激时出现皮肤苍白色的贫血性反应。

（3）感觉检查

感觉检查包括温度觉、触觉及痛觉检查等。

（4）伍德（wood）灯检查

wood 灯是一种过滤紫外线灯，通过含氢化镍的滤片而获得波长为 320～400 nm 的紫外线（图 14-14），广泛应用于皮肤病诊断，又称皮肤的"显微镜"，对花斑癣和红癣等特殊类型的皮损有特殊诊断价值。用于痤疮检测时，可准确判断丙酸杆菌的聚集程度。黑素沉着异常（如白癜风和黑色素瘤）在 wood 灯照射下更加清晰可见。黄癣病头发在 wood 灯下呈暗绿色荧光，白癣呈亮绿色荧光。

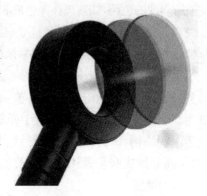

图 14-14 wood 灯

3. 实验室检查

（1）皮肤组织病理检查：可分析皮肤病特有的病理改变，并依此确诊与鉴别诊断。

（2）斑贴试验：用于检查接触性过敏原。

（3）划痕试验或皮内试验：用于检查某种物质是否存在 I 型过敏反应。

（4）麻风菌素试验：用于判断麻风患者免疫情况。

（5）癣菌素试验：有助于癣菌疹的诊断。

（6）微生物检查：皮肤真菌、麻风杆菌疥疮虫检查有助于相应皮肤病的诊断。

第十五章 物理因素引起的皮肤病

机体需要一定的热量来维持正常体温,机体能对一定范围的热量不足或热量过多进行调节,但超出正常范围的局部过热可导致烧伤或烫伤,而过冷可导致冻疮、冻伤和冻凝。除此以外,所有机体结构对各种频率的电磁波辐射,如 X 射线和紫外线,都有一定的耐受阈,长时间或高强度的辐射均可导致皮肤损伤。

第一节 烧 伤

外界温度过高可导致不同程度的皮肤损伤,不同程度的烧伤可分为三度(图 15-1)。

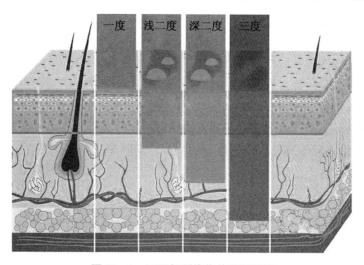

图 15-1 不同级别烧伤的毁损深度

一、症状

一度烧伤仅累及表皮,导致浅表血管充血,皮肤出现红斑,创面未见水疱,继而表皮发生脱屑。普通日晒伤是一度烧伤的典型例子,愈合时间一般为 1 周左右,愈合后不残留疤痕,但受损面积很大时可出现全身性反应。

二度烧伤又分为浅二度和深二度两型。浅二度烧伤是指烧伤创面深度累及真皮浅层,此时出现血清自毛细血管中漏出,导致浅表组织水肿,血清聚集在表皮外层,形成水疱和大疱,同时伴随剧烈疼痛。愈合时间一般需要 2 周左右,愈合之后极少数会留下疤痕增生。深二度烧伤是指烧伤创面达真皮深层,皮肤苍白并伴有感觉丧失。损害真皮网状层时,可危及血管并破坏皮肤附属器,愈合时间需要 1 个月以上,并留下部分疤痕增生。

　　三度烧伤是指烧伤创面深度累及皮肤全层及皮下组织,由于皮肤附属器被破坏,没有上皮细胞残留以供皮肤再生,大多数需要通过手术植皮才能达到创面修复,一般愈合之后可留下不同程度的疤痕增生(图 15-2)。

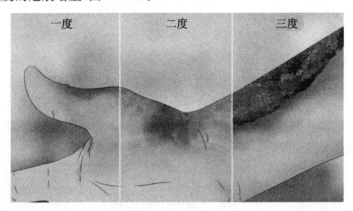

图 15-2　不同级别烧伤的症状

　　大面积的深二度和三度烧伤都需通过皮肤移植以修复创面,深二度和三度烧伤都伴有不同程度的全身症状,其严重程度取决于受损皮肤面积大小、烧伤深度以及烧伤部位。一般而言,受损部位的血供越丰富,全身症状越严重。

　　大面积皮肤烧伤患者的预后都不太好,尤其是超过 2/3 以上面积的皮肤发生深二度甚至三度烧伤的患者。与男性相比,女性、婴幼儿发生烧伤死亡的概率更高。深度烧伤患者的创面会出现瘢痕过度增生、瘢痕疙瘩以及瘢痕挛缩,从而导致关节变形和功能障碍,同时伴有局部循环受阻所致的慢性溃疡。烧伤后迟发性水疱发生于皮肤较厚区域及移植皮肤供体部位,最多见于下肢。烧伤瘢痕部位有一定概率发生癌变。目前,通过适当的现代外科整形手术可使上述不良结果的风险减至最低。

二、治疗

　　不论什么程度的烧伤,其现场急救都应给予迅速降温(冰水或冷自来水),持续淋水至疼痛感明显降低。

　　二度烧伤出现的水疱或大疱应妥善保护,非不得已不要弄破,因为完整的疱膜是抵抗外界微生物感染的自然屏障。如果疱壁紧张且疼痛明显,可在严格消毒条件下用针头刺破水疱抽出液体,让疱壁塌陷后紧贴创面,从而减轻疤痕挛缩和创面功能障碍。早期剥脱性激光治疗在预防无功能性瘢痕及促进全层瘢痕形成上可发挥有效作用。较为浅表的创伤可用凡士林纱布包裹,在中等程度的创面上使用含银的纱布能起到一定的抗菌作用。

　　早期充足补液、治疗吸入性创伤与高分解代谢、早期使用抗生素预防及治疗败血症、镇痛、环境控制和营养支持是烧伤急救治疗中非常重要的组成部分。超过 10% 体表面积的二度烧伤患者,尤其是累及面部、手、足、生殖器、会阴或关节的患者均建议在烧伤中心或 ICU 予以重症监护。

第二节　痱　子

痱子是因小汗腺导管闭塞导致汗液潴留在导管内而形成的皮疹,通常好发于炎热而湿润的气候中,如热带和温带地区。研究发现,表皮葡萄球菌产生的一种胞外多糖能诱发痱子。这种多糖物质一定程度上阻塞了汗液的排出途径,阻塞的汗液导致汗腺不能正常分泌,最后形成反向压力导致汗腺导管发生破裂,汗液外溢至邻近组织形成痱子。因汗腺或导管破裂的程度不同,从而形成不同类型的痱子。

一、症状

1. 白痱

白痱是一种细小而表浅的非炎症性水疱(图 15 - 3),好发于出汗增加且汗液难以散发出去的人群。白痱常无明显症状,微小创伤可导致破裂。另外,一些药物如异维 A 酸、贝胆酸和阿霉素等可诱发白痱,一般可自行消退,无须治疗。

2. 红痱

红痱是一种散在分布的红斑性丘疹水疱,伴随剧烈瘙痒感、刺痛感,好发于肘前窝、腘窝、躯干、乳房、下腹部和腹股沟区等通风不畅而导致衣物被汗水浸渍的部位。

3. 脓痱

皮炎导致小汗腺分泌导管损伤、破坏或阻塞时可发生脓痱,表现为浅表脓疱,与毛囊分离,常见于间擦部位、四肢曲侧、阴囊和卧床患者的背部及臀部。多伴发接触性皮炎、慢性单纯性苔藓和间擦疹等瘙痒性皮肤病。

4. 痱后少汗症

痱后少汗症是小汗腺分泌导管阻塞所致。患者痱子消退后的 3 周左右,出汗量可降至正常水平的一半。严重时可影响患者在炎热环境中的散热能力,可表现为烦躁易怒、厌食、嗜睡、眩晕和头痛等症状。少汗症的持续时间和严重程度与痱子的严重程度存在相关性。

二、治疗

痱子最有效的治疗方法是将患者置于凉爽和通风的环境中,在较低温度的空调房间中可明显减轻患者的不适感。此外,羊毛脂能缓解毛孔闭塞,并使汗液分泌恢复正常;亲水性软膏也能溶解角质栓,使汗液顺利排出。病情轻微者使用滑石粉等粉剂也有一定效果。

第二节　冻　疮

一、症状

冻疮是一种皮肤受低温刺激后导致的局部红斑和组织肿胀，主要发生于手、足、耳和面部。严重的患者可发生水疱和溃疡，对于外周循环不良的人群（如儿童）在经受低强度的寒冷刺激时也可发生冻疮。组织学上，冻疮是一种淋巴细胞性血管炎，伴随真皮水肿、浅表和深层的血管周围炎，以及袖口状密集分布的淋巴细胞浸润，该浸润累及血管壁后出现特征性"松软性"水肿（图 15-4）。冷球蛋白、冷凝纤维蛋白原或冷凝集素在发病过程中起到一定作用。冻疮样狼疮也可以出现冻疮样皮损改变，是皮肤白血病的一种体征。另外，长期抽烟或使用可卡因可导致外周血管收缩，导致冻疮，同时伴有手部寒冷、麻木和指（趾）脂肪垫萎缩及甲弯曲。

冻疮初始阶段无明显症状，随着病程继续，出现烧灼感、瘙痒和局部红肿。中晚期冻疮的受损部位皮肤呈蓝红色，压迫后部分或完全褪色，触感冰凉，有时四肢因过度出汗而潮湿。

二、治疗

受累部位皮肤应置于温暖环境中，如果足部受累，则在寒冷的季节里需一直穿厚实的袜子。此外，患者需严格禁烟。药物治疗可使用硝苯地平、烟酰胺，双嘧达莫，以达到扩张血管的目的。

第四节　光辐射相关皮肤病

太阳光谱按波长分为紫外线（<400 nm）、可见光（400~760 nm）和红外线（>760 nm）。可见光除了刺激视网膜引起视觉外几乎没有生物活性，红外线起热辐射作用。波长低于400 nm 的紫外线谱分为三个波段：UVA（320~400 nm）、UVB（280~320 nm）和 UVC（200~280 nm）。其中 UVA 又分为两个亚波段：UVA Ⅰ（340~400 nm）和 UVA Ⅱ（320~340 nm）。UVC 在到达地球表面前就被臭氧层吸收了。

某一特定波长的光致使人体皮肤发生红斑的最小剂量称为最小红斑量（minimal erythema dose，MED）。虽然 UVA 辐射在中午时刻比 UVB 强 100 倍，但 UVB 致红斑能力比 UVA 强 1000 倍，所以实际上所有日光性红斑都是由 UVB 所致。导致日晒伤的最强生物效应波长是 308 nm。UVA 在日晒伤中的作用有限，但 UVA 在药物性光敏感中起重要作用。

紫外线的辐射量在高海拔地区少量增加，在夏季的温带地区明显增加，在热带区域更为强烈。沙和雪可反射大约 85% 的 UVB，UVA 较 UVB 更易被沙、雪和冰反射。水可允许 80% 的紫外线穿透达 90 cm。云层虽然能阻挡大量的可见光，但对紫外线的阻隔能力较差。白天 UVB 的强度比清晨和傍晚高 2~4 倍。

一、日晒伤

1. 症状

日晒伤是皮肤对超过红斑量紫外线的反应。UVB 所导致的红斑始于照射后 6 小时左右，12~24 小时后达到峰值，但若剂量增加，则达峰时间提前且更严重。红斑发生后出现触痛，严重时可形成水肿，甚至出现水疱，可伴有寒战、发热、恶心、心动过速和低血压症状。上述症状可持续 1 周左右。

紫外线辐射皮肤后，皮肤色素发生两种变化：速发性色素变黑和迟发性黑素生成。速发性色素变黑主要是 UVB、UVA 和可见光辐射所致，在接受光辐射后数小时内最强，这是皮肤中已有的黑素发生代谢改变与重新分布所致。迟发性黑素生成为 UVB 所致，发生于光辐射后的 2~3 天，可持续 10~14 天。DNA 损伤和形成环丁醇嘧啶二聚体是 UVB 引起的主要结果。虽然 UVB 诱发的迟发性黑素生成对光辐射起一定的保护作用，但这是以损伤表皮和真皮为代价的，所以，将晒黑作为日光保护措施是不明智的。商业化的晒黑设备还有一定概率引起黑色素瘤，因此不推荐使用设备进行皮肤晒黑操作。皮肤类型（表 15-1）反映不同皮肤发生皮肤癌和光老化的风险。

UVB 和 UVA 照射可导致表皮，尤其是角质层出现增厚，增厚的表皮增强了皮肤对光辐射的保护作用。

表 15-1　不同类型的皮肤对日晒伤的反应

皮肤型	皮肤基础颜色	日晒伤与晒黑史
Ⅰ	白	总是晒伤，从不晒黑
Ⅱ	白	总是晒伤，轻微晒黑
Ⅲ	白	中度晒伤，逐渐晒黑
Ⅳ	橄榄色	轻微晒伤，可晒黑
Ⅴ	棕色	罕见晒伤，晒黑显著
Ⅵ	深棕色	从不晒伤，晒黑极深

2. 预防

目前，人们通过各种教育课程已经认识到日晒的危害。减少日晒伤最好的方法是预防。使用抗紫外线的措施有助于预防日光损伤，这些措施主要包括：避免正午阳光、寻求庇荫处、使用防晒服或遮阳伞、涂抹防晒剂。

UVB 最强的时期是上午 9 时至下午 3~4 时，绝大多数有潜在危害的紫外线辐射都处于这个时段,此时日光照射角度低于 $45°$,人影的长度短于身高。在温带地区,只要避开这段时间的日照就基本可以避免晒伤的发生。遮阳物对 UVB 有良好的防护作用,其作用相当于日光保护因子(sun protection factor,SPF)为 $4\sim50$,这取决于遮阳物的遮挡密度。

防晒剂阻挡 UVB 辐射的效率用 SPF 来表达,这是指透过防晒剂薄膜($2\ mg/cm^2$)诱导红斑产生所需的最小红斑剂量(MED)与未涂抹防晒剂皮肤所需 MED 之比。实际上,大部分人使用的防晒剂的厚度不够,所以实际测得的 SPF 值可能仅有标签标示的一半左右。防晒剂主要分为吸收紫外线的化学制剂(化学性防晒剂)和物理阻挡紫外线的制剂(物理性防晒剂)。目前市售的防晒剂,特别是高 SPF 值(>30)的产品,通常同时含有化学性遮光剂和物理性遮光剂。防晒剂的使用方式多种多样,如喷雾剂、凝胶、润滑霜和蜡棒。防晒剂需要具有一定的耐水性(水浸 40 min 后仍维持 SPF 值不变)或防水性(水浸 80 min 后 SPF 不变)。

建议 I ~ III 型皮肤(见表 15-1)在户外应用 SPF 为 30 的防晒剂,有严重光敏性且接受较多光辐射的人群则要使用 SPF 值 30 以上的含物理防晒成分的防晒剂。建议至少在日晒前 20 min 和日晒开始后 30 min 使用防晒剂,这种双重使用方法比单次应用的效果强 $2\sim3$ 倍。在游泳、剧烈活动或毛巾擦汗之后应重复使用防晒剂。防晒剂也可应用于 6 个月内婴儿的部分皮肤区域。

3. 治疗

一旦出现皮肤发红和其他日晒症状,再进行日晒伤的预防治疗就没有明显效果了。此时光辐射已激活皮肤炎症级联反应,诱发前列腺素,尤其是前列腺素 E 等疼痛介质的大量分泌。此时可使用阿司匹林等非甾体消炎药进行镇痛治疗,同时局部加用润滑剂或糖皮质激素洗剂。总而言之,日晒伤患者至少会有 $1\sim2$ 天的时间感觉不适甚至疼痛,之后才会明显缓解。

二、光老化

长期日晒导致皮肤出现特征性变化称为光老化或皮肤日射病,个体皮肤的不同类型(见表 15-1)与光老化的程度有关。I 型皮肤的人群对光辐射最敏感,这部分人群的特征是蓝眼睛、白皮肤。

1. 症状

经长期光辐射后的皮肤会发生均质化,真皮网状层的结缔组织呈淡蓝色,被称为日光性弹力纤维病。日光性弹力纤维病表现为沿颈侧出现淡黄色的小丘疹和斑块,也可在面部和胸部形成肉眼可见的白色半透明丘疹,形似基底细胞癌。长期日晒可导致颈部形成菱形皮肤,颈后皮肤出现增厚、粗糙度增加和皮革样改变。皮革样改变的皮肤中含有大量"弹力"物质,这种"弹力"物质的主要成分是弹力纤维,特征性表现是在紧贴表皮下方与"弹力"物质上方之间有一条正常的结缔组织带,免疫组化染色证实锚定素及其降解产物在"弹力"物质中明显增加，同时Ⅰ型和Ⅲ型胶原减少。光老化皮肤的结构和色泽的改变是真皮中弹力纤维和胶原纤维的变化所致。

　　慢性日晒伤和正常皮肤衰老可相互重叠，吸烟会加快上述过程，因此难以准确区别日光性和吸烟诱导的皮肤老化。光老化的主要影响区域是接受光辐射较为频繁的部位：颈胸区、颈后、面部、手背及臂部伸侧。光老化皮肤呈现萎缩、鳞屑、皱褶、弹性降低或黄色皮革样变(图15-5)。在有些Ⅰ型皮肤的个体中，皮肤在日晒后形成严重的表皮萎缩而无明显皱褶，皮肤呈透明状，透过皮肤甚至可以看到增生的皮脂腺和毛细血管扩张。这部分人群罹患皮肤癌的概率大大提高，还会同时出现边界不清的色素沉着斑和白色萎缩性斑疹。光老化的皮肤较为黝黑是因为不规则的色素沉着合并真皮含铁血黄素沉着。

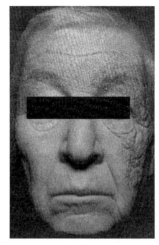

图15-5　经常接受光辐射(右侧脸)和较少接受光辐射(左侧脸)的皮肤

　　UVB和UVA照射后可诱导皮肤中活性氧自由基(ROS)表达上调，通过活化因子蛋白的作用，诱导基质降解酶的转录上调，尤其是基质金属蛋白酶MMP-1(胶原酶)、MMP-3(基质溶素)和MMP-9(明胶酶)。在典型色素沉着的人群中，紫外线照射并不能激活MMP-1，这在部分程度上解释了皮肤色素沉着对光老化具有一定的保护作用。MMP-1在生理性老化的皮肤中也表达上调。因此，生理性老化和光老化可能通过相同的作用机制介导。

　　2. 预防与治疗

　　由于UVB和UVA都能通过生化途径诱导组织破坏，所以光老化主要在于预防。预防光老化主要是指针对UVB和UVA这两种射线进行日光保护。除此以外，任何形式的辐射性损害都具有累积性，所以应该尽量减少人体所受紫外线的总照射量，具体可遵照前述"日晒伤的预防指南"。

　　经常暴露在日光下的皮肤部位需要常涂抹润肤剂或保湿霜剂，这可减少鳞屑产生，提高皮肤含水量，增强皮肤柔韧度，以改善皮肤脆性。可选择低浓度、非刺激性的α-羟酸以改善皮肤质地。另外，外用维A酸、阿达帕林和他扎罗汀也可一定程度改善光老化病变，只是变化过程相对缓慢，且对皮肤有一定刺激。随着现代诊疗技术的进步，化学剥脱、换肤技术、激光、注射肉毒抗毒素和其他光技术治疗(血管病变、色素性损害和真皮改变)都被用于治疗光老化病变，均取得了不错的疗效。

三、黄褐斑

　　黄褐斑是一种常见的皮肤色素沉着性改变，关于黄褐斑的发病机制尚不十分清楚，但大量观察结果发现其主要发病诱因是光辐射。黄褐斑好发于肤色较深的人种，尤其是生活在强烈阳光照射的热带、亚热带地区的人。用伍德(wood)光检查，在三分之一的中年亚裔女性中可识别出不同程度的黄褐斑。不仅女性,男性也会罹患此病,中美洲的男性发生黄褐斑的概率为三分之一左右。黄褐斑患者中黑素细胞痣的数目与黄褐斑的发生有一定相关性。黄褐斑的发病率随着年龄的增长而增加。

1. 症状

黄褐斑好发于日光照射较为频繁的面部,并在夏季加重。黄褐斑以棕褐色的斑片状皮损为特征,多发于颧骨的突出部和前额,有时也累及前臂(图 15-6),斑片的界限较为清晰。面部黄褐斑有三种临床亚型:面中部型、颧骨型和下颌型,其中面中部型和颧骨型患者占大多数。实际上大多数患者表现为复合型,所以这种分类在临床中的应用并不十分广泛。

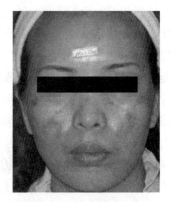

图 15-6　面部黄褐斑

2. 治疗

黄褐斑治疗上一般选择使用覆盖宽谱 UVA 的防晒剂,可使黄褐斑得到一定程度的缓解。含有 2%~4%氢醌的脱色霜能有效淡化色斑,而防晒剂能增强脱色霜的效果。单独使用维 A 酸也可减轻黄褐斑的色素沉着,但其不如氢醌作用强。联合使用氢醌、维 A 酸和类固醇这三种药物,每周使用 2 次,能获得满意的疗效,但过量使用则可导致固定性红斑、毛细血管扩张和痤疮样皮疹等不良反应。推荐使用 4%的氢醌制剂,但应注意高浓度的氢醌制剂可能诱发卫星状色素沉着和局部褐黄病等。除此以外,甲咪唑、壬二酸、曲酸、维生素 C、维生素 E、植物甾醇类、甘草酸、4%匹度苯宗和熊果苷等药物可分别作用于黑素生成的不同环节,因此,常被添加到皮肤美白类化妆品中,发挥淡化色斑的作用,但它们的作用都不及氢醌强。对于氢醌不耐受的患者可尝试口服氨甲环酸,可治疗顽固性黄褐斑。

药物治疗后发生刺激反应或无效时,可考虑外科手术治疗,如表皮剥脱术、激光疗法等。但应警惕上述疗法使用不当可并发色素沉着、刺激反应,甚至瘢痕形成。

四、雀斑

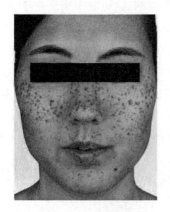

图 15-7　面部雀斑

雀斑是直径小于 0.5 cm 的褐色斑疹,好发于面、颈、肩和手背等经常暴露于日光的部位,长时间光辐射后明显,在冬季无日晒时可出现部分或全部消退(图 15-7)。Ⅰ 或 Ⅱ 型皮肤较易发生雀斑。雀斑具有一定的遗传性,通常在 5 岁左右开始发病。雀斑和单纯性雀斑样痣有时不太好鉴别,雀斑样痣是一种散在分布的色素沉着性斑疹,见于任何年龄和身体的任何部位,颜色深浅程度和日晒无关。

雀斑是黑素细胞产生黑素增多所致。雀斑的治疗手段包括避免日晒、冷冻、外用维 A 酸、强脉冲光、十一碳烯酰基苯丙氨酸和激光治疗等。

第十六章　痤　疮

痤疮,俗称粉刺,是一种毛囊皮脂腺的慢性炎症性皮肤病,患病率为 70%～87%,其对青少年的心理和社交影响超过了哮喘和癫痫。痤疮的发病机制仍未完全阐明,但遗传、雄激素诱导的皮脂大量分泌、毛囊皮脂腺导管角化、痤疮丙酸杆菌繁殖、炎症和免疫反应等因素都与之相关。

第一节　症状及发病机制

一、症状

痤疮是毛囊皮脂腺的一种慢性炎症性疾病,其临床表现为粉刺、丘疹、脓疱、结节和瘢痕。粉刺是痤疮的原发皮损,表现为略隆起的丘疹,分为开放性粉刺和闭合性粉刺。开放性粉刺的中央开口内有黑变的角蛋白(黑头)(图 16-1);闭合性粉刺通常为直径约 1 mm 的淡黄色丘疹,一般需要绷紧皮肤才能看见。超过 3 mm 的巨大粉刺较为少见。丘疹和脓疱的直径为 1～5 mm,系炎症性皮损,故常伴红斑和水肿(图 16-2)。丘疹脓疱可能进一步增大为结节,并融合为数厘米大小的肿块,质地坚韧,其伴随感染时可触及波动感,按压时可排出血性浆液或淡黄色脓液(图 16-3)。

痤疮主要累及面颈部、前胸和上臂,面部最好发于双颊,其次为鼻部、前额和颏部,在颈项部主要表现为大的囊肿性损害,较少累及耳部。多数患者在病程中会共存不同阶段的皮损。在浅肤色患者中,皮损常常消退为紫红色斑疹;在深肤色患者中常出现色素沉着斑,持续时间长达数月。常见的痤疮瘢痕包括颞部和颊部的深而窄的冰锥样瘢痕、面部的峡谷状萎缩性瘢痕、躯干部位的肥厚瘢痕。

痤疮多起病于青春期,是一种重要的青春期疾病,绝大部分青少年都有不同程度的痤疮。发病时常以前额和颊部粉刺为主要特征,偶伴炎性丘疹。随着青少年体内雄激素水平的升高,在 15 岁左右会出现严重的炎性脓疱、结节甚至瘢痕,同时扩展到其他部位,男性比女性的症状更为明显,这与雄激素含量有关。女性在月经周期前 7 天左右会出现一过性的丘疹脓疱,这与经期激素含量变化有关。青春期痤疮通常在 25 岁前开始缓解,但起病和缓解时间的个体差异很大,约 12% 的女性和 3% 的男性直到 40 岁以后仍会持续存在痤疮皮损。

爆发性痤疮是痤疮最严重的形式,多见于青少年,表现为痤疮的常见症状(皮疹、粉刺、丘疹、脓疱、结节、囊肿、瘢痕)突然间加重,并伴随发热、关节痛等全身症状,愈后良好,遗留色素沉着斑及浅表瘢痕。

痤疮分级是痤疮治疗及疗效评价的重要依据。无论是按照皮损数目进行分级的国际改良分类法,还是按照强调皮损性质的痤疮分级法对痤疮进行分级,其治疗方案在选择上基本是相同的。为求临床使用简单方便,主要依据皮损性质将痤疮分为三度4级(图16-4)。

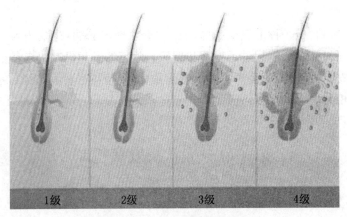

图16-4 不同级别的痤疮

(1) 1级(轻度):仅有粉刺。
(2) 2级(中度):除粉刺外,还有炎性丘疹。
(3) 3级(中度):除有粉刺、炎性丘疹外,还有脓疱。
(4) 4级(重度):除有粉刺、炎性丘疹及脓疱外,还有结节、囊肿或瘢痕。

二、发病机制

痤疮是一种毛囊感染性疾病,发病机制复杂,其最重要的病理生理机制有四条:
(1) 毛囊皮脂腺导管异常角化、阻塞。
(2) 雄激素刺激皮脂产生过量。
(3) 痤疮丙酸杆菌增殖产生炎症刺激。
(4) 免疫系统活性改变和炎症。

粉刺是由于毛囊漏斗部出现角质栓导致毛囊阻塞和扩张而形成的,而角质栓是由皮脂过量分泌造成的。皮脂主要由角鲨烯、蜡酯、三酰甘油和少量固醇及胆固醇酯组成,痤疮患者的皮脂中蜡酯含量较高,亚油酸含量较低,而亚油酸含量的降低可使毛囊周围的必需脂肪酸减少,并促进毛囊上皮的角化。

毛囊皮脂腺导管的异常角化是出现角质栓的另一重要因素。粉刺的形成始于皮脂腺毛囊的扩张,这种扩张继发于过度增殖和异常分化的角质形成细胞。在毛囊漏斗下部,角质形成细胞中板层颗粒减少,代之以大量张力细丝、桥粒和脂质包含体,这种角质形成细胞不易脱落,导致角质层增厚和角质物堆积,使毛囊皮脂腺导管堵塞、皮脂排出障碍,最终形成角质栓,即微粉刺。快速发育的皮脂腺堵塞了毛囊开口,导致皮脂堆积在皮脂腺中,造成毛囊下部扩张,过高的压力使得毛囊上皮发生裂解,毛囊内容物不断排入真皮组织中,角蛋白和皮脂的混合物可导致炎症因子的释放和炎症细胞的聚集。

大量皮脂的分泌和排出障碍易继发细菌感染。毛囊中存在多种微生物,如痤疮丙酸杆菌、白色葡萄球菌和马拉色菌,痤疮的发病机制和痤疮丙酸杆菌感染的关系最为密切。痤疮丙酸杆菌为厌氧菌,皮脂的排出受阻正好为其创造了良好的局部厌氧环境,使得痤疮丙酸杆菌大量繁殖。痤疮丙酸杆菌产生的酯酶可分解皮脂中的三酰甘油,产生游离脂肪酸,后者是导致痤疮炎症性损害的主要因素。此外,痤疮丙酸杆菌还可产生多肽类物质,趋化中性粒细胞,活化补体以及诱导白细胞释放各种酶类,来诱发或加重炎症。

在粉刺中可见稀疏排列的上皮和扩张的毛囊导管,管中充满浸满脂质成分的角蛋白。在痤疮患者的脓疱中,可见以毛囊为中心的脓肿周围有致密的炎性渗出物,并伴有大量淋巴细胞和白细胞浸润。在囊性结节皮损中可见大量浆细胞、巨细胞和增生的成纤维细胞,有时还会形成上皮细胞衬里的窦道。

在这个过程中,雄激素、脂质成分改变,以及细胞因子的异常激活在痤疮发病过程中均起到重要作用。雄激素可刺激皮脂腺的过度分泌,进入青春期后雄激素特别是睾酮的水平快速升高,睾酮在皮肤中经 5-α 还原酶的作用转化为二氢睾酮,后者与皮脂腺细胞雄激素受体结合发挥作用。部分痤疮患者血中睾酮水平较无痤疮者高。此外孕酮和肾上腺皮质中的脱氢表雄酮也有一定的促皮脂分泌作用。异维 A 酸,雌激素或抗雄激素类药物对痤疮均有明显疗效。所有女性或儿童痤疮患者都需考虑高雄激素状态的可能性,高雄激素状态的女性除了月经紊乱、多毛症、皮脂溢出、黑棘皮病或雄激素性脱发外,也常并发痤疮。因此,针对传统疗法无效、异维 A 酸治疗后复发、突发严重痤疮的女性患者,应常规进行硫酸脱氢表雄酮和睾酮检查,该检查可在月经开始前两周进行。

某些化妆品也可引起或加重痤疮。但当前大部分化妆品已对其致粉刺作用进行了测试和评估,所以现在由化妆品引起的痤疮较为少见。另外,机械性刺激也会导致痤疮加重,但机械摩擦引起的痤疮多分布于特定区域,常见的机械刺激因素有衣领、小提琴、绷带和椅子等,避免长时间发生机械刺激是最好的治疗方式。

第二节　治　疗

痤疮治疗分为患者教育,药物治疗,物理治疗,维持治疗。

一、患者教育

治疗开始前,应全面了解患者既往治疗史,包括所用药物的种类、剂量、周期、不良反应和疗效等信息,如皮质醇、促蛋白合成类固醇、镇静催眠剂、锂剂、环孢素等药物均可不同程度加重痤疮。还应重点询问患者的痤疮家族史,如果家族史阳性,应注意有瘢痕形成的可能。女性应常规询问月经史,包括月经周期、经量、伴随症状、毛发生长情况以及使用化妆品的习惯。痤疮治疗失败最常见的原因是对治疗计划的依从性差,因此对患者进行充分的教育是极其必要的。沟通的重点是向患者解释皮损形成原因、预期治疗效果、药物选择、疗程和可能的不良反应。除此以外，还应对患者的日常行为习惯进行指导。

1. 饮食

痤疮患者应多食蔬菜、水果，少吃脂肪、糖类和辛辣等刺激性食物。有研究表明，吃海带较多的青少年人群中，患有痤疮的人很少，究其原因，与海带中含有较高的锌元素有关。锌是人体必不可少的微量元素，它不仅能增强机体的免疫功能，还可参与皮肤的正常代谢，使上皮细胞正常分化，减轻毛囊皮脂腺导管口的角化，有利于皮脂腺分泌物排出。

2. 日常生活

痤疮患者应避免熬夜、长期接触电脑、暴晒等，应注意面部皮肤清洁、保湿和减少皮脂分泌，保持大便通畅。

3. 心理辅导

痤疮患者，特别是重度痤疮患者较易引起焦虑、抑郁等心理问题，因此，对这类患者还需配合必要的心理辅导。

4. 局部清洁

痤疮患者应注意面部清洁，应常用温水洗脸，因为冷水不易去除油脂，而热水可促进皮脂分泌。不要用刺激性肥皂，硫磺香皂对痤疮有一定好处，忌用油脂类、粉类护肤美容化妆品及含有糖皮质激素成分的软膏及霜剂。不能过分清洗皮肤，忌用手挤压、搔抓粉刺和炎性丘疹等皮损。

5. 日常护理

部分痤疮患者皮肤屏障受损，长期口服或外用抗痤疮药物如维 A 酸往往也会加重皮肤屏障的破坏，导致皮肤敏感。因此，除药物治疗、物理治疗、化学剥脱外，有时也需要配合使用功效性护肤品，以维持和修复皮肤屏障功能。如伴有皮肤敏感，应外用舒敏、控油保湿霜，局部皮损处可使用有抗痤疮作用的护肤品；如皮肤表现为油腻、毛孔粗大等症状，应主要选用控油保湿凝胶。

无论用何种方式治疗痤疮，最终目的都是痊愈不复发。但这跟患者的生活习惯、环境、精神、心态、情绪、饮食、遗传因素息息相关，所以日常生活要时时注意这些细节，才能达到最佳疗效。

二、药物治疗

1. 药物疗法原则

非炎性痤疮（粉刺型痤疮）建议首选外用维 A 酸类，其次为过氧苯甲酰。轻中度痤疮建议外用维 A 酸、外用抗菌药物。中重度炎症性痤疮建议选择外用维 A 酸、外用抗菌药物和口服抗生素治疗，而不是单纯外用药物治疗。

常用的痤疮外用制剂包括维 A 酸类、过氧化苯甲酰和抗生素。维 A 酸类的替代药物为壬二酸和水杨酸。此外，还有数种复方制剂，如抗生素-过氧化苯甲酰复方制剂、维 A 酸类-过氧化苯甲酰复方制剂和维 A 酸类-抗生素复方制剂。

用于治疗痤疮的口服抗生素包括四环素、多西环素、米诺环素、红霉素、复方新诺明、克林霉素和阿奇霉素等。其中多西环素和米诺环素最重要也最为常用。

对于特殊女性患者，可考虑口服避孕药或螺内酯，口服避孕药有炔雌醇-左炔诺孕酮、炔雌醇-屈螺酮及炔雌醇-诺孕酮等。对于严重痤疮或治疗抵抗的痤疮，亦可考虑口服异维 A 酸。针对不同级别的痤疮，其治疗方案有所区别，痤疮的分级体现了痤疮的严重程度和皮损的性质，故痤疮的治疗应根据其分级选择相应的治疗药物和手段。当然，痤疮的治疗方案并不是一成不变的，应该根据患者的实际情况灵活掌握，充分体现个体化的治疗原则。

（1）轻度（Ⅰ级）：粉刺

Ⅰ级痤疮一般采用局部治疗。如果仅有粉刺，外用维 A 酸类制剂是最佳的选择。一些具有角质剥脱、溶解粉刺、抑制皮脂分泌、抗菌等作用的医学护肤品也可作为辅助治疗的方法。

一线推荐：维 A 酸乳膏。二线推荐：过氧化苯甲酰、水杨酸、粉刺去除果酸、复方珍珠暗疮胶囊、金花消痤丸等中医药。不推荐：口服和外用抗生素。

（2）中度（Ⅱ级）：炎性丘疹

Ⅱ级痤疮常采用Ⅰ级痤疮的治疗方法，但对炎症性丘疹和脓疱较多、局部治疗效果不佳者可口服抗生素治疗。此类痤疮也可采用联合治疗，如口服抗生素联合外用维 A 酸类制剂，或联合应用蓝光、光动力疗法、果酸疗法等物理疗法。

一线推荐：维 A 酸乳膏＋阿达帕林凝胶或外用抗生素（如红霉素，莫匹罗星，夫西地酸；红霉素容易系统耐药，有条件最好用夫西地酸），或阿达帕林凝胶＋外用抗生素。二线推荐：口服抗生素（米诺环素＞罗红霉素＞阿奇霉素＞克拉霉素＞左氧氟沙星，最好不要用左氧氟沙星）＋维 A 酸乳膏＋阿达帕林凝胶，或外用抗生素、果酸、中医药（复方珍珠暗疮胶囊、金花消痤丸等）。不推荐：单一口服或外用抗生素。女性可选择使用达英-35/芬吗通。

（3）中度（Ⅲ级）：丘疹、脓疱

此类患者常需要采用联合治疗的方法，其中系统使用抗生素是其基础治疗的方法之一，注意要保证足够的疗程。最常使用的联合疗法是口服抗生素联合外用维 A 酸类制剂，也可同时外用过氧苯甲酰。对要求避孕或有其他妇科指征的女性患者，激素疗法也有很好的效果。其他联合治疗方法也可采用红蓝光、光动力疗法等，但要注意四环素类和异维 A 酸药物间的相互作用和配伍禁忌，以及光敏感的产生。效果不佳者可单独口服异维 A 酸治疗，也可同时外用过氧苯甲酰。对需要系统应用抗生素 3 个月以上者，联合应用过氧苯甲酰这类不引起细菌耐药的抗菌制剂很有必要，可防止和减少耐药的产生。

一线推荐:口服抗生素＋维 A 酸乳膏＋阿达帕林凝胶/外用抗生素。二线推荐:口服异维 A 酸、果酸、复方珍珠暗疮胶囊/金花消痤丸等中医药,配合红(蓝)光、光动力、激光治疗。不推荐:单一系统疗法或局部单一疗法。女性可选择使用达英 - 35/芬吗通。

(4) 重度(Ⅳ级):结节、囊肿

口服异维 A 酸是这类患者最有效的治疗方法,可用作一线治疗。对炎症性丘疹和脓疱较多者,也可先系统应用抗生素联合过氧苯甲酰联合治疗,待皮损明显改善后再改用口服异维 A 酸治疗囊肿和结节等皮损。也可试用Ⅲ级痤疮所使用的方法。

一线推荐:单独口服异维 A 酸＋阿达帕林凝胶,联用或不联用外用抗生素。炎症强烈可先服抗生素＋阿达帕林凝胶,或外用抗生素再口服异维 A 酸。二线推荐:口服抗生素＋维 A 酸乳膏＋阿达帕林凝胶、光动力疗法、复方珍珠暗疮胶囊/金花消痤丸等中医药。不推荐:局部单一疗法、口服抗生素单一疗法。女性可选择使用达英 - 35/芬吗通。

2. 口服药物

(1) 异维 A 酸

口服异维 A 酸可减少皮脂分泌,减轻痤疮皮损及痤疮瘢痕,同时可缓解焦虑及抑郁症状,因此治疗重度顽固性结节型痤疮有效,也可用于其他治疗抵抗、停用抗生素后迅速复发或瘢痕形成的痤疮。口服异维 A 酸是治疗严重痤疮的标准方法,也是目前治疗痤疮最有效的方法。异维 A 酸作用于痤疮发病的所有病理生理环节,治疗效果虽显著,但考虑到其不良反应,故尽量不作为轻度痤疮的首选疗法。

口服异维 A 酸的应用指征为:

① 严重的结节囊肿性痤疮及其变异形式。

② 伴有瘢痕形成的炎性痤疮。

③ 对以下治疗无效的中、重度痤疮:采用联合疗法治疗 3 个月,包括全身应用四环素类药物者。

④ 伴有严重心理压力的痤疮患者(毁容恐惧症)。

⑤ 革兰阴性杆菌毛囊炎。

⑥ 频繁复发的需要重复和长程全身应用抗生素者。

⑦ 由于某种情况需要迅速痊愈的少数患者。

异维 A 酸的使用原则是全效、全量、全程,推荐从 0.25～0.5 mg/天剂量开始治疗,要求用药不少于 16 周。每天 0.25 mg/kg 和 1 mg/kg 可产生相似的临床疗效,但是复发率不同。一般来说,患者吃够累积剂量后,其痤疮基本能治愈,之后的复发率不足 10%,而且就算复发也只是轻度的痤疮。此外,异维 A 酸通常与维生素 E 联用,可促进异维 A 酸的吸收,服药的时机最好选择在油脂较多的餐中,油脂可促进药物吸收。

用药前需高度留意育龄期及备孕人群,因药物有致畸性,国外建议育龄期女性或其配偶在服药期间及服药前后 1 月内应严格避孕,国内说明书要求停药 3 个月后才可以妊娠。少数患者使用维 A 酸后会产生抑郁症状,有抑郁病史的患者用药要谨慎,一旦发生情绪波动或出现任何抑郁症状,应立即停药。

异维 A 酸的其他不良反应主要是使皮肤黏膜干燥,开始阶段会有暂时的痤疮加重。5%的患者会有光敏感、关节和肌肉疼痛、夜盲、重度脱发、血三酰甘油升高等不良反应。治疗开始前应进行肝功能和血脂检查,并在治疗 1 个月后复查。如果均正常,就不需要进一步的血液检查。长期大剂量使用异维 A 酸可引起骨骺畸形,如骨质增生、脊髓韧带钙化、骨质疏松。还应注意异维 A 酸不能与四环素类药物同时应用,也不能系统应用糖皮质激素,因为异维 A 酸与糖皮质激素可能会协同诱发颅内压升高。维胺酯也可以替代异维 A 酸,不良反应相对较轻,但口服吸收效果略差,起效慢。

(2) 口服抗生素

口服抗生素是治疗痤疮,特别是中、重度痤疮有效的方法之一。在众多定植的微生物(包括表皮葡萄球菌、痤疮丙酸杆菌、马拉色菌和其他革兰阴性杆菌等)中,只有活的痤疮丙酸杆菌与痤疮炎症反应加重有明确的关联,故选择针对痤疮丙酸杆菌敏感的抗生素是非常重要的。除感染引起的炎症外,免疫和非特异性免疫反应也参与了痤疮炎症性损害的过程,因此,既能抑制痤疮丙酸杆菌繁殖又兼顾非特异性抗炎作用的抗生素应优先考虑使用。

综合以上因素,结合抗生素药代动力学,特别是选择性分布于皮脂溢出部位,应首选四环素类药物,尤其是多西环素和米诺环素,二者耐受性好,同时具有抗菌和抗炎作用,且痤疮丙酸杆菌的对其耐药率低于红霉素和四环素。其次可选用大环内酯类,其他如磺胺甲恶唑-甲氧苄啶(复方新诺明)和甲硝唑也可酌情使用,但 β 内酰胺类抗生素不宜选择。四环素类中第 1 代四环素类药物如四环素口服吸收差,对痤疮丙酸杆菌的敏感性低;第 2 代四环素类药物如米诺环素、多西环素和赖甲四环素应优先选择,二者不宜相互替代。目前治疗系统性感染常用的抗生素如克拉霉素、罗红霉素、左氧氟沙星等应避免使用。

由于抗生素治疗痤疮主要是抑制痤疮丙酸杆菌繁殖,而不是非特异性抗炎作用,故防止或减缓痤疮丙酸杆菌产生耐药十分重要,这就要求在使用抗生素治疗痤疮的过程中应规范用药的剂量和疗程。抗生素治疗痤疮应注意避免或减少耐药性的产生,具体方法包括:仅在必要时才采用抗生素,使用同种抗生素(只要有效),避免单用抗生素,尽量避免将抗生素用于维持治疗,联用过氧苯甲酰或外用维 A 酸类药物,可考虑使用亚抑菌剂量等。因此,建议口服抗生素的治疗时间最好不超过 3~4 个月,同时外用维 A 酸类药物以帮助抗生素停药,停药后再以外用维 A 酸类药物等维持治疗。治疗中要注意药物的不良反应,包括较常见的胃肠道反应、药疹、肝损害、光敏反应、前庭受累(如头昏、眩晕)和良性颅内压增高症(如头痛)等。罕见的不良反应有狼疮样综合征,特别是应用米诺霉素时。长期饮酒、乙型肝炎、光敏性皮炎等患者宜慎用或禁用抗生素。四环素类药物不宜用于孕妇和 16 岁以下的儿童。将米诺霉素每日剂量分次口服,或使用缓释剂型每晚 1 次服用,可减轻不良反应。当患者出现严重不良反应或不能耐受时要及时停药,并对症治疗。大环内酯类和四环素类药物均易产生药物的相互作用,联合其他系统药物治疗时要注意药物间的相互作用。

(3) 性激素

主要指口服避孕药(含雌激素及孕酮成分)和螺内酯。其治疗痤疮的原理是抗雄激素作用,此外还可减少5α-还原酶活性并阻断雄激素受体,临床上可减少粉刺及炎性皮损数日。中、重度痤疮女性患者可考虑口服激素治疗(联合治疗)或代替口服抗生素(单药治疗)。不过口服激素治疗起效慢,可能在治疗第3周期末才有显著改善,因此,治疗初期更建议与其他药物联合。

(4) 糖皮质激素

糖皮质激素具有抑制肾上腺皮质功能亢进引起的雄激素分泌、抗炎及免疫抑制作用。口服糖皮质激素主要用于暴发性痤疮或聚合性痤疮,因为这些类型的痤疮往往与过度的免疫反应和炎症有关,短暂使用糖皮质激素可以起到免疫抑制及抗炎作用。但应注意糖皮质激素的抗炎作用可诱发痤疮。口服仅用于炎症较重的患者,而且需是小剂量,短期使用。

3. 外用药物

由于所有的局部治疗仅仅是预防性的,且需用药6~8周才能判断疗效,因此,长期用药应成为常规,所有痤疮的部位都应得到治疗,而非仅局限于皮损处。对于许多患者,在通过口服和外用联合治疗使病情得到初步控制后,局部治疗可作为有效的维持疗法。

(1) 维A酸类药物

外用维A酸类药物包括阿达帕林、他扎罗汀、维A酸、异维A酸。

① 作用机制:外用维A酸类通过抑制角质形成细胞增殖,促进细胞分化,使异常角化恢复正常;还可阻断痤疮活化的多个重要炎症途径,减少炎症性细胞因子和一氧化氮释放,抑制细胞介导的炎症。外用维A酸还能改善毛囊角化过度、溶解粉刺、减少毛囊闭塞,且有抗炎作用,因此各种痤疮均可使用,应作为大多数患者的初始治疗之一。外用维A酸类同样也能用于维持治疗,可预防微小粉刺形成并减少长时间使用抗生素,在停用口服治疗后能维持皮损的清除作用。此外,此类药物还能加速消退痤疮诱导的炎症后色素沉着。

② 指南推荐:《中国痤疮治疗指南(2014)》推荐外用维A酸类作为轻度痤疮的单独一线用药,中度痤疮的联合用药,以及痤疮维持治疗的首选药;《加拿大痤疮治疗临床实践指南(2016)》推荐外用维A酸类作为粉刺性痤疮、局限性轻中度丘疹脓疱性痤疮的一线治疗;美国皮肤科协会《寻常性痤疮治疗指南(2016)》和《欧洲痤疮治疗循证指南(2012)》也做出了一致的推荐。

③ 使用方法:维A酸霜或凝胶可以调节表皮角质形成细胞的分化,使粉刺溶解和排出。开始用药5~12天时皮肤有轻微刺激反应,如局部潮红、脱屑,有紧绷或烧灼感,但可逐渐消失。故应从低浓度开始使用,每晚应用1次,避免光照后增加药物刺激性,症状改善后每周外用1次。

0.1%阿达帕林凝胶是一种耐受良好的类维A酸类复合物,其效果等同于较低浓度的维A酸。由于其对光稳定,故在早、晚都可以使用,治疗轻、中度痤疮有较好疗效。它对妊娠的影响为C级(动物实验中证实有致畸性)。

0.1%他扎罗汀乳膏或凝胶作用相对较强,但刺激性亦较强。可以每晚使用一次,也可隔夜使用一次,由于其对妊娠的影响分级为 X 级(对人有明确的致畸性),故应进行避孕宣教。

(2)过氧苯甲酰

此药为过氧化物,外用后可缓慢释放出新生态氧和苯甲酸,具有杀灭痤疮丙酸杆菌、溶解粉刺及收敛作用。使用时不会产生痤疮丙酸杆菌耐药。它与抗生素合用,即使仅短期使用 2~7 天,也可减少耐药的发生。该药对炎性痤疮效果最佳,但同时一些研究发现其还有溶粉刺作用。对于轻度的躯干部痤疮,不需要系统用药时,可使用过氧化苯甲酰洗剂,为达到良好疗效,需要保持 2 分钟。

过氧苯甲酰可配制成 2.5%、5% 和 10% 浓度的洗剂、乳剂或凝胶,应从低浓度开始使用,通常每日给药 1~2 次。过氧化苯甲酰可能会刺激皮肤造成脱皮,其中以水为基质的剂型最弱,且刺激性最小,但不影响疗效,用药频率限制为每日 1 次或隔日 1 次。过氧苯甲酰极少会造成变应性接触性皮炎,主诉为瘙痒而非刺痛或烧灼感,其对妊娠的影响为 C 级。

(3)外用抗生素

外用的克林霉素和红霉素已经有多种处方。总体而言,其耐受性好且对轻度炎性痤疮有效。这些外用药对妊娠的影响为 B 级(对动物生长有一定影响)。由于会增加细菌的耐药性,故不推荐单独局部使用这些抗生素。如前所述,抗生素与过氧化苯甲酰联合使用可降低耐药性,现已有这两种药的联合制剂,可减少耐药发生。同时外用维 A 酸可加快起效,使外用抗生素可以更快地撤药。氨苯砜是一种外用的凝胶制剂,其对妊娠的影响为 C 级,可能会导致溶血性贫血的发生,而在外用氨苯砜后使用过氧化苯甲酰可能导致皮肤变色。此外,若同时使用口服复方新诺明会增加外用氨苯砜的全身吸收。

(4)壬二酸

机体对这种二羟酸通常能良好耐受,此药能减少皮肤表面、毛囊及皮脂腺内的菌群,尤其对痤疮丙酸杆菌有抑制作用及粉刺溶解作用,对不同类型痤疮均有效。壬二酸对妊娠的影响为 B 级,可配成 15% 和 20% 的霜剂外用,其不良反应为局部红斑及刺痛。

(5)二硫化硒

2.5% 二硫化硒洗剂具有抑制真菌、寄生虫及细菌的作用,可降低皮肤游离脂肪酸含量。用法为洁净皮肤后,将药液略加稀释,均匀地涂布于脂溢明显的部位,约 20 min 后用清水清洗。

(6)硫黄洗剂

5%~10% 硫黄洗剂具有调节角质形成细胞分化,降低皮肤游离脂肪酸等作用,对痤疮丙酸杆菌亦有一定的抑制作用。

(7)外用药的联合运用

目前有一些由抗生素如克林霉素与过氧化苯甲酰联合,维 A 酸与抗生素或过氧化苯甲酰联合组成的复合制剂。因为可以减少使用频率从而增加这些药物的依从性,其刺激性较每种药单独使用的累积刺激性小。但却限制了药物使用的灵活性,且其刺激性也比每一种药物单独使用时强。

三、物理治疗

对于不能耐受药物治疗或不愿接受药物治疗的痤疮患者,物理治疗是最好的选择。目前常用的有效治疗痤疮的物理疗法有光动力疗法、激光治疗和果酸疗法。

1. 光动力疗法

光动力疗法是使用特定波长的光激活痤疮丙酸杆菌代谢的卟啉,通过光毒性反应、诱导细胞死亡以及刺激巨噬细胞释放细胞因子、促进皮损自愈来达到治疗痤疮的目的。目前临床上主要使用单纯蓝光(415 nm)、蓝光与红光(630 nm)联合疗法以及红光+5-氨基酮戊酸(5-AALA)疗法治疗各种寻常痤疮。治疗方案:每周 1～2 次,蓝光能量为 48 J/cm²,红光为 126 J/cm²,治疗 4～8 次为 1 疗程。治疗过程中有轻微的瘙痒,治疗后部分患者出现轻微脱屑,未发现有明显的不良反应。实验证明光动力疗法可不同程度地抑制皮脂腺分泌,减少粉刺和炎性皮损数量,促进组织修复。

2. 果酸疗法

果酸在自然界中广泛存在于水果、甘蔗、酸乳酪中,分子结构简单,分子质量小,无毒无臭,渗透性强,作用安全,不破坏表皮屏障功能。果酸的作用机制是通过干扰细胞表面的结合力来降低角质形成细胞的黏着性,加速表皮细胞脱落与更新,同时刺激真皮胶原合成,增强保湿功能。果酸浓度越高,作用时间越长,其效果越好,但相对不良反应也越大。治疗方案:应用浓度 20%、35%、50%、70%的果酸(羟基乙酸)治疗痤疮,每 2～4 周 1 次,4 次为 1 疗程。炎性皮损和非炎性皮损均会出现不同程度减退,消退率为 30%～61%。增加治疗次数可提高疗效。

3. 激光疗法

1 450 nm 激光、强脉冲光(IPL)、脉冲染料激光和点阵激光是目前治疗痤疮及痤疮瘢痕的有效方法之一,也可与药物联合治疗。1450 nm 激光是美国食品药品管理局(FDA)批准用于治疗痤疮的激光。强脉冲光可以帮助炎性痤疮后期红色印痕消退。点阵激光对于痤疮瘢痕有一定程度的改善。

4. 其他治疗

(1) 粉刺挑除:这是目前粉刺治疗的有效方法之一,但必须同时配合使用药物治疗,从根本上抑制粉刺的产生和发展。

(2) 结节和(或)囊肿内糖皮质激素注射:有助于炎症的迅速消除,是治疗较大的结节和囊肿非常有效的方法。

(3) 囊肿切开引流:对于大的囊肿,切开引流是避免日后皮损机化并形成瘢痕的有效方法。

四、维持治疗

系统性应用异维 A 酸和抗生素疗程结束后,在急性期痤疮症状改善的情况下(改善率＞90％),应尽可能考虑维持治疗以防复发,因为目前所有针对痤疮的治疗方法仅仅是抑制其发病过程,而不是治愈痤疮。因此,有必要在治疗后进行维持治疗。在最初的系统治疗完成后,局部使用维 A 酸是维持治疗的主要方法。当伴有炎症性损害时,可考虑联合应用过氧苯甲酰。

1. 维持治疗的必要性

(1) 微粉刺是所有痤疮损害的早期病理过程。
(2) 痤疮清除后微粉刺的形成过程仍然是永久和持续的。
(3) 避免微粉刺的形成具有预防痤疮的效果。
(4) 维 A 酸的主要作用机制是干预微粉刺的病理过程。

2. 维持治疗方案

(1) 局部外用维 A 酸:局部外用维 A 酸是维持治疗的主要选择。
(2) 维持治疗的时间:6～12 个月。
(3) 过氧苯甲酰:与局部维 A 酸联合应用可降低抗生素治疗后的耐药性。
(4) 第 2 线治疗药物的选择:壬二酸和水杨酸。

参考文献

[1] WONG R,GEYER S,WENINGER W,et al. The dynamic anatomy and patterning of skin [J]. Exp Dermatol,2016,25(2):92-98.

[2] KWIECIEN K,ZEGAR A,JUNG J,et al. Architecture of antimicrobial skin defense[J]. Cytokine Growth Factor Rev,2019(49):70-84.

[3] THULABANDU V,CHEN D,ATIT R P. Dermal fibroblast in cutaneous development and healing [J]. Wiley interdisciplinary reviews-Developmental biology,2018,7(2):e307.

[4] KAPLAN D H. In vivo function of Langerhans cells and dermal dendritic cells [J]. Trends in Immunol,2010,31(12):446-451.

[5] TOYOKO IMAE. Skin Bioscience [M]. [s. l.]:Pan Stanford Publishing,2013.

[6] 董银卯. 皮肤表观生理学 [M]. 北京:化学工业出版社,2018.

[7] JIA Y,GAN Y,HE C,et al. The mechanism of skin lipids influencing skin status [J]. J Dermatol Sci,2018,89(2):112-119.

[8] 王晖. 皮肤外用药物研究方法学 [M]. 北京:人民卫生出版社,2017.

[9] 杨铭,姚婷,钟绮婷,等. 促渗透技术在化妆品中应用的综述[J]. 广东化工,2021,48(22):123-124.

[10] 崔乐,贾焱,成志伟,等. 维持皮肤屏障研究进展——脂质的分泌及组成 [J]. 中国皮肤性病学杂志,2016,30(6):640-643.

[11] ARNETTE C,KOETSIER J L,HOOVER P,et al. In Vitro Model of the Epidermis:Connecting Protein Function to 3D Structure [J]. Methods in Enzymol,2016,569:287-308.

[12] FEINGOLD K R. The regulation and role of epidermal lipid synthesis [J]. Adv Lipid Res,1991, 24:57-82.

[13] 王潇潇. 皮肤干细胞毛囊再生研究 [D]. 北京:清华大学,2016.

[14] PETRIE K,COX C T,BECKER B C,et al. Clinical applications of acellular dermal matrices:A review [J]. Scars Burn Heal,2022,8:20.

[15] AUMAILLEY M. Laminins and interaction partners in the architecture of the basement membrane at the dermal-epidermal junction[J]. Exp Dermatol,2021,30(1):17-24.

[16] DRISKELL R R,WATT F M. Understanding fibroblast heterogeneity in the skin [J]. Trends Cell Biol,2015,25(2):92-99.

[17] THEOHARIDES T C. Neuroendocrinology of mast cells:Challenges and controversies [J]. Exp Dermatol,2017,26(9):751-759.

[18] ZHANG S,DUAN E. Fighting against Skin Aging:The Way from Bench to Bedside [J]. Cell Transplant,2018,27(5):729-738.

[19] SHIN J W,KWON S H,CHOI J Y,et al. Molecular Mechanisms of Dermal Aging and Antiaging Approaches [J]. Int J Mol Sci,2019,20(9):21-26.

[20] STECCO C,MACCHI V,PORZIONATO A,et al. The fascia:the forgotten structure [J]. Ital J Anat Embryol,2011,116(3):127-138.

[21] CASSISA A. Pathophysiology of subcutaneous fat [J]. G Ital Dermatol Venereol,2013,148(4):

315－23.

[22] HEEREN J,SCHEIJA L. Brown adipose tissue and lipid metabolism [J]. Curr Opin Lipidol, 2018,29(3):180－185.

[23] YAMAMOTO A, KIKUCHI Y, KUSAKABE T, et al. Imaging spectrum of abnormal subcutaneous and visceral fat distribution [J]. Insights Imaging,2020,11(1):24.

[24] MARKS,RONALD. Bioengineering of the Skin:Skin Surface Imaging(Book)[J]. Journal of Investigative Dermatology,1997,109(6):819－819.

[25] 杨军,计建军,李跃杰,等. 高频超声皮肤成像技术的研究 [J]. 中国医疗器械杂志,2013,37(6): 398－400.

[26] 刘念,陈宏翔. 甲的结构与生理功能 [J]. 皮肤科学通报,2018,35(4):381－386＋369.

[27] 赵文静,张晓凯. 人类指甲的显微结构观察与分析 [J]. 分析测试技术与仪器,2013,19(3):164－170.

[28] BASWAN S,KASTING G B, Li S K,et al. Understanding the formidable nail barrier:A review of the nail microstructure,composition and diseases [J]. Mycoses,2017,60(5):284－295.

[29] MNRTHY S M, MAIBACH H I. Topical Nail Products and Ungual Drug Delivery [M]. Boca Raton:CRC Press,2012.

[30] 阮冰冰,黄熙. 皮肤镜在指甲疾病中的研究进展 [J]. 世界最新医学信息文摘,2020(8):2.

[31] BARAN R, RIGOPOULOS D,GROVER C. Nail Therapies:Current Clinical Practice [M]. Boca Raton:CRC Press,2012.

[32] GRICE E A,KONG H H,CONLAN S,et al. Topographical and temporal diversity of the human skin microbiome[J]. Science,2009,324(5931):1190－1192.

[33] LOVÁSZI M,SZEGEDI A,ZOUBOULIS C C,et al. Sebaceous-immunobiology is orchestrated by sebum lipids [J]. Dermatoendocrinol,2017,9(1):e1375636.

[34] CABEZA M,BAUTISTA L, BRAVO M G, et al. Molecular Interactions of Different Steroids Contributing to Sebum Production [J]. Review Curr Drug Targets,2018,19(15):1855－1865.

[35] SHAMLOUL G,KHACHEMOUNE A. An updated review of the sebaceous gland and its role in health and diseases Part 1:Embryology,evolution,structure,and function of sebaceous glands [J]. Dermatol Ther,2021,34(1):e14695.

[36] VOEGELI R,GIERSCHENDORF J,SUMMERS B,et al. Facial skin mapping:from single point bio-instrumental evaluation to continuous visualization of skin hydration, barrier function, skin surface pH,and sebum in different ethnic skin types [J]. Int J Cosmet Sci,2019,41(5):411－424.

[37] HU Y,CONVERSE C,LYONS M C,et al. Neural control of sweat secretion:a review [J]. Br J Dermatol,2018,178(6):1246－1256.

[38] 刘煜凡,黄沙,付小兵. 皮肤附属器汗腺发育及功能的机制研究 [J]. 生命科学,2020,32(3):219－226.

[39] BAKER L B,WOLFE A S. Physiological mechanisms determining eccrine sweat composition [J]. Eur J Appl Physiol,2020,120(4):719－752.

[40] NOËL F,PIÉRARD-FRANCHIMONT C, PIÉRARD G E, et al. Sweaty skin, background and assessments [J]. Int J Dermatol,2012,51(6):647－655.

[41] NAWROCKI S, CHA J. The etiology, diagnosis, and management of hyperhidrosis: A comprehensive review:Therapeutic options [J]. J Am Acad Dermatol,2019,81(3):669－680.

[42] 董银卯,孟宏,易帆. 皮肤本态研究与应用 [M]. 北京,化学工业出版社,2019.

[43] 李燕,马来记,杨素珍,等. 皮肤微生态与健康护肤 [J]. 中国化妆品,2021(4):40－50.

[44] NELSON A, PAINE B, BARROS Z, et al. 338 Evolution of skin microbiome during puberty in individuals with acne [J]. Journal of Investigative Dermatology,2020,140(7):S42.

[45] 卫波. 如何维持皮肤微生态平衡 [N]. 发展导报,2017-12-19(22).

[46] 郭明权,郭晓奎. 人体皮肤微生态及其与皮肤病的关系 [J]. 皮肤科学通报,2019,36(4):436-443+3.

[47] 王茜,高莹,张高磊,等. 皮肤微生态与特应性皮炎 [J]. 临床皮肤科杂志,2018,47(10):686-690.

[48] KUZNAR W. Skin microbiome associated with environmental influence [J]. Dermatology Times,2018,39(5):29.

[49] DAVID C H. Healthy Caregivers and Atopic Dermatitis Patients Share Similar Skin Microbiome [J]. The Journal of Allergy and Clinical Immunology,2018,141(2):AB402.

[50] 朱纹懿,刘金菊,李艳,等. 微生物与痤疮发病的研究进展 [J]. 皮肤病与性病,2017,39(5):332-335.

[51] STAMATAS G. Skin microbiome, inflammatory and allergic skin diseases [J]. Toxicology Letters,2016,258:S18.

[52] 高延瑞. 皮肤微生态与皮肤屏障相关性探讨 [D]. 合肥:安徽医科大学,2013.

[53] 骆丹,许阳,周炳荣,等. 皮肤屏障与纳米微针技术 [J]. 皮肤科学通报,2017,34(4):447-450+8.

[54] 梁虹,戴杏. 激光治疗与皮肤屏障 [J]. 皮肤科学通报,2017,34(4):451-456+8.

[55] 骆丹. 紫外线照射对皮肤与皮肤屏障的影响 [A]. 中国中西医结合学会皮肤性病专业委员会,2015

[56] 符娟. 229例在校女大学生面部皮肤敏感的现况调查影响因素及对策分析 [D]. 长沙:湖南中医药大学,2019.

[57] 许双俊. 正常婴幼儿部分皮肤生理功能的研究 [D]. 合肥:安徽医科大学,2019.

[58] CHAMBERS E S, VUKMANOVIC-STEJIC M. Skin barrier immunity and ageing [J]. Immunology, 2020,160(2):116-125.

[59] 林景荣. 皮肤镜在红斑丘疹鳞屑性皮肤病诊断中的应用 [A]. 中国中西医结合学会皮肤性病专业委员会,2017.

[60] 李东明,蒋丽潇. 皮肤细菌感染的病因、症状、诊断和治疗 [J]. 皮肤性病诊疗学杂志,2011,18(3):218-219.

[61] MARCOS-PINTO A,ORTINS-PINA A,BORGES-COSTA J. Skin Diseases in Africans [J]. Acta Med Port,2018,31(9):501-508.

[62] LU Q S,CHEN X,WANG S,et al. Dermoscopy combined with Wood lamp,a diagnostic alternative for five pigmented lesions on the face:an observational study [J]. Chin Med J,2020,133(22):2771-2772.

[63] 朱伟. Wood灯检查在皮肤真菌感染诊断中的应用体会 [J]. 中国卫生标准管理,2016,7(24):23-24.

[64] 刘金菊,詹冶颖,李国星,等. 反射式共聚焦显微镜及伍德灯在黄褐斑组织分型中的作用评价 [J]. 中国皮肤性病学杂志,2021,35(5):509-513.

[65] 吕婷,王博,王宏伟. 伍德灯在色素性和感染性皮肤病的应用 [J]. 皮肤科学通报,2018,35(2):210-215.

[66] 程文凤. 中国烧伤流行病学研究现状及多中心大面积烧伤患者流行病学调查分析 [D]. 北京:中国人民解放军医学院,2017.

[67] 佚名. 冻疮的诊断依据、证候分类、疗效评定 [J]. 辽宁中医药大学学报,2019,21(3):220.

[68] 李慎秋,陈兴平,周礼义. 皮肤病性病诊疗指南(第3版) [M]. 北京:科学出版社,2013.

[69] NYSSEN A,BENHADOU F,MAGN M,et al. Chilblains [J]. Vasa,2020,49(2):133-140.

[70] 潘清丽,邵蕾,陈丽洁,等. 痤疮发病机制的研究进展 [J]. 皮肤性病诊疗学杂志,2018,25(6):377-380.

[71] 中国痤疮治疗指南专家组. 中国痤疮治疗指南(2019修订版) [J]. 临床皮肤科杂志,2019,48(9):583-588.

[72] 洪恺志. 成人型痤疮和青春期痤疮各因素的分析比较 [D]. 上海:复旦大学,2012.

[73] XU H,LI H. Acne,the Skin Microbiome,and Antibiotic Treatment [J]. Am J Clin Dermatol,2019,20(3):335-344.

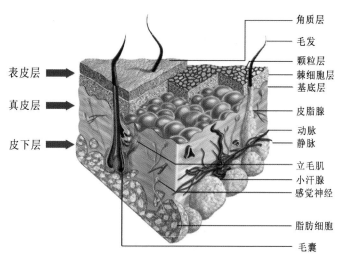

图 1-1 皮肤结构图

角质层
毛发
颗粒层
棘细胞层
基底层
皮脂腺
动脉
静脉
立毛肌
小汗腺
感觉神经
脂肪细胞
毛囊

表皮层
真皮层
皮下层

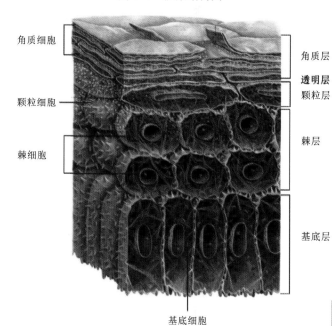

图 3-1 表皮结构图

角质细胞
颗粒细胞
棘细胞
基底细胞

角质层
透明层
颗粒层
棘层
基底层

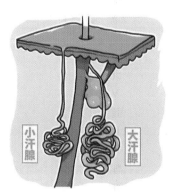

图 1-9 汗腺解剖示意图

小汗腺　大汗腺

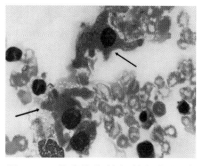

图 1-2 瑞氏染色的朗格汉斯细胞（箭头处）

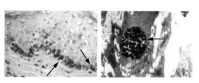

图 1-3 左：ATP 酶染色后在光学显微镜下观察黑素细胞（箭头处），右：电子显微镜下观察黑素小体（箭头处）

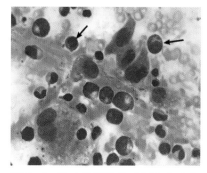

图 1-4 迪夫快速染色（Diff-Quik）的肥大细胞（箭头处）

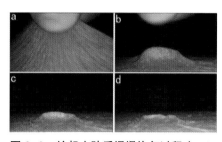

图 2-2 抬起皮肤后慢慢恢复过程（a, b, c, d）

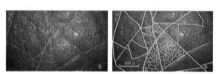

图 3-2 皮肤表面不规则多面体

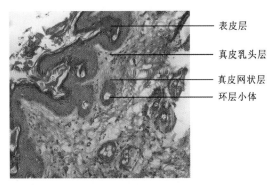

表皮层

真皮乳头层

真皮网状层

环层小体

图 4-1 手掌皮肤结构示意图

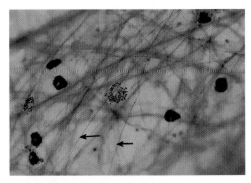

图 4-4 光学显微镜下弹性纤维（箭头处），
醛复红染色

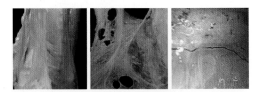

图 5-1 皮下组织

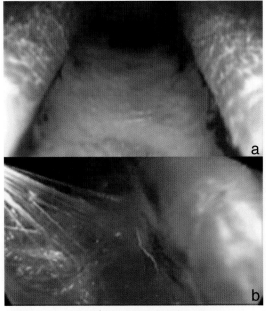

图 4-6 （a）切割皮肤时存在强大的组织张力，（b）
真皮与 ECM 之间犬牙交错的纤维组织

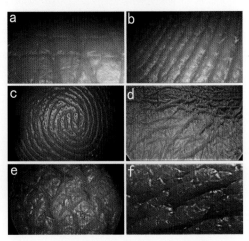

图 4-8 不同形状的皮肤表面。（a）肩部，（b）
手掌，（c）正常腹部，（d）腹部妊娠纹，（e）
大腿，（f）足底

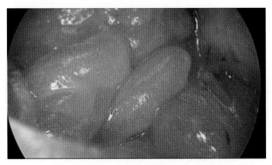

图 5-2 脂肪小叶的大小和形状各不相同

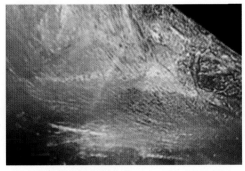

图 5-3 纤维束在真皮层和皮下组织是连续的，
脂肪小叶之间可见纤维束

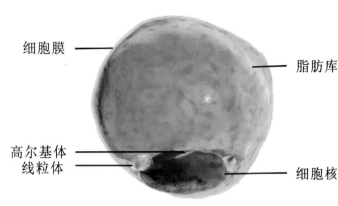

细胞膜 —— 脂肪库

高尔基体 —— 细胞核
线粒体

图 5-4 脂肪细胞

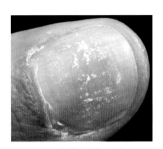

图 6-2 胶带剥离后指甲表
面出现薄而易剥落的薄片

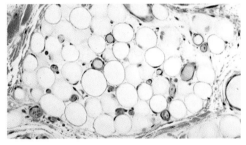

图 5-5 光学显微镜下观察白色脂肪组织切片

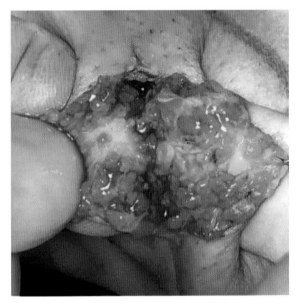

图 8-2 术中暴露腋窝处的顶泌汗腺

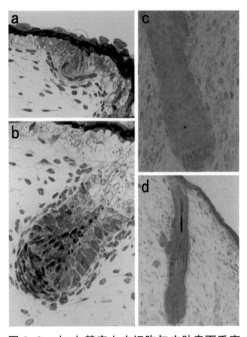

图 9-6 （a）基底上皮细胞与皮肤表面垂直
排列，间充质细胞（真皮乳头的前身）开始聚
集在原始毛胚的基部；（b）毛胚开始清晰呈现，
同时真皮乳头细胞在凹陷的细胞柱的底部也清
晰可见；（c）原始毛囊中，上皮柱的中央细胞
垂直排列，并开始制造内鞘的角蛋白，胚芽
的基部呈"棒状"，侧壁上可见原始皮脂腺正
在发育；（d）原始毛囊发育良好，毛球开始
出现真皮乳头，中心形成毛发，侧壁出现两个
隆起，在隆起处可见竖毛肌

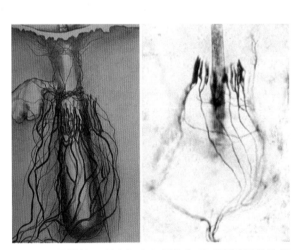

图 9-5 显微镜下观察温克尔曼染色后毛囊周围的神经
环形成的神经末梢

3

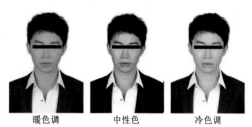

暖色调　　　中性色　　　冷色调

图 10-1　不同色调下呈现的皮肤颜色

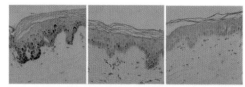

图 10-4　非洲人（左）、亚洲人（中）和欧洲
人（右）皮肤中黑素含量及分布

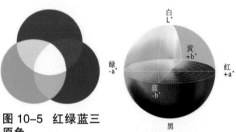

图 10-5　红绿蓝三
原色

图 10-6　CIE 1976 L* a*
b* 颜色空间系统

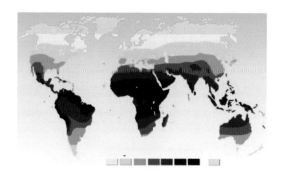

图 10-3　世界不同区域人类肤色分布图

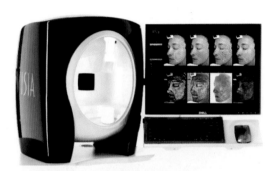

图 10-10　VISIA-CR

ITA°	皮肤颜色分类
55~90	很浅
41~54	浅
28~40	中等
10~27	棕褐色
-30~9	褐色
-90~29	深色

图 10-8　ITA° 值与皮肤颜色的关系

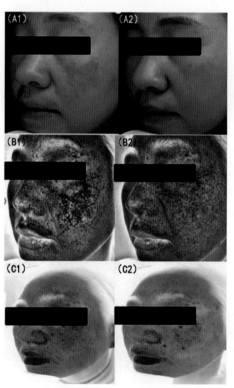

图 10-11　用 VISIA-CR 观察受试者使用产
品前（左）后（右）的皮肤差异

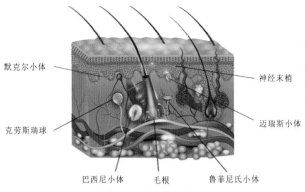

默克尔小体

克劳斯瑞球

神经末梢

迈瑞斯小体

巴西尼小体　　毛根　　鲁菲尼氏小体

图 13-1 皮肤上感觉小体位置示意图

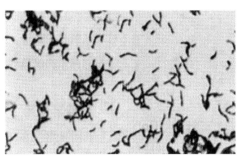

图 11-4　痤疮丙酸杆菌

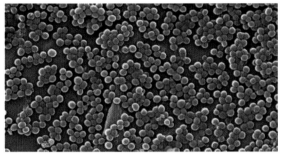

图 11-3　表皮葡萄球菌

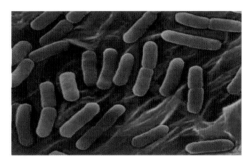

图 11-6　大肠杆菌

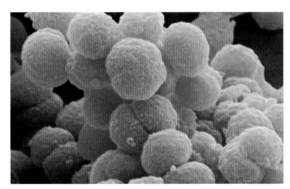

图 11-7　白色念珠菌

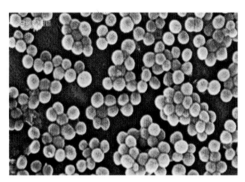

图 11-5　金黄色葡萄球菌

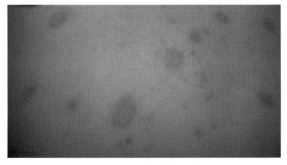

图 14-1　斑疹

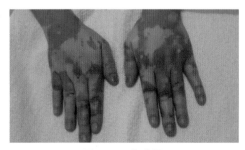

图 14-2　白癜风

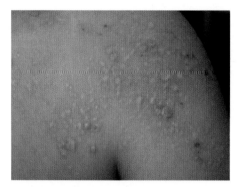

图 14-3 白色丘疹

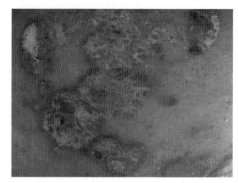

图 14-4 斑块型银屑病

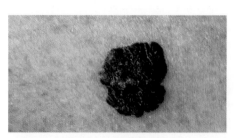

图 14-5 黑色素瘤

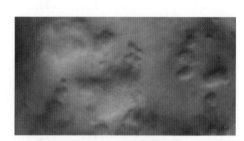

图 14-6 急性荨麻疹

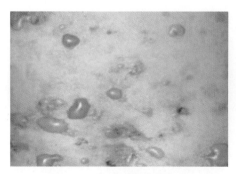

图 14-7 多形红斑病的水疱

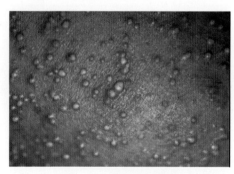

图 14-8 脓疱性粟粒疹

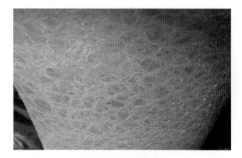

图 14-9 鱼鳞病

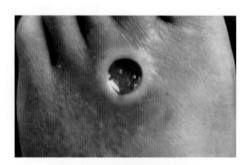

图 14-10 足背较深的溃疡

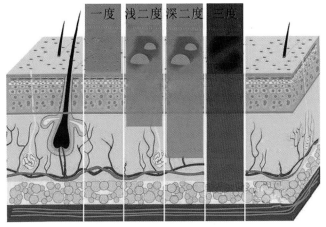

图 15-1 不同级别烧伤的毁损深度

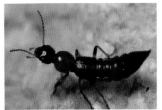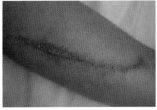

图 14-12 翅隐虫（左）及其导致的特殊线状皮疹（右）

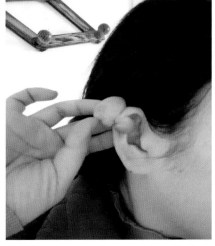

图 14-11　耳郭穿耳洞后长出的瘢痕疙瘩

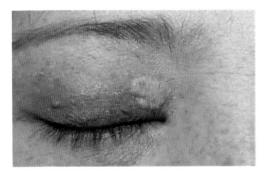

图 14-13　眼睑部位的黄瘤病

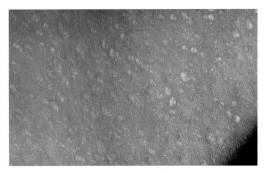

图 15-3　白痱

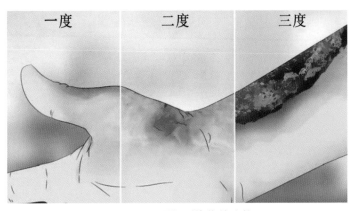

图 15-2　不同级别烧伤的症状

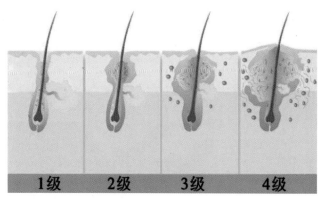

图 16-4 不同级别的痤疮

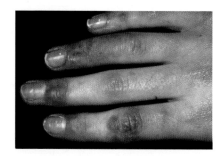

图 15-4 冻疮

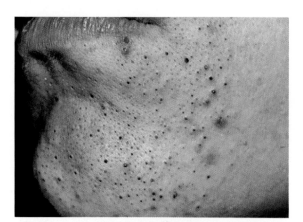

图 16-1 开放性粉刺

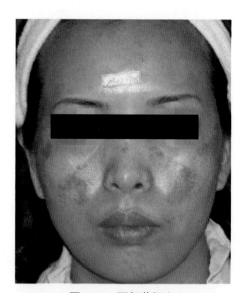

图 15-6 面部黄褐斑

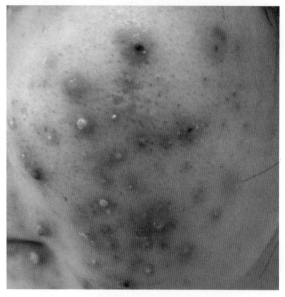

图 16-2 面部痤疮出现的丘疹和脓疱

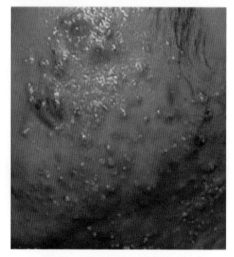

图 16-3 面部痤疮出现的结节